W0360536

Dott. Michael Aziz

La Dieta Perfetta

I 10 **ORMONI** CHE CUSTODISCONO IL **SEGRETO** PER RECUPERARE **LA FORMA FISICA E IL BENESSERE** – *in poco tempo!*

Rusconi*Libri*

Copyright © 2010 Michael Aziz
This edition published by arrangement with PNLA/Piergiorgio Nicolazzini Literary Agency

Impaginazione: Officinadelleidee

Coordinamento e Editing Lidia Casari
Traduzione: Alessandra Cavazzi, Alessia Santese, Elena Pedroni, Emanu ela Pulvirenti, Kristina Michelle Wolsieffer, Laura Girotti, Pina D'Aniello, Roberto De Franceschi, Sara Anselmi

Foto per gentile concessione di Shutterstock, Fotosearch, e Mary Kate Wright, MS, CMI

Titolo originale dell'opera "The Perfect 10 Diet: 10 key hormones that hold the secret to losing weight & feeling great – fast!" edito da Sourcebooks, Inc.

Tutti i diritti riservati. È vietata l'elaborazione in qualsiasi forma, e la memorizzazione anche digitale su supporti di qualsiasi tipo. Vietata la riproduzione, anche parziale – con eccezione di sintetiche citazioni inserite all'interno di recensioni o rassegne – in assenza di espressa autorizzazione scritta da parte dell'editore Sourcebooks, Inc.

The Publisher shall comply with all laws in force in the license territory at the Publisher's expense pertaining to the securing and protection of the Proprietor's copyright in the Work.

Lo scopo della pubblicazione è quello di fornire informazioni fondate ed accurate in merito alla materia trattata. Resta inteso che l'editore non intende fornire alcun tipo di consulenza professionale. Se questa si renda necessaria, occorrerà rivolgersi ad un soggetto professionalmente competente.

I consigli forniti nella presente pubblicazione sono frutto dell'esperienza professionale del Dott. Michael Aziz. Le informazioni contenute in questo testo non andrebbero intese come sostituto di una specifica consulenza medica riguardante terapie ormonali, colesterolo e farmaci per il diabete. I lettori sono esortati a fare riferimento al proprio medico di fiducia per tutto ciò che riguarda le eventuali patologie da cui siano affetti. L'autore e l'editore declinano qualsiasi responsabilità sorta da consulti, terapie, farmaci consigliati ai lettori di questo libro. Le fasi iniziali della Dieta Perfetta non sono indicate per le donne in gravidanza o durante l'allattamento.

Tutti i marchi, nomi e segni distintivi citati in questo libro sono di proprietà esclusiva dei rispettivi titolari. Sourcebooks, Inc. non è associata in alcun modo ad alcun produttore o venditore menzionato nel testo.

Pubblicato in U.S.A. da Cumberland House per Sourcebooks, Inc.
P.O. Box 4410 Naperville, Illinois 60567-4410
(630) 961-3900
Fax (630) 961-2168
www.sourcebooks.com

© 2011 RL Gruppo Editoriale Srl
Santarcangelo di Romagna (RN)

Finito di stampare nel mese di giugno 2011
presso L.E.G.O., Lavis (TN)

Storie di successi

La Dieta Perfetta esiste già da molti anni. Prima della pubblicazione di questo libro, migliaia di persone hanno perso peso e hanno raggiunto grandi risultati grazie a questa dieta. Molti si sono iscritti al sito della Dieta Perfetta (www.ThePerfect10Diet.com) e hanno condiviso le loro esperienze. Ecco di seguito molte delle loro testimonianze:

"Dopo due anni ho perso la metà del mio peso. Da 99 Kg ora ne peso 54. Ho recuperato la mia salute e la mia vecchia linea grazie alla Dieta Perfetta."

Jen C.

"Soffro di diabete e la Dieta Perfetta mi ha aiutato a non assumere più farmaci."

John O.

" Una dieta che dà più risultati dei farmaci per il colesterolo non è una dieta, è una magia."

Kelly C.

"Ho perso 18 Kg e il mio peso sta continuando a diminuire."

Jimmy L.

"Non è a basso contenuto di grassi né di carboidrati, non esiste una dieta simile sul mercato.
Amo la Dieta Perfetta. "

Meghan B.

"Sono un uomo che vuole mostrare il suo lato migliore. La Dieta Perfetta mi permette di fare questo."

Arthur M.

"A 44 anni ho gli ormoni di una ventenne grazie alla Dieta Perfetta."

Tanya F.

"Essendo in età matura, ho bisogno di conoscere tutte le armi per combattere l'invecchiamento. La Dieta Perfetta è la mia bibbia."

Barry A.

"Adoro la Dieta Perfetta. Ho perso 20 kg grazie a questa dieta unica."

Sharon K.

"Pelle lucente, più energia, ottimo umore; non posso chiedere di più."

Michael P.

"Pur essendo in menopausa sono finalmente riuscita a perdere peso dopo avere imparato che cosa sono gli ormoni."

Kelly A.

"Essendo un culturista, amo la Dieta Perfetta. Mi ha aiutato a creare muscoli definiti con le corrette aggiunte e allenamenti più efficienti."

Michael I.

"Essendo una donna con problemi di ipotiroidismo, la Dieta Perfetta mi ha insegnato a capire quali cibi consumare per aiutare la mia tiroide, perdendo peso. Incredibile."

Magda A.

"Ho perso 20 Kg senza eliminare nessuno dei cibi che amo. Ora so che i cibi ricchi non sono necessariamente poco sani."

Scott L.

"Ho bisogno di una dieta salutare per il cuore, sicura e che mi conservi nella forma che ho conquistato. La Dieta Perfetta ci riesce."

Linda M.

"Una dieta che dice ad un uomo come me come mantenersi giovane non è una dieta, è una fonte di giovinezza."

Ron R.

"Deliziosa, facile, ricca e mantiene le promesse. Amo la Dieta Perfetta."

Dominique S.

"La Dieta Perfetta è più di una dieta popolare dal titolo sexy; è una dieta col cervello."

Sabena F.

"Dimentica la chirurgia plastica. La Dieta Perfetta è quanto di più vicino ad essa, senza finire sotto i ferri."

"Una dieta che mi permette di mangiare ciò che voglio e perdere peso non è una dieta; è un miracolo."

Jimmy V.

"Da donna che cercava da anni di avere bambini ma sempre senza successo, mi sono avvicinata alla Dieta Perfetta e mi ha aiutato a rimanere incinta."

Catherine P.

"Sono il classico tipo che non potrebbe vivere senza carboidrati. Ora mangio carboidrati e perdo peso."

- Jason F.

"Dimenticate i cibi low-fat e low-carb. La Dieta Perfetta è la dieta che può cambiare l'America."

Heather N.

"Dimenticate tutto ciò che pensate sia sano. La Dieta Perfetta è un libro rivelatore che cambierà il vostro pensiero su ciò che è davvero salutare."

Christopher M.

"Sono passata da una taglia 58 a una taglia 40. È meraviglioso!" – Nancy A.

Nancy A.

"Capirne di alimentazione è facilissimo con la Dieta Perfetta."

Oliver S.

"Completa, semplice e facile: questa è la Dieta Perfetta".

Holly S.

"La dieta Atkins, la dieta South Beach, Jenny Craig – ora capisco perché queste diete non funzionano. Non riequilibrano i miei ormoni. La Dieta Perfetta lo fa."

David P.

"La mia massa grassa è passata dal 35 al 15%. Ora sì che ci credo."

Karen P.

"Cucina americana, cinese, tailandese e vietnamita in un'unica dieta… chi può chiedere di più?"

Jonathan E.

"Chi ha bisogno del Botox se la Dieta Perfetta è un vero lifting facciale?"

Melanie B.

"La Dieta Perfetta forse non è molto popolare, ma è in assoluto la migliore nella sua categoria."

Ryan E.

"Essendo anziana, devo occuparmi di me stessa. La Dieta Perfetta è la mia dieta. Ho ripreso a mangiare ciò che mangiavo da giovane."

Carol E.

"Pane, riso, anatra, frutta e cioccolata… niente da perdere se non i chili. Sarà la mia dieta per la vita".

Fernando J.

"Non potete sbagliare con questa dieta."

Heather S.

"Ho avuto un cancro al seno e ho bisogno di sapere cosa mangiare e cosa no. La Dieta Perfetta lo fa."

Susan P.

"Tutte queste diete alla moda non possono reggere il confronto con la Dieta Perfetta. Sarà solo questione di tempo e faranno parte del passato."

Paul N.

"Una dieta che riequilibra i miei ormoni e accelera il mio metabolismo, la adoro."

Maria B.

"Non prendo più antidepressivi da quando seguo la Dieta Perfetta."

Joseph A.

"Meno peso, salute migliore, cibo delizioso. Sono pazza della Dieta Perfetta."

Lisa K.

"Sono sieropositivo. Ho bisogno di una dieta che aumenti la mia immunità. La Dieta Perfetta mi aiuta a stare bene."

Sebastian A.

"A 50 anni non avrei mai immaginato di poter indossare di nuovo un bikini, ma ho la prova che la Dieta Perfetta funziona davvero."

Helen G.

"Nessuna dieta è come la Dieta Perfetta. Ve lo garantisco."

Jess O.

"Dimostro 10 anni in meno grazie alla Dieta Perfetta. Ho un corpo simile a quello che avevo da adolescente e questo senza privazioni di cibo. Grazie a questa dieta mi sento rinata."

Julie L.

"Sono un attore e devo apparire al meglio. La Dieta Perfetta è la mia dieta."

John A.

"Ho lavorato con un personal trainer per anni, ma senza ottenere risultati. La Dieta Perfetta lo ha fatto."

Karen L.

"Chi ha tempo di cucinare due tipi di cibo diversi? La Dieta Perfetta invece è per tutta la famiglia."

Georgette A.

"Grazie a questa dieta sorprendente a 50 anni mi sento come se ne avessi di nuovo 20."

Ted S.

"Una dieta che mi permette di mangiare dovunque è la dieta che fa per me."

Harold L.

"Lascia perdere le diete povere di grassi e carboidrati: è arrivata la Dieta Perfetta."

Pearl L.

"In passato ho usato l'ormone della crescita per mantenermi giovane, con la Dieta Perfetta non ne ho più bisogno."

Steven S.

"A 45 anni, mangio correttamente per la prima volta nella mia vita."

Linda D.

"Non solo i pollici alzati, ma tutte e dieci le dita per la Dieta Perfetta."

Keith A.

"Chi ha tempo di leggere così tanti libri su insulina, tiroide, cortisolo, leptina, ormone della crescita e così via? Ciò che conta è qui, nella Dieta Perfetta."

Rita V.

"Chiamatemi pure superficiale, ma voglio essere un dieci e lode. La Dieta Perfetta mi ha aiutato ad arrivarci."

Craig B.

"Non ho perso solo dei chili, non ho più gli occhi gonfi e il doppio mento."

Brittany A.

"Ho molta più energia. L'ho trovata nella Dieta Perfetta."

Jamie B.

"Un cambiamento completo per salute e corpo."

Michelle A.

"Dimenticate la moda delle diete, la Dieta Perfetta è la risposta."

Ethan P.

"Mangiare in qualunque posto, consumare pasti salutari e godersi i propri cibi preferiti. Che cosa c'è di meglio?"

Carol Z.

"Il piano dei pasti nella Dieta Perfetta è nutriente, delizioso, sano."

Barry H.

"La Dieta Perfect 10 è dire poco, dovrebbe chiamarsi Perfect 100."

Tamara K.

"Una dieta internazionale nella quale non si contano le calorie non è una normale dieta; è da 10 e lode: la Dieta Perfetta."

Brian M.

"La Dieta Perfetta affronta molti disturbi, dalla A alla Z."

Hope E.

"Tutte le altre diete che ho provato disturbavano i miei ormoni, ma non la Dieta Perfetta. Sto finalmente riuscendo a a perdere peso."

David H.

"La Dieta Perfetta è un secolo avanti rispetto alla sua epoca."

Keisha K.

"Una pietra miliare nel mondo dell'alimentazione. Un'ovazione per la Dieta Perfetta."

Dean A.

In migliaia stanno seguendo la Dieta Perfetta. Sarete i prossimi ad ottenere risultati concreti grazie alla Dieta Perfetta?

La Dieta Perfetta

I 10 **ORMONI** CHE CUSTODISCONO IL **SEGRETO** PER RECUPERARE **LA FORMA FISICA E IL BENESSERE** – *in poco tempo!*

Dott. Michael Aziz

Alla mia famiglia: Betty, Scott e Jimmy

"La conoscenza veritiera è la conoscenza delle cause."
Francis Bacon (1561–1626)

Avvertenza

Il titolo originale dell'opera è *The Perfect 10 diet*, in italiano letteralmente *La dieta 10 e lode*. Il titolo americano gioca sull'ambivalenza del numero 10, che fa riferimento sia ai 10 ormoni su cui la dieta agisce, sia alla definizione 10 e lode, che mira ad evidenziare la perfezione e l'armonia che la salute di chi mette in pratica questa dieta può raggiungere.

Noi abbiamo creduto opportuno tradurre il titolo originale con *La Dieta Perfetta*, più consono alla nostra lingua. È importante però evidenziare il fatto che nel corso del libro spesso si fa riferimento al termine *Perfect 10*, che rimanda appunto al titolo originale e che abbiamo preferito lasciare per non togliere la valenza importante del 10 che l'autore ha voluto conferire all'espressione.

Indice

Premessa

Secondo l'Organizzazione Mondiale della Sanità, nel mondo ci sono più di un miliardo di adulti sovrappeso e, fra questi, almeno 300 milioni di obesi. Simili dati sono imputabili a diversi fattori: la maggiore disponibilità di cibo, i cambiamenti del regime alimentare e la minor quantità di esercizio fisico praticata dagli individui. L'industrializzazione, l'urbanizzazione e l'incremento delle infrastrutture e dei mezzi di trasporto hanno fatto in modo che cominciassimo a muoverci sempre meno (l'attività fisica svolta da più del 60% della popolazione mondiale viene considerata insufficiente).

Dal momento che sovrappeso ed obesità rendono gli individui vulnerabili a numerose patologie quali diabete, malattie cardiache, ictus e cancro, l'incapacità di conservare un peso accettabile non può che ripercuotersi sulla durata e sulla qualità della vita.

Nelle pagine de "La Dieta Perfetta" il Dott. Michael Aziz illustra il principio secondo il quale l'alimentazione è in grado di incidere sulla longevità di un individuo, regolandone la produzione ormonale.

Il libro, pur trattando argomenti di natura strettamente scientifica, può vantare uno stile espositivo chiaro e lineare, accessibile a tutti. L'intento dell'autore è quello di spronare i lettori a darsi subito da fare per perdere il peso in eccesso, e dunque garantirsi una vita lunga e produttiva.

L'Accademia Americana della Medicina Anti-Aging, (A4M, www.worldhealth.net) rappresenta la più importante organizzazione al mondo nell'ambito della medicina e della ricerca finalizzate a migliorare la qualità della vita umana e ad estenderne la durata. A4M comprende oltre 22.000 associati tra medici, scienziati e personale sanitario, provenienti da più di 100 paesi diversi.

Tutti i nostri associati hanno molto a cuore quanto sia in grado di prolungare e migliorare la vita dei loro pazienti. Per questo motivo A4M è orgogliosa di avere fra i suoi membri il Dott. Michael Aziz, autore di "La dieta Perfect10".

Dott. Ronald Klatz, Medico Osteopata
Presidente
Associazione Americana della Medicina Anti-Aging
(Inverno) 2009

Prefazione

Cosa è necessario fare per assicurarsi una salute da *Perfect 10*? Per prima cosa bisogna capire le regole della nutrizione. Le informazioni contenute in questo libro sono di vitale importanza; nonostante alcuni dei termini medici che sentirete possano essere nuovi per voi, mi sono impegnato affinché il testo sia di facile comprensione per tutti. Non importa se avete 18 anni o se ne avete 80, se siete sovrappeso di 8 Kg o se lo siete di 80 – o se non siete affatto sovrappeso. Le conoscenze che ricaverete dalla lettura di "La Dieta Perfetta" vi consentiranno di migliorare la vostra salute a tutti i livelli. Sono certo che, proprio come i miei pazienti, anche voi sarete felici di assaporare non soltanto le ricette della Dieta Perfetta, ma anche i suoi numerosi benefici.

Forse vi starete domandando il perché del titolo di questo libro, e, quindi, del nome di questa dieta. La Dieta Perfetta rappresenta la dieta della trasformazione per eccellenza, basata sul bilanciamento di 10 ormoni fondamentali, in grado di modificare tanto il vostro aspetto quanto il modo in cui vi sentite. Ho potuto constatare che la Dieta Perfetta funziona meglio di qualsiasi altra proprio perché prende di mira i 10 ormoni che aiutano a mantenersi sani e in forma.

Tornando alla vostra (ipotetica) domanda: ho scelto di sintetizzare nel nome il metodo e i vantaggi della dieta, vantaggi che, come vedrete, vanno ben al di là del semplice riequilibrio ormonale.

Beh, non è tutto. Lasciate che vi racconti il percorso che mi ha portato a scegliere il nome, un po' provocatorio, di *Perfect 10*. Sono sicuro che lo troverete molto interessante.

Da principio, non avevo nessun nome specifico in mente; certo, "La dieta del Dott. Aziz" andava più che bene per me, ma realizzai quasi subito che avrebbero potuto volerci anni perché la dieta diventasse famosa, ed io non avevo tutto questo tempo. La salute degli Americani era alle strette, tuttavia la mia dieta portava con sé il cambiamento, un cambiamento profondo.

Nel corso di un'intervista televisiva mi chiesero se mi sentivo perfetto. "Non crede che perfetto sarebbe un attributo un po' esagerato per lei?", mi domandò l'intervistatore. Sul momento rimasi scioccato dalla domanda, che pensavo rispecchiasse in pieno la superficialità della società moderna. Fortunatamente, però, mi ripresi subito e risposi che, per la verità, io mi sentivo perfetto. "Sono sano, felice ed ho l'energia di un diciottenne", replicai.

Vi garantisco che la Dieta Perfetta vi aiuterà a raggiungere le vette più alte, in termini di salute e di prestanza fisica. Se, però, avete acquistato questo libro con le stesse idee dell'intervistatore, o se siete ossessionati dagli ideali di bellezza assoluta esibita da attori e modelli ritoccati da Photoshop e dalla chirurgia plastica, allora non raggiungerete mai la felicità o la gioia di vivere. Sappiate che, per come la vedo io, essere perfetti significa star bene (amando se stessi e il proprio corpo).

Nonostante la preoccupazione che nutro per i miei connazionali, volevo rendere più piacevole la lettura del mio libro, quindi ho scelto di utilizzare un tono ottimistico e talora scanzonato. Ho pensato che, spesso, noi dottori dimentichiamo che dovremmo parlare ai nostri pazienti utilizzando parole semplici, se vogliamo che capiscano qualcosa di ciò che stiamo dicendo. Gli ormoni, poi, rappresentano un tema di per sé complesso, e non volevo perdere l'attenzione dei miei lettori lungo la strada.

Mi ci sono voluti più di 8 anni per scrivere "La Dieta Perfetta", e vi assicuro che ho fatto tutto ciò che si doveva fare, in termini di studio e di ricerca. Per questo motivo nessun libro e nessun'altra dieta potranno mai sostituire "La Dieta Perfetta".

E i falsi miti che ci hanno perseguitato per decenni? Se ancora non ne siete al corrente, sappiate che gran parte delle informazioni che avete ricevuto in tema di nutrizione sono state fortemente condizionate dalle industrie del settore e dai loro lobbisti. Anche per questo la Dieta Perfetta costituisce una vera rarità – una piacevole variazione sul tema rispetto a quanto siete (o siete stati) abituati a sentirvi dire. Può darsi che le opzioni, in tema di alimenti, siano un po' vecchio stampo, ma il modo in cui ve le presento è assolutamente originale.

"La Dieta Perfetta" non vuol essere una moda del momento, e di sicuro riceverà una certa quantità di critiche. Vi prego, però, di non permettere che queste vi distolgano dai vostri obiettivi. Qualunque sia il vero motivo alla base degli attacchi – ignoranza, gelosia, minaccia ai profitti delle grandi industrie o degli operatori del settore alimentare – esso non ha alcuna importanza. In ogni caso le attenzioni che la dieta riceverà serviranno a farla conoscere. Fatevi pure avanti, nemici miei: sono pronto alla battaglia. Finalmente la gente saprà, davvero, come nutrirsi.

La Dieta Perfetta non ha difetti. È destinata a restare con noi e a cambiare le nostre vite. Ricordate che si possono raggiungere grandi risultati quando ognuno fa la sua parte. Io sto facendo la mia, parlando coi miei pazienti, con gli altri dottori, "predicando" dovunque mi sia possibile. Facciamoci sentire, facciamo sapere agli altri ciò che noi sappiamo. Regalate questo libro a parenti, amici, conoscenti e dottori. Cerchiamo di fare la differenza nella società: niente dovrebbe fermarci.

Il messaggio, adesso, è nelle vostre mani.

Ringraziamenti

Ho deciso di scrivere "La Dieta Perfetta" dopo essermi reso conto che, per fare davvero la differenza nella vita delle persone, dovevo far conoscere la dieta al grande pubblico, piuttosto che ai singoli pazienti. Il mio obiettivo era chiarissimo: mettere in evidenza quanto fosse pericoloso il percorso da noi intrapreso in tema di alimentazione.

Perché raggiungessi l'obiettivo, in tanti hanno cominciato a gettare, come si suol dire, benzina sul fuoco. Non sono uno scrittore, e non mi sono mai sognato di diventarlo; tuttavia i miei pazienti continuavano a incoraggiarmi a scrivere nei week-end e nel tempo libero.

Nessuno può pubblicare un libro da solo, e, comunque, nessuno può pubblicarlo senza fare dei sacrifici e senza essere aiutato dagli altri. Per questa ragione, in particolare, sento il bisogno di ringraziare la mia famiglia, capace di sopportarmi durante tutti gli 8 anni (e anche di più) che mi sono serviti per completare questo testo.

Sono poi estremamente grato al buon Dio per avermi dato dei genitori che, nei primi anni della mia vita, mi hanno insegnato la perseveranza e la determinazione, e mi hanno dato la forza di lottare sempre per quello in cui credo.

Non posso dimenticare Cathy Hemming - ai tempi dipendente della Harper Collins - che ha rappresentato per me una vera e propria guida quando questo libro era soltanto un'idea.

Ringrazio la mia agente Valerie Borchardt, senza dubbio la migliore che si possa trovare nel settore letterario, e che è stata al mio fianco dal primo all'ultimo momento.

Grazie mille, Valerie, dal profondo del mio cuore, per aver creduto nel mio messaggio e negli effetti benefici di questa dieta molto prima che la stesura del libro fosse completata.

Dott. Ronald Klatz, Presidente dell'Associazione Americana della Medicina Anti-Aging, grazie anche a lei. Ho imparato tanto dalla sua conoscenza degli ormoni, ed ammiro la sua passione. Lei è per me una vera fonte d'ispirazione, e posso affermare che, grazie a lei, la mia vita e la vita di molte altre persone è cambiata per sempre, e più di quanto possa immaginare.

Keith Berkowitz, grazie per essermi così amico. Dottori come te sono difficili da incontrare. Lloyd Jassin, grazie per la validissima consulenza legale e burocratica fornitami nel corso di questo lungo progetto.

Keith Olexa, Scott Rambowa, Theresa Solimeo, Dott. Alex Eingorn, e tutti i miei colleghi al Midtown Integrative Medicine, siete tutti persone fantastiche. Il vostro spirito d'intuizione mi ha aiutato ad esprimermi in modo più diretto e comprensibile.

Il mio editore, Emily Heckman, mi è stato di enorme aiuto in questa impresa. La sua esperienza come autore, oltre che come editore, mi rende davvero orgoglioso del risultato raggiunto. Ogniqualvolta mi sono sentito sopraffatto dal lavoro, Emily è stata in grado di darmi i suggerimenti giusti per riuscire a farmi andare avanti. Emily, so benissimo che, senza di te, non avrei mai potuto ultimare questo progetto.

Un grande grazie anche a tutto lo staff della mia casa editrice, la Sourcebooks, e specialmente a Dominique Raccah, Ron Pitkin, Paul Mikos e Chris Bauerle, che non si sono lasciati intimorire dal mio desiderio di divulgare informazioni nuove e capaci di dare una svolta alla vita delle persone. Un ringraziamento particolare anche a Peter Lynch, Regan Fisher e Dawn Pope che, con il loro duro lavoro e la loro esperienza in ambito grafico e linguistico, hanno contribuito alla nascita di questo libro. Il vostro entusiasmo e la vostra decisione di dare a "La dieta *Perfect 10*" la priorità fra tutti lavori dell'anno in corso, sono stati al tempo stesso una gioia ed una piacevole sorpresa per un "novellino" della scrittura.

Heidi Krupp, ti sarò sempre grato per aver messo la tua esperienza di pubblicitaria doc al servizio di un progetto che potrebbe avere degli effetti inimmaginabili sulla salute della gente, anche oltre i confini degli Stati Uniti.

Ho ancora così tante persone da ringraziare; fra queste Tina Thaisuriya, Mario Urgiles, Thomas Plunkett, Blake Kirby, Douglas Alexander, Umberto Rocca di Pongsri Thai, Maison, Nisos, Bice, il Russian Tea Room, ed i Ristoranti Armani di New York. Grazie per le ricette che mi avete fornito, così sane e gustose da poterle certamente considerare un esempio di perfezione.

Michael Green e Michael Steinbrick, grazie per tutti i vostri suggerimenti in materia di esercizio fisico. Non riesco nemmeno a spiegarvi cos'abbia significato per me poter attingere alla vostra esperienza di personal trainer dei veterani qui a New York.

Infine, lasciatemi ringraziare i miei pazienti. La loro gratitudine, per essere riusciti a perdere peso e sconfiggere gravi malattie senza dover ricorrere ai farmaci, è stata tale da farmi quasi vergognare. Il dimagrimento di tutti loro, così come il loro raggiungimento del benessere psico-fisico, rappresentano, senza alcun dubbio, la mia più grande conquista.

Michael Aziz, MD
New York, NY
Inverno 2009

Introduzione

Volete essere sani, sexy, raggianti, in forma, conservare un aspetto giovanile ed una pelle fresca per molto, molto tempo? Avete provato una dieta dopo l'altra senza ottenere alcun risultato? Siete stanchi di essere sovrappeso? Che voto dareste al vostro stato di salute? Se non ce la fate più a morire di fame e ad allenarvi per ore in palestra, bene, allora sono proprio felice che abbiate scelto questo libro.

La Dieta Perfetta può davvero cambiarvi la vita. Man mano che leggerete, scoprirete come garantirvi una salute perfetta e come conquistare un fisico da fare invidia. Ve lo assicuro. È tutto vero, ed è proprio facile come sembra. La Dieta Perfetta è molto più di una semplice dieta. È uno stile di vita. Seguendo le mie istruzioni, vi incamminerete sulla strada della perfezione, pronti a conquistare il mondo.

Prima di iniziare una nuova dieta, siamo sempre un po' scettici. E cominciamo a farci domande del tipo:

- Riuscirò a dimagrire con questa dieta?
- Mi aiuterà a ridurre i miei livelli di colesterolo?
- Mi proteggerà dal rischio d'infarto e di cancro?
- Patirò la fame e la stanchezza?
- È una dieta sicura, posso seguirla per lunghi periodi senza compromettere la mia salute?
- È facile da seguire o è troppo rigida?
- È la dieta giusta per me?

Sono tutte domande opportune, e vedrete che le mie risposte riusciranno a tranquillizzarvi.

La Dieta Perfetta è la dieta giusta per voi. Ed è così perfetta che può essere seguita da chiunque senza distinzione di età, sesso, storia personale, struttura fisica o addirittura stato di salute. La Dieta Perfetta aiuterà tutti coloro che desiderano:

· perdere peso
· riequilibrare i propri ormoni
· stimolare il metabolismo
· ridurre il colesterolo
· prevenire le malattie cardiache
· prevenire il cancro
· controllare il diabete
· ridurre la pressione arteriosa
· migliorare la memoria
· combattere la depressione
· ridurre l'ansia e lo stress
· migliorare le proprie prestazioni sessuali
· aumentare la propria fertilità
· aumentare i propri livelli di energia
· rafforzare le ossa
· rendere la pelle radiosa
· rafforzare il sistema immunitario
· vivere più a lungo

e molto altro ancora.

La Dieta Perfetta non è una dieta come le altre e lo capirete scoprendo come agisce.

La Dieta Perfetta avrebbe potuto chiamarsi la dieta "annienta-grassi", la dieta "aggiusta-ormoni", la dieta "cuore-sano", la dieta "riduci-colesterolo", la dieta "controlla-diabete", la dieta "anti-rughe", la dieta "della fertilità", la dieta "del sesso", e così via. Gli appellativi che vi ho elencato, però, non avrebbero reso giustizia ad una dieta che, come vi accennavo, non affronta soltanto un aspetto della nostra salute. La Dieta Perfetta fa tutto ciò che serve, spiegando come nutrirsi e perché.

Sembra fantascienza, ma è la pura verità. La Dieta Perfetta vi aiuterà a liberarvi definitivamente da tutte le altre diete ad effetto yo-yo, facendovi raggiungere i risultati che promette. Ve lo posso garantire.

Che cos'è la Dieta Perfetta?

Nel 1979, la bellissima Bo Derek girò un film intitolato "10"; da quel momento il numero 10 divenne sinonimo di perfezione e di bellezza. Se già vi considerate un 10, significa che siete stati dotati di un ottimo patrimonio genetico.

Ma per quale motivo ho scelto di dare a questo libro un titolo così provocatorio, e riferirmi ad un concetto che si può applicare solo a pochissimi di noi? E qui non mi riferisco tanto alla bellezza quanto alla salute. Quando si parla di salute, qualunque numero inferiore a 10 non è abbastanza. La salute, infatti, è un bene inestimabile.

Ci tengo a dirvi che anche se avete acquistato questo libro facendovi conquistare dal titolo e dalla speranza di diventare un concentrato di sex appeal, avete fatto la scelta giusta dato che, grazie alla Dieta Perfetta diventerete più attraenti che mai. La salute infatti traspare dalla pelle, dai capelli, dalle unghie, dal fisico.

E il meglio deve ancora venire. Cosa succederebbe se vi dicessi che la Dieta Perfetta può aiutarvi ad apparire più giovani, più a lungo? Vedete, il trucco della Dieta Perfetta sta nella sua capacità di influenzare positivamente gli ormoni maggiormente coinvolti nella regolazione del peso corporeo, e responsabili del nostro stato di salute; in altre parole, i 10 ormoni più importanti di tutti. Ognuno di questi è strettamente correlato a tutti gli altri. Raggiunto dunque il loro equilibrio, voi riuscirete a perdere peso, e a spostare indietro le lancette del vostro orologio biologico.

La Dieta Perfetta ha meno regole e restrizioni delle solite diete che vi costringono a patire la fame, causando insoddisfazione e danni alla salute. Non dovrete mai più contare le calorie, i grassi o i carboidrati presenti negli alimenti. La Dieta Perfetta, infatti, è pensata per insegnarvi un nuovo modo di mangiare, e non per essere utilizzata come soluzione dell'ultimo minuto.

Diversamente dalle diete che limitano la scelta dei piatti consentiti a quelli di uno specifico paese, al Dieta Perfetta vi permetterà di consumare delizie da tutto il mondo, cibi sani e succulenti provenienti dalla cucina americana come da quella vietnamita.

Potrete scegliere tra diversi alimenti, tutti sostanziosi, a partire dal pesce in salsa di champagne, fino al cheesecake. La Dieta Perfetta racchiude il meglio delle diverse cucine, tutte incorporate in un unico piano alimentare che ciascuno può seguire, anche per periodi prolungati, e traendone beneficio. Immaginate una dieta di stampo internazionale che può funzionare per chiunque, a qualunque livello si trovi, fatta di poche e semplici regole di pochissime restrizioni. Voi come la definireste: sorprendente? Strabiliante? Incredibile? Insuperabile? Qualunque aggettivo scegliate, si adatta perfettamente a questa dieta, unica nel suo genere.

L'evoluzione della Dieta Perfetta

Il percorso che, come medico, mi ha condotto a sviluppare la Dieta Perfetta non era un percorso programmato. Nel 1998 aprii il mio primo studio come dottore in medicina interna; ero entusiasta di poter dare inizio alla mia carriera dopo gli anni dell'università e del tirocinio. Molto presto, però, la mia felicità si tramutò in angoscia.

Durante il periodo dell'abilitazione, credevo che visitare un gran numero di pazienti fosse semplicemente parte del mio programma di apprendimento, qualcosa che mi sarebbe servito per fare esperienza ed imparare a svolgere la professione. Non appena iniziai ad esercitare, invece, mi accorsi che nulla era cambiato. In realtà, la situazione era persino peggiorata: dovevo occuparmi di più pazienti in meno tempo e mi ritrovavo letteralmente sommerso da montagne di documenti da compilare. Avevo a che fare con un numero sempre maggiore di giovani adulti affetti dalle peggiori malattie. Per citarne alcune: diabete, cancro, ipertensione, ipercolesterolemia, obesità e disfunzioni cardiache. Questo genere di patologie vengono generalmente curate tramite la somministrazione di farmaci e terapie ben precise, sebbene sarebbe altrettanto necessaria la prescrizione di uno specifico regime alimentare.

Ogni giorno mi chiedevo: "Cosa si può fare, all'interno di un sistema che preferisce tagliare le spese piuttosto che lavorare sulla prevenzione?" Dopo quasi 2 anni di carriera medica, finii per domandarmi come fosse possibile aver impegnato 12 o 13 anni della mia vita a prepararmi per questo tipo di attività. Dover combattere con la burocrazia, e poter dedicare solo pochi minuti a ciascun paziente mi gettava in preda allo sconforto. Lessi centinaia di storie, simili alla mia, di medici altrettanto frustrati. Considerando come viene impostata oggi la professione medica, è molto più semplice prescrivere un farmaco, che trascorrere ore a cercare la vera causa del problema, per poi eliminarla. Personalmente, comunque, non me la sentivo di abbracciare la filosofia del "Bene, chi è il prossimo?"

Quanto alla mia salute, in quel periodo, e con quel carico di lavoro, non ero esattamente al massimo della forma: pesavo più del dovuto; avevo la pressione piuttosto alta e il colesterolo sopra la media, nonostante avessi solo trent'anni e non avessi modificato la mia dieta. Avevo sempre fame e, pur allenandomi come un pazzo dopo il lavoro, non riuscivo a perdere nemmeno un etto.

Naturalmente, e in assoluta buona fede, per consigliare i miei pazienti in materia di alimentazione, facevo affidamento sulle regole elaborate da medici ed Enti Governativi (come ad esempio lo USDA). Credevo, dal profondo del cuore, e confortato dalle opinioni di numerose e rispettabili associazioni (quali la American Heart Association), che fosse assolutamente necessario stare alla larga dai grassi. Tuttavia mi trovavo a dover fare i conti con risultati disastrosi: non solo lo stato di salute dei miei pazienti non migliorava, ma il loro peso aumentava, anziché diminuire. Cominciò a balenare nella mia mente l'idea che il cibo, in fin dei conti, agisse come una vera medicina, e che i miei pazienti si stessero intossicando a causa delle diete che seguivano. Ed io, il classico medico tradizionalista, stavo lì impotente a guardare il sistematico fallimento delle diete senza grassi, e delle linee guide dell'American Heart Association. Come tanti dottori, però, non ero molto ferrato nel settore della nutrizione; ma volevo capirne di più, quindi mi precipitai a comprare tutte le diete in vendita in libreria. Inutile: fu un vero spreco di tempo e di soldi, senza contare le informazioni contraddittorie e inaccurate contenute in quei testi.

Decisi a quel punto di far ricorso all'istituzione più autorevole del Paese: l'Università di Harvard. I ricercatori di Harvard avevano elaborato il proprio programma nutrizionale e ideato una piramide alimentare in netto contrasto con quella dello USDA e con il suo principio base – limitare i grassi (molti farinacei alla base, pochi grassi al vertice). I grassi erano stati posti alla base della piramide alimentare, ed erano ammessi in abbondanti quantità, mentre i carboidrati raffinati si trovavano al vertice, ammessi in quantità molto modeste. La Piramide Alimentare di Harvard qui non sbagliava, dal momento che consumare troppi carboidrati si traduce in un aumento degli zuccheri nel sangue, a sua volta sinonimo di aumento del peso corporeo. I grassi saziano, lo sappiamo. È molto meno probabile mangiare più del dovuto quando i grassi fanno parte della dieta. Ed è questa la ragione per cui le diete povere di grassi sono così difficili da seguire e finiscono per non essere rispettate.

Tuttavia, nella Piramide di Harvard c'era qualcosa che non andava. L'olio d'oliva (un grasso "sano") era stato posto alla base della piramide assieme ai grassi vegetali polinsaturi. Le ricerche avevano mostrato chiaramente come gli oli vegetali polinsaturi potessero danneggiare la salute. E sicuramente non volevo dire ai miei pazienti che il fast-food doveva rappresentare una parte significativa della loro alimentazione, quindi decisi di affrontare la questione a modo mio.

A questo scopo, e a vantaggio dei miei pazienti, cominciai a domandarmi perché la maggior parte delle diete fallisse, e iniziai a fare ricerche in proposito. Era davvero possibile che le indicazioni fornite dalle massime autorità in materia di alimentazione fossero ormai superate o, addirittura, sbagliate? Mi misi a leggere tutte le analisi e gli studi epidemiologici che riuscii a trovare e il risultato fu stupefacente: trovai montagne di ricerche che arrivavano allo stesso risultato, ricerche secondo le quali un'alimentazione priva di grassi era assolutamente dannosa per la salute. Ciò mi spinse, una volta per tutte, a sviluppare la Dieta Perfetta. Naturalmente io stesso feci da cavia per il mio nuovo modello di alimentazione, notando, con piacere, che non pativo mai la fame tra un pasto e l'altro. Persi tutto il peso in eccesso, riuscii a ridurre pressione sanguigna e colesterolo, ed i miei livelli di energia andarono alle stelle. In cambio, decisi di condividere la mia "scoperta" con i miei pazienti, i quali, in breve tempo, poterono beneficiare degli stessi eccellenti risultati. La Dieta Perfetta permetteva di perdere in media dai 4,5 ai 7 Kg nelle prime tre settimane. Finalmente una dieta che funzionava!

All'inizio del mio lavoro ebbi la fortuna di avvalermi del contributo di molti specialisti tra i più autorevoli della loro categoria. Frequentai seminari e conferenze in tutto il pianeta. Feci un'infinità di ricerche per gettare le basi della dieta, ed assicurarmi che non potesse arrecare danni di alcun genere. Ciò detto, mi ci vollero anni per mettere assieme la dieta, elaborando un'intera vita di studi e conoscenze.

Sono così entusiasta di poter condividere con voi la mia scoperta. Ho creato questo nuovo modo di alimentarsi per me e soprattutto per i miei pazienti, che, proprio come voi, non sapevano più che pesci prendere in materia di diete, confusi com'erano dai messaggi (contraddittori) che ricevevano dai medici, dai nutrizionisti, dalle associazioni, dai media e dalle autorità pubbliche, senza contare le decine di nuove diete che, puntualmente, venivano messe in bella mostra sugli scaffali delle librerie.

Questo genere di situazione mi spinse a studiare, e rendere pubblico, il legame intercorrente tra cibo e salute, creando qualcosa di più di una dieta dimagrante: una dieta per la vita.

La Dieta Perfetta: dai volantini di uno studio medico ai mezzi d'informazione

Una volta compresa la ragione del fallimento delle diete povere di grassi, la sfida più grande che dovetti affrontare fu quella di convincere i miei pazienti che "senza grassi" non significa "sano", e che seguire un'alimentazione più equilibrata era decisamente più vantaggioso.

Trovai una certa resistenza da parte loro, ma devo dire che anche i più scettici furono in grado di sperimentare cambiamenti quasi miracolosi facendo ciò che la Dieta Perfetta suggeriva.

Seppure alcuni dei miei pazienti avessero una vaga idea del fatto che i grassi si suddividono in due categorie (buoni e cattivi), la maggior parte rimase scioccata quando dissi loro di non aver paura dei grassi saturi, come il burro e il cocco, e che questi non favorivano l'aumento del colesterolo o lo sviluppo delle malattie cardiache, come avevano sempre creduto.

Cominciai a far conoscere la Dieta Perfetta tramite volantini e opuscoli che distribuivo ai pazienti (man mano che approfondivo le mie ricerche). Nonostante la limitata quantità di informazioni a mia disposizione tutti cominciarono a perdere peso, a sentirsi meglio e a superare diverse patologie, senza ricorrere a farmaci o trattamenti medici di alcun genere. In seguito a ciò, molti cominciarono a non farsi più vedere in studio se non per le visite di routine. Ormai non avevano più bisogno di me.

Dopo aver constatato simili risultati, cominciai a parlare pubblicamente della Dieta Perfetta e dei suoi effetti strabilianti. Ben presto venni invitato a parlarne alla radio e in televisione. Le persone iniziarono a chiamare il mio studio, collegarsi al mio sito, e condividere le loro storie personali.

Venni sommerso dalle richieste di informazioni in merito alla dieta, mentre i miei primi opuscoli iniziavano a formare il cuore di questo libro.

In che cosa la Dieta Perfetta è diversa dalle altre?

Il nostro corpo è una macchina perfetta. L'utilizzo di una serie di "messaggeri chimici" denominati "ormoni" rappresenta uno dei mezzi adoperati dal corpo per gestire il proprio funzionamento. Gli ormoni agiscono sulle cellule stimolandone, o inibendone, le funzioni.

L'organismo non è in grado di operare correttamente in caso di squilibrio, o carenza, di uno o più ormoni. Gli ormoni, in pratica, controllano tutti gli aspetti della vita di una persona, non ultimo il suo peso. Le dicono quando mangiare e quando smettere; come metabolizzare gli alimenti; se utilizzare, o immagazzinare, i diversi nutrienti.

Per dirla in breve, la Dieta Perfetta regola l'attività degli ormoni, ed è proprio questo che la rende unica e diversa dalle solite diete, soprattutto da quelle che, al contrario, causano varie alterazioni dell'equilibrio ormonale (e, quindi, numerose patologie).

La Dieta Perfetta è la numero uno nella sua categoria perché influenza in modo incredibilmente positivo tanto il metabolismo, quanto gli ormoni che regolano salute, peso corporeo e ritmi d'invecchiamento. Vi farà perdere peso aiutandovi a restare più giovani, più a lungo, il tutto con un'unica strategia.

In questo libro analizzerò dieci ormoni. Imparerete come vengono prodotti, quali sono i loro livelli in un individuo sano, quali alimenti stimolano la loro produzione e quali la inibiscono (o la disturbano). I dieci ormoni in questione sono l'insulina e il glucagone, che controllano le scorte di nutrienti nell'organismo; la leptina, che regola il senso di sazietà; l'ormone della crescita, che stimola la rigenerazione dei tessuti e la crescita muscolare; il cortisolo e la tiroxina, che influiscono sui nostri livelli di energia; il deidroepiandrosterone (DHEA), che ci libera dalla fatica ed aumenta la sensazione di benessere generale; gli ormoni sessuali (estrogeni, progesterone e testosterone) che influiscono sul peso corporeo, sulla fertilità, sulla libido e sui ritmi d'invecchiamento.

Vediamo subito una delle maggiori differenze esistenti tra la Dieta Perfetta e le diete povere di grassi. Tutti noi abbiamo sentito dire che ridurre i grassi ci aiuterà a star meglio e a perdere peso.

Buona parte dei medici, poi, consigliano di evitare il burro e rimpiazzarli con gli oli vegetali. L'aver creduto a tutto ciò ha avuto un impatto notevole sulla salute pubblica. Guardatevi attorno. Stiamo per caso giocando a chi ingrassa di più? Purtroppo, il livello della nostra salute è precipitato a livelli allarmanti, con una diffusione quasi epidemica del diabete, del cancro, dell'obesità, dell'ipertensione e di numerose patologie cardiache. Ma com'è possibile se stiamo tutti cercando di mangiare quello che ci viene raccomandato?

Le ricerche mostrano che molti dei regimi alimentari a basso contenuto di grassi - e alto contenuto di carboidrati - contribuiscono ad innalzare il livello d'insulina nel sangue. (L'insulina è uno di quegli ormoni che la Dieta Perfetta aiuta a regolare). Troppa insulina nel sangue può portare all'aumento di peso, e ad un eccessivo senso di fame, innescando lo sviluppo di molteplici patologie. Le diete povere di grassi trascurano completamente gli effetti negativi dell'insulina troppo alta, senza contare gli effetti negativi da queste esercitati sugli ormoni che, invece, la Dieta Perfetta contribuisce ad equilibrare.

Studi recenti, ad esempio, hanno dimostrato che i grassi naturali ed i cibi ricchi di colesterolo non hanno alcuna correlazione con le malattie cardiache.

Al contrario stimolano la produzione degli ormoni sessuali, che sono in grado di rallentare il processo d'invecchiamento e prevenire lo sviluppo di molte malattie degenerative. Eppure, gli "esperti" continuano a dirci che i grassi saturi sono pericolosissimi, ignorandone palesemente gli effetti positivi. Non c'è da meravigliarsi, dunque, se diabete, cancro e obesità si diffondono sempre di più tra la popolazione. Puntare il dito contro i grassi (anche se fatto con le migliori intenzioni) ha generato un'infinità di problemi, e, per iniziare ad uscirne, tutti voi dovrete reintrodurre i grassi nella vostra alimentazione, anziché eliminarli.

Se credete che io ce l'abbia coi carboidrati, vi sbagliate di grosso. E se, come me, siete amanti del pane e del riso integrale, è probabile che la recente mania di eliminare i carboidrati dalla dieta vi abbia fatto soffermare soltanto sugli effetti negativi degli zuccheri.

I sostenitori delle diete povere di carboidrati vi hanno sempre detto di stare alla larga dalle arance, dall'uva e dalla pasta. Beh, io non lo farò. Amo troppo questi alimenti per rinunciarci. E non dovreste rinunciarci nemmeno voi. La verità è che anche le diete povere di carboidrati danneggiano gli ormoni e fanno male alla salute.

Simili regimi alimentari, sulle prime, riescono a farvi perdere peso perché riducono i livelli d'insulina; allo stesso tempo, però, mandano in tilt molti altri ormoni. Come se non bastasse, le diete povere di carboidrati sono spesso troppo ricche di proteine, nutrienti necessari al corpo ma solo nelle giuste proporzioni (assumere troppe proteine, ad esempio, può provocare calcoli renali, gotta e osteoporosi).

Siate sinceri con voi stessi: davvero pensate che consumare tutti i giorni carne chimicamente trattata ed eliminare - o ridurre sensibilmente - i carboidrati faccia bene al vostro organismo?

Cerchiamo innanzitutto di comprendere che rapporto intercorra tra i carboidrati e la nostra salute. Le fibre si sono dimostrate il nutriente che, più di tutti, tiene alla larga le malattie. Alcuni esperti consigliano di consumarne dai 25 ai 30 g al giorno; altri ritengono che 50 g di fibre al giorno rappresentino l'obiettivo da raggiungere.

Quando vi riempite di proteine e di grassi, finite, inevitabilmente, per escludere le fibre dalla vostra dieta. Non dimentichiamo poi che gli Americani consumano meno frutta e verdura degli altri. È quindi necessario aumentare, non ridurre, l'assunzione di fibre. Frutta, verdura e farinacei integrali rappresentano, in assoluto, le migliori fonti di fibre – e (udite, udite) non sono altro che carboidrati. Il segreto è l'equilibrio cari amici, ed è proprio questo l'obiettivo primario della Dieta Perfetta.

Dato che le diete povere di grassi, quanto quelle povere di carboidrati sono molto dannose per la salute, ho deciso di creare una dieta tutta mia. Molte diete, nel corso degli anni, hanno affrontato il problema dell'obesità concentrandosi su uno specifico ormone (come ad esempio l'insulina, il cortisolo o gli ormoni tiroidei) ma parliamoci chiaro: l'obesità è forse frutto dello squilibrio di un solo ormone?

O piuttosto di decine di ormoni? Io, naturalmente, propendo per la seconda ipotesi. L'attenzione ad una soltanto di queste sostanze, ignorando le altre, ha fatto sì che molte, moltissime, diete non riuscissero a far raggiungere i risultati promessi.

Diete povere di grassi e di carboidrati e squilibrio ormonale

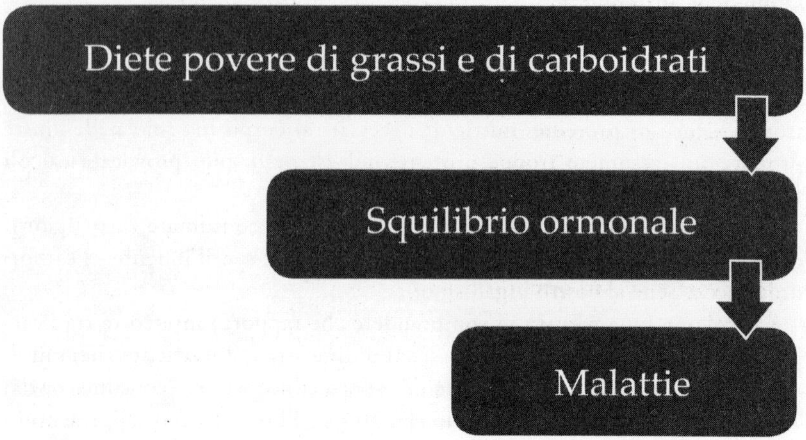

La Dieta Perfetta

La Dieta Perfetta è diversa da qualunque altra dieta di cui abbiate letto o sentito parlare perché i principi su cui si basa sono rivoluzionari. Questa dieta mira a risolvere molte delle problematiche da cui sono attualmente afflitti gli Americani (e non solo). Dunque, allacciate le cinture, perché stiamo per dirigerci verso un nuovo modo di alimentarsi.

La dieta, *Perfect 10* finalmente, mette le cose in chiaro in materia di cibi sani. Il suo programma alimentare ristabilisce l'equilibrio ormonale, favorisce la perdita di peso ed il benessere generale, garantendo all'organismo la giusta quantità di nutrienti (40% di carboidrati, 40% di grassi, 20% di proteine).

La Dieta Perfetta non è la dieta degli eccessi, e non vuol essere un'altra moda del momento, dato che i suoi principi nutrizionali sono proprio ciò di cui abbiamo bisogno per mantenerci sempre sani e in forma.

Nel corso della lettura capirete quali alimenti servano al vostro corpo per funzionare a dovere, e riuscirete a fare ordine nel cumulo di informazioni, spesso contraddittorie, immagazzinate nel corso degli anni.

La Dieta Perfetta vi insegnerà a correggere i comportamenti alimentari sbagliati, e tuttora promossi anche dai professionisti più autorevoli.

Con questo libro imparerete a:

· ottimizzare il funzionamento dei dieci ormoni più importanti (e che regolano salute e peso corporeo)

· consumare cibi gustosi e saporiti, pur continuando a dimagrire

· riportare a livelli nomali (o addirittura accelerare) il vostro metabolismo

· far lavorare i vostri ormoni "per voi", e non "contro di voi"

· identificare gli alimenti capaci di stimolare il dimagrimento

· capire perché le diete povere di grassi finiscano per farvi riprendere i chili persi

· capire come le diete povere di grassi aumentino i livelli di trigliceridi (lipidi presenti nel sangue) sino a farvi rischiare l'infarto

· capire come le diete povere di grassi vi privino di numerose vitamine, essenziali al corpo per prevenire cancro, ictus e patologie cardiache

· consumare i grassi giusti per aiutarvi a prevenire il cancro e l'infarto

· distinguere i grassi "buoni" dai grassi "cattivi"

· capire come si formano i grassi transgenici e in che modo mettano a repentaglio la vostra salute

· riconoscere gli errori della Piramide Alimentare dello USDA (United States Department of Agriculture)

· interpretare le tabelle nutrizionali degli alimenti

· capire come le diete povere di carboidrati incoraggino il consumo di proteine cancerogene

· ritardare il naturale processo d'invecchiamento grazie agli ormoni

· fare una spesa sana quando andate al supermercato

· creare un piano alimentare personalizzato, utilizzando ricette sane e gustose

· reintrodurre l'esercizio fisico nella vostra routine, senza diventarne ossessionati

· capire come mai sia virtualmente impossibile conquistare (e mantenere) la buona salute senza seguire una dieta bilanciata

Eccovi un'anteprima

La Dieta Perfetta si concentra su ciò che le altre tendono ad ignorare: gli ormoni. Troppo bello per essere vero? Assolutamente no, dato che la Dieta Perfetta si basa sulle ultime scoperte in fatto di nutrizione, salute e dimagrimento. Ogni singolo consiglio e suggerimento è motivato dalla scienza più moderna (così lontana dalle vecchie diete povere di grassi o di carboidrati).

In effetti la Dieta Perfetta non è povera di nulla. Vi accorgerete che vi è consentito consumare cibi nutrienti e gustosi, oltre che sani ed adatti a tutta la famiglia. La Dieta Perfetta vi farà perdere peso in modo intelligente, accelerando il vostro metabolismo ed ottimizzando il funzionamento dei vostri ormoni, fattore estremamente importante quando si vuole perdere peso senza patire la fame.

"La Dieta Perfetta" si divide in cinque parti:

Prima Parte: Imparerete dove l'alimentazione moderna sbaglia. Conoscerete i dieci ormoni più importanti, e capirete come la nostra dieta ne ha alterato le funzioni. Vi spiegherò in che modo il loro equilibrio influisce sul nostro stato di salute.

Seconda Parte: La Dieta Perfetta vera e propria inizia qui. Imparerete quali nutrienti sono necessari a garantire l'equilibrio ormonale. Conoscerete nel dettaglio la dieta, i suoi principi base, e vi spiegherò da dove cominciare. Il programma della Dieta Perfetta comprende una serie di menu giornalieri, ricette, suggerimenti per la spesa, storie a cui ispirarsi, e tante, tante pagine che vi spiegheranno come trarre il massimo giovamento dalla dieta stessa.

Terza parte: Col passare degli anni, la produzione ormonale diminuisce. Ebbene, in questa parte del libro vi insegnerò a trasformare la Dieta Perfetta in una strategia anti-invecchiamento e a preservare il corretto funzionamento dei vostri ormoni a prescindere dall'età anagrafica. Imparerete come compensare le carenze ormonali (anche attraverso delle terapie sostitutive, se necessario). Imparerete a perdere peso più in fretta, ad evitare le insidie, a rispondere alle domande più frequenti in merito alla Dieta Perfetta.

Quarta parte: Qui troverete ben 70 ricette "rubate" a diversi ristoranti newyorkesi, e pensate per farvi gustare al meglio la Dieta Perfetta.

Quinta Parte: In questa sezione vi dirò dove acquistare alimenti biologici, ed entrerò nel dettaglio delle differenze tra la Dieta Perfetta e le altre diete.

La Dieta Perfetta, così innovativa ed anticonvenzionale, rappresenta la ricetta medica più importante che ho mai scritto per i miei pazienti, ed ora sono contento di farla avere anche a voi. Quindi coraggio, state per partecipare – da protagonisti - ad un'autentica rivoluzione.

PARTE 1

CAPITOLO 1

In cosa sbaglia l'Alimentazione Moderna

Nonostante spendano più di chiunque altro per l'assistenza sanitaria, gli Americani non sono poi così in salute. Sapevate che siamo la nazione più malata del pianeta? E nel preciso momento in cui scrivo, 97 milioni di Americani sono in sovrappeso.

A dispetto delle vendite colossali dei libri sulle diete e dei farmaci per dimagrire, e nonostante gli abbonamenti alle palestre siano in crescita, in America non ci sono mai state tante persone in sovrappeso quante ce ne sono ai giorni nostri.

Attualmente, circa 62 milioni di Americani soffrono di malattie cardiovascolari, e molti di loro sono ormai degli invalidi permanenti. I disturbi cardiaci sono la prima causa di morte negli Stati Uniti, ed il cancro è la seconda, malgrado la medicina abbia fatto passi da gigante negli ultimi decenni. Ben 60 milioni di Americani sono sul punto di diventare diabetici, e più di 25 milioni lo sono già. Circa 72 milioni di individui oltre i vent'anni soffrono di pressione alta. L'osteoporosi dilaga, mentre l'artrite, la depressione e la sterilità sono in aumento. La situazione, insomma, è tutt'altro che rosea.

La nostra è una generazione segnata dalle malattie. Mai come ora la gente ha iniziato a soffrire di disturbi tanto gravi.

Ma qual è la ragione per cui una nazione così avanzata sta progressivamente perdendo la salute, a dispetto degli incredibili progressi in campo medico? La medicina tradizionale può fare ben poco per arginare la diffusione di queste malattie quando è proprio il modo in cui ci alimentiamo a favorirle. Ad ogni modo, le statistiche non sono molto diverse nel resto del mondo occidentale.

Probabilmente tutti voi avete una nonna che mangiava tre uova al giorno (cuocendole nel burro), beveva latte intero ed è vissuta fino a 97 anni. "Mamma mia – vi domanderete – ma com'è possibile, dal momento che la sua alimentazione era la strada sicura per l'ictus o per l'infarto?". È stata solo fortunata, o era dotata di un formidabile patrimonio genetico? Eppure non prendeva farmaci per la pressione o per il colesterolo, e non aveva subito interventi di bypass coronarico. Ancor più incomprensibile, non aveva mai visto un dottore (tranne quando aveva partorito).

Potreste essere tentati di attribuire la sua longevità alla pura fortuna, considerando che, a quell'epoca, la maggior parte della gente moriva molto prima. In realtà, però, l'aspettativa di vita era più breve perché non esistevano cure per le malattie infettive, come la tubercolosi e la polmonite. Essere o non essere longevi, aveva meno a che fare con l'ictus, il diabete e le malattie cardiache di quanto succeda oggi. Simili patologie erano estremamente rare cent'anni fa.

Oggi, invece, è normale sentir parlare i nostri giovani di colesterolo o ipertensione. Conosciamo diverse donne sui trenta o quarant'anni colpite dal cancro al seno, uomini sui quaranta che hanno avuto un infarto, non fumatori cui sono stati applicati quattro o cinque bypass, e cinquantenni col morbo di Alzheimer.

Ma cosa sta succedendo?

Che cos'è cambiato nella nostra alimentazione?

Il cibo è una medicina. Per rendercene conto, è sufficiente analizzare i cambiamenti cui è andato incontro il regime alimentare degli Americani negli ultimi cento anni. La nostra dieta è sicuramente diversa da quella dei nostri nonni. I nostri nonni avevano a disposizione pochissimi cibi trattati, e consumavano molto raramente carboidrati raffinati, zuccheri e grassi artificiali come la margarina e gli oli vegetali.

Ai loro tempi, tutti gli alimenti erano biologici, cioè non geneticamente modificati e non trattati coi pesticidi. Si nutrivano di frutta e verdura fresca, uova di galline allevate a terra, carne di mucche pascolate nei prati, latte intero non pastorizzato e fresco di giornata, grassi naturali come il burro e l'olio d'oliva e, per finire, farinacei integrali.

Purtroppo per noi, invece, il cibo di oggi è quasi tutto trattato chimicamente. Gran parte delle persone consuma troppi cibi poveri di grassi, alimenti a base di farina e decisamente troppi grassi artificiali, come gli oli vegetali raffinati. Il nostro cibo è così moderno, che i nostri nonni non sarebbero neppure in grado di riconoscerlo. "Latte scremato? E che cos'è?"

La dieta dei nostri giorni ha un effetto disastroso sui nostri ormoni e, di conseguenza, sulla nostra salute. Oggi abbiamo paura degli alimenti ricchi di colesterolo come le uova, il burro, il latte intero ed altri prodotti di origine animale. Molti credono che i grassi (soprattutto quelli saturi) siano veri e propri veleni, escludendoli in maniera quasi compulsiva dalla loro alimentazione, un comportamento direttamente riconducibile alla teoria (sbagliata) secondo cui i prodotti animali e i cibi ricchi di colesterolo favoriscono l'indurimento delle arterie.

In cosa sbaglia l'alimentazione moderna

Con molta probabilità, il disastro peggiore consumatosi in questo Paese è rappresentato dall'aver raccomandato agli Americani di seguire una dieta povera di grassi. Sorpresi? Scommetto di sì. "Consumate tutti i giorni succhi di frutta, cereali e tre porzioni di latticini senza grassi; scegliete sempre alimenti con pochi grassi", consiglia l'American Heart Association. Raccomandazioni di questo tenore hanno condotto la nostra nazione sulla strada dell'obesità e della malattia.

Se anche voi avete seguito simili consigli e obbedito al comandamento "0 grassi", siete stati, seppur involontariamente, destinati al fallimento, siete stati indotti in errore e la vostra salute è stata messa in serio pericolo.

La verità è che le diete povere di grassi (consigliate da molti medici, dall'American Heart Association, e dal Programma Nazionale per la Lotta al Colesterolo) fanno male. Punto.

Sapevate che l'ultima volta che avete bevuto il latte scremato invece del latte intero, vi siete privati di molte importantissime vitamine? Sapevate che la parte grassa dell'uovo è quella in cui si trova la maggior concentrazione di vitamine liposolubili come le vitamine D, E, ed il betacarotene? Molte di queste vitamine sono indispensabili per la produzione di molti ormoni che ci mantengono in salute. Eppure per molti Americani il latte scremato ed i bianchi d'uovo rappresentano la scelta più sana.

Sapevate poi che nella dieta mediterranea (considerata la più sana in assoluto) i grassi rappresentano il 35, se non il 40% dell'apporto alimentare complessivo?

E nonostante ciò, nell'area mediterranea l'incidenza delle malattie cardiache, e del cancro, è tra le più basse del mondo. Sono sicuro che avete tutti sentito parlare degli effetti positivi dell'olio d'oliva, della frutta a guscio e del pesce, eppure tutti quanti credete ancora alla bufala che le diete povere di grassi fanno bene alla salute.

Mancanza di volontà nelle diete povere di grassi

Pensate alle diete che avete seguito in passato. È molto probabile che ogni volta che abbiate deciso di mettervi a dieta, abbiate optato per una dieta povera di grassi. Siete passati dalle uova ai cereali, dai classici condimenti per insalata a quelli senza grassi, dal latte intero a quello scremato.
Scommetto che stavate malissimo, che odiavate il (non) sapore di ciò che mangiavate; che vi sentivate affamati ed esausti; che, probabilmente, siete anche ingrassati un po'. Vi siete mai domandati perché?

Bene, smettetela di martoriarvi il cervello in cerca di risposte, e di dare a voi stessi la colpa dei passati fallimenti. Non dobbiamo puntare il dito contro i grassi, ma contro gli zuccheri. Il consumo di pochi grassi naturali e di troppi zuccheri ha causato l'aumento delle patologie con cui molti dottori, compreso il sottoscritto, devono fare i conti.

Nei paesi dove si consumano abitualmente olio d'oliva, frutta a guscio, avocado e burro, i disturbi cardiaci, il diabete e l'obesità sono malattie rare. Pensate a paesi come la Tailandia, il Giappone e la Francia. I Francesi si mantengono sani e snelli consumando foie gras (fegato animale, di solito d'anatra), escargot (lumache) al burro, e altri piatti saporiti. La maggior parte degli Americani non riesce a convincersi che questi siano alimenti sani e che possano essere consumati tutti giorni; eppure sono gli Stati Uniti, e non la Francia, ad avere la percentuale più alta di obesi, di diabetici e di malati di cuore.

I risultati delle ricerche sono inequivocabili: consumare grassi non vi rende grassi. Al contrario, una dieta povera di grassi naturali può farvi ingrassare. È questo che la gente deve assolutamente sapere.

I grassi naturali sono essenziali al corretto funzionamento delle cellule, rallentano l'assorbimento del cibo, stabilizzano il livello di zuccheri nel sangue, riducono le "voglie improvvise", vi fanno sentire sazi. Non aspettate che l'ortodossia medica cambi idea, è della vostra salute che stiamo parlando. Agite adesso, e reintroducete i grassi naturali nella vostra dieta. Mangerete meno, perderete peso e vi sentirete più appagati, dal momento che i grassi bilanciano l'insulina, l'ormone della fame.

Gli effetti delle diete povere di grassi sull'insulina

Una delle ragioni per cui le diete povere di grassi (e quindi ricche di carboidrati) non hanno funzionato consiste nel fatto che i troppi carboidrati innescano il rilascio di zuccheri nel sangue. Lo zucchero non produce nessun effetto positivo, danneggia il nostro metabolismo, e viene posizionato in fondo alla corsia dei prodotti senza grassi, chimicamente trattati, e colmi di dolcificanti o sciroppo di fruttosio. Non c'è da meravigliarsi, quindi, dei nostri fallimenti.

Consumare grassi, invece, vi farà sentire sazi e soddisfatti.

Le diete povere di grassi ci hanno rovinato perché, ai tempi in cui divennero popolari, gli scienziati non erano ancora consapevoli di come l'insulina potesse influenzare la salute. L'insulina è uno degli ormoni che la Dieta Perfetta aiuta a bilanciare.

L'insulina permette di immagazzinare i grassi e viene prodotta ogniqualvolta l'organismo debba metabolizzare del cibo; i suoi livelli aumentano qualora nel cibo siano presenti zuccheri o nel caso in cui la dieta sia ricca di carboidrati raffinati (Fig. 1.1). Quando seguite una dieta povera di grassi, il vostro pancreas dovrà "fare gli straordinari" per produrre l'insulina richiamata dagli zuccheri in eccesso. Perché? Perché lo zucchero danneggia i tessuti e l'organismo deve occuparsene immediatamente, espellendolo dal sangue. Se il pancreas rilascia più insulina del necessario per immagazzinare gli zuccheri, l'organismo produce trigliceridi e voi prendete peso. Quando aumentano i trigliceridi, aumenta anche il rischio d'infarto.

Ora capite come mai la mania delle diete povere di grassi è stata un vero fallimento.

Il momento in cui gli scienziati capirono cos'era andato storto, fu quello in cui si accorsero del rapporto tra consumo di grassi e senso di sazietà. Vedete, dimagrire non è soltanto una questione di calorie: è anche una questione di ormoni. In presenza di alti livelli d'insulina, avete più fame e mangiate di più. Vi sarete accorti che nel caffè aggiungete più latte se usate quello scremato al posto di quello intero; o che vi sentite più sazi dopo aver mangiato uova e formaggio che dopo una tazza di latte e cereali. In conclusione, nonostante le vostre buone intenzioni, seguendo una dieta povera di grassi finirete per assumere più calorie tramite gli zuccheri, produrre più insulina, mettere più peso. Non c'è forza di volontà che tenga quando si parla di insulina, ed è semplicemente impossibile superare questa impostazione della genetica.

Figura 1.1 I carboidrati dannosi, pilastri dell'alimentazione occidentale

Pasticcini	Focacce
Caramelle	Pasta
Cereali	Pizza
Crackers	Patate
Sfogliatine	Cibi a base di farina
Ciambelle	Bevande gassate
Cibi senza grassi	Zucchero
Yogurt light	Cialde
Succhi di frutta	Pane bianco
Marmellata	Riso bianco
Brioches	

Una nazione sulla cattiva strada

Non voglio spaventarvi con la prospettiva di non poter più toccare una fetta di torta, o di non poter più mangiare i vostri cereali preferiti; voglio, invece, farvi capire quali rischi si corrano a diventare carboidrato-dipendenti o a seguire una dieta povera di grassi. La stretta relazione tra obesità ed eccessivo consumo di zuccheri in America è solo la punta dell'iceberg. Nonostante possiate rendervi conto di cosa significhi produrre troppa insulina dando un'occhiata al vostro punto vita, non potete sapere quali danni stia arrecando alle vostre cellule ed all'organismo nel suo complesso.

Se vi è mai capitato di rovesciare della marmellata sul tavolo della cucina, sapete quanto è difficile eliminarla, appiccicosa com'è. La stessa cosa si verifica all'interno del corpo quando consumate cibi zuccherini o seguite una dieta povera di grassi. Lo zucchero metabolizzato dai carboidrati aderisce ai tessuti ed alle cellule distruggendo il collagene e causando, tra le altre cose, l'invecchiamento precoce. A causa dello zucchero, anche il colesterolo diventa più appiccicoso, facendolo aderire molto di più alle arterie; questo causa l'indurimento delle arterie stesse predisponendovi a diversi disturbi cardiocircolatori. Ciò spiega come mai le persone diabetiche tendano ad invecchiare più velocemente e siano esposte ad un maggiore rischio d'infarto o ictus. Seguendo una dieta povera di grassi, in buona sostanza, vi state prenotando per il diabete, dato che il vostro livello di zuccheri nel sangue crescerà sensibilmente.

Quando il pancreas secerne maggiori quantità d'insulina, le cellule, per proteggere se stesse dagli effetti tossici di questo ormone, iniziano a diventare insulino-resistenti, compromettendo l'attività degli appositi recettori situati sulla loro superficie. Determinate tipologie di cellule diventano resistenti prima delle altre – quelle del fegato, ad esempio, sono le prime, seguite dalle cellule dei muscoli e, in ultimo, del tessuto adiposo. Una volta sviluppata l'insulino-resistenza, il pancreas è costretto a secernere ancora più insulina.

Il rapporto tra produzione d'insulina e numerose patologie è ormai un dato consolidato in letteratura. Alti livelli di quest'ormone, ad esempio, sono stati messi in relazione con malattie cardiache, ictus, cancro, ipertensione, ipercolesterolemia, sterilità e persino con il morbo di Alzheimer.

Anni di diete povere di grassi affaticheranno talmente tanto il vostro pancreas, da renderlo incapace di produrre l'insulina necessaria. E se ciò dovesse succedere, avreste contratto il diabete di tipo II.

La nuova epidemia: il diabete infantile

L'incidenza del diabete sta ormai raggiungendo livelli preoccupanti (Fig. 1.2). Un disturbo che dovrebbe essere raro tra i giovani, è invece in rapida ascesa, addirittura tra i bambini. Le diagnosi di diabete sono cresciute del 100% negli ultimi dieci anni. Attualmente gli Stati Uniti contano 25 milioni di diabetici, ed altri 60 milioni di persone hanno già raggiunto lo stato prediabetico.

Una volta, il diabete di tipo II veniva chiamato anche "diabete senile", in quanto tendeva a colpire individui di 60/70 anni. Ovviamente, nessuno vorrebbe sentirsi dire di aver contratto una malattia associata con la vecchiaia. Man mano che la sua diffusione aumentava, il diabete di tipo II ha iniziato ad essere definito "diabete adulto". Adesso, dato l'alto numero di giovani colpiti da questa patologia, la medicina ha coniato la definizione di "diabete dei giovani adulti", cercando di stare al passo con le evoluzioni della malattia. Non è necessario essere uno scienziato per rendersi conto che questi dati sono strettamente legati alla massiccia assunzione di zucchero da parte dei bambini. I bambini di oggi consumano bevande gassate, marmellate, succhi di frutta, cereali e prodotti senza grassi e pieni di zuccheri. C'è una connessione? Certo che c'è.

Fig. 1.2 Il diabete negli Stati Uniti

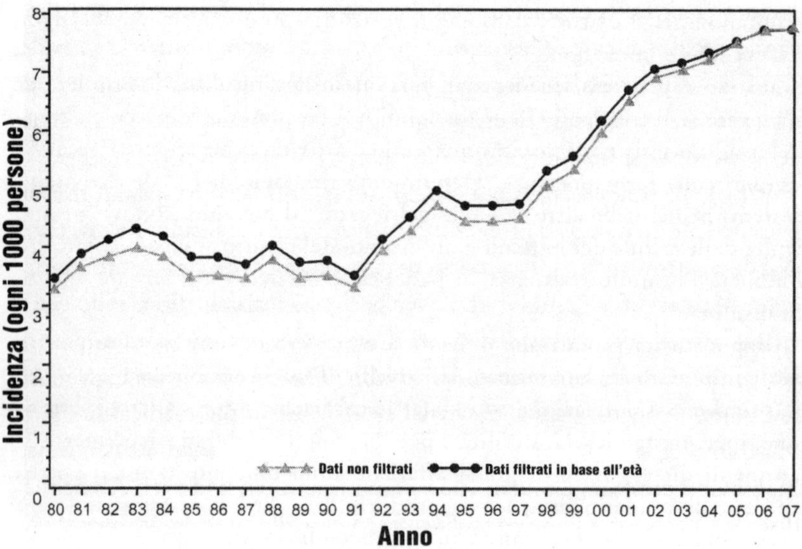

Fonte: Centro per la prevenzione e la diagnosi delle malattie

Figura 1.3 Effetti delle diete povere di grassi sullo stato di salute

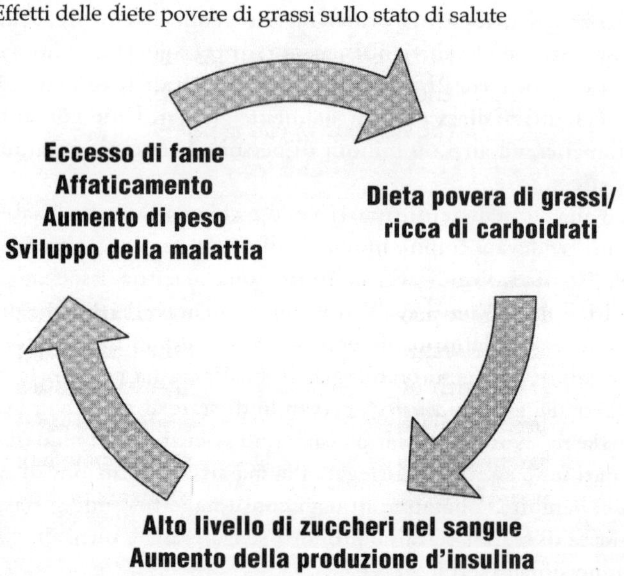
Eccesso di fame
Affaticamento
Aumento di peso
Sviluppo della malattia
Dieta povera di grassi/
ricca di carboidrati
Alto livello di zuccheri nel sangue
Aumento della produzione d'insulina

Effetti delle diete povere di grassi sugli altri ormoni

Se pensate che le diete povere di grassi abbiano un effetto negativo solo sull'insulina, vi sbagliate.

L'insulina è un ormone importantissimo, che ne controlla molti altri. Il danno, quindi, si estende anche all'ormone della crescita, agli estrogeni, al progesterone ed al testosterone.

Tratterò l'argomento più nel dettaglio nei prossimi capitoli. Sappiate che se questi ormoni subiscono qualche squilibrio o alterazione, può svilupparsi una moltitudine di altre malattie come osteoporosi, ansia, depressione, sterilità, disturbi cardiaci e molto altro ancora.

Diete povere di grassi e carenti di vitamine

Molti Americani hanno diminuito l'apporto di grassi aumentando quello di zuccheri: in questa maniera sono diventati, a tutti gli effetti, carenti di grassi e di acidi grassi essenziali (EFA). Secondo uno studio recente, queste sostanze sono in grado di stimolare il funzionamento degli ormoni e di prevenire le malattie degenerative. Seguire una dieta povera di grassi significa porre dei seri ostacoli all'assorbimento delle vitamine liposolubili (A, D, E, K). Una carenza di queste vitamine può causare diverse malattie della pelle e compromettere il vostro stato di salute generale.

Avete una carenza di grassi?

- Siete sovrappeso o obesi?
- Non siete mai riusciti a seguire fino in fondo una dieta povera di grassi?
- Avete sempre fame e non riuscite a controllare il vostro appetito?
- Vi sentite stanchi ed appesantiti dopo aver consumato pasta o prodotti da forno?
- Se mangiate pane o ciambelle, vi viene fame dopo solo una o due ore?
- Avete spesso voglia di dolci?

Se avete risposto "sì" anche ad una sola di queste domande, potreste avere una carenza di grassi, e dunque avere livelli troppo alti d'insulina.

Se state sperimentando uno dei sintomi in elenco, significa che il vostro corpo vi sta chiedendo aiuto (Fig. 1.3).

Per favore, ascoltate la sua richiesta e reintroducete i grassi nella vostra alimentazione. Sappiate che questi sintomi sono soltanto una parte del problema. Il vero danno, infatti, si sta verificando a livello cellulare. Non potete sapere se le vostre arterie si stanno otturando, o se state sviluppando un cancro al seno, al pancreas o al colon. D'altro canto, non ci si ammala quando gli ormoni sono in equilibrio. Una volta capito questo, saprete di dover stare alla larga dalle diete povere di grassi, se volete garantirvi la salute.

La nostra alimentazione è troppo ricca di oli raffinati

Ho già spiegato in che modo l'eccesso d'insulina, causato dalle diete povere di grassi e ricche di carboidrati, possa danneggiarvi. Ma non vi ho detto tutto: queste diete infatti escludono molti grassi naturali, indispensabili ai vostri ormoni sessuali, portandovi invece a consumare un'eccessiva quantità di oli raffinati o vegetali pericolosissimi per la salute.

La vostra dieta, quindi, può essere povera di omega-3 (gli acidi grassi contenuti nel pesce, nelle uova e nella frutta a guscio) e troppo ricca di omega-6 (gli acidi grassi contenuti negli oli vegetali come l'olio di mais e l'olio di soia, ritenuti cancerogeni).

Per quale motivo oggi si consumano tanti grassi industriali? Eccovi la risposta: gli esponenti delle maggiori lobby. Purtroppo, la politica ha notevolmente condizionato le organizzazioni che si occupano di alimentazione e le raccomandazioni del Governo. Di conseguenza, agli Americani sono state raccontate un sacco di inesattezze in materia di grassi sani; posso farvi l'esempio di questa frase dell'American Heart Association: "Eliminate dalla vostra dieta il burro, il cocco e l'olio di palma e consumate gli oli polinsaturi (mais, soia e semi di cotone)".

Permettete che faccia un po' di chiarezza a riguardo: questo genere di oli sono incredibilmente trattati e non dovrebbero far parte della dieta di nessuno. Un secolo fa, un individuo normale ne consumava meno di 450 gr all'anno. Oggi invece, nei paesi industrializzati, le persone ne consumano, in media, circa 30 Kg all'anno. La ragione di quest'aumento è dovuta in gran parte alla proliferazione delle catene di fast-food.

Gli oli polinsaturi sono quelli che davvero intasano le arterie. Non c'è da meravigliarsi, quindi, che le malattie cardiache siano cresciute in maniera proporzionale al consumo di questi oli.

In che modo l'eccesso di oli polinsaturi può danneggiare la salute

In media, il 30% del nostro apporto calorico giornaliero proviene dagli oli polinsaturi: decisamente troppo secondo le ricerche.

Tanto gli omega-3 quanto gli omega-6 sono considerati acidi grassi essenziali. Sono essenziali in quanto non possono essere prodotti direttamente dal nostro organismo, dunque dobbiamo procurarceli attraverso il cibo.

Gli omega-3 sono presenti nelle uova, nel pesce, e nella frutta a guscio. In una dieta sana, dovrebbero essere assunti in rapporto 1 a 1 rispetto agli omega-6. La proporzione, per l'Americano medio, è invece di 20 (o forse 30) a 1, vista la massiccia assunzione di omega-6, e la scarsa assunzione di omega-3. Questo squilibrio ha contribuito in modo significativo ad un incremento nella diffusione di patologie quali cancro, depressione e disturbi cardiovascolari. Se sovraccaricate di omega-6 e vi private di omega-3, le vostre cellule si indeboliscono e la vostra resistenza alle malattie diminuisce.

Diversi oli polinsaturi, come ad esempio quello di mais e quello di soia, vengono spesso raccomandati dai medici in quanto in grado di abbassare naturalmente il livello di colesterolo nel sangue. La verità è che il colesterolo esce (letteralmente) dal sangue per andare a depositarsi nei tessuti, e cercare di aumentare al stabilità delle pareti cellulari. Per questo motivo, gli oli polinsaturi vengono definiti aterogenici, ovvero responsabili dell'indurimento delle arterie.

I pericoli non finiscono qui. Gli oli polinsaturi diventano ancora più tossici quando vengono riscaldati, per via della conseguente formazione di radicali liberi, elettroni vaganti in grado di danneggiare le cellule. I radicali liberi, inoltre, sono in grado di ossidare o danneggiare il colesterolo, causando l'invecchiamento precoce (rughe), l'intasamento delle arterie e, potenzialmente, il cancro. Potrei parlare per ore dei radicali liberi, ma vi risparmierò i dettagli in questa sede. Eliminare gli oli polinsaturi dalla vostra dieta dovrebbe essere, in conclusione, una delle vostre principali preoccupazioni.

Figura 1.4 Gli oli polinsaturi raffinati (contenenti omega-6 in eccesso) sono stati collegati a

Malattie cardiache
Cancro
Ictus
Asma
Ossidazione del colesterolo
Malattie della tiroide
Depressione
Invecchiamento della pelle
Invecchiamento precoce

L'eccesso di grassi transgenici nella nostra alimentazione

Gli oli polinsaturi non sono gli unici grassi dannosi che consumiamo; si stima infatti che l'Americano medio consumi dai 10 ai 14 gr di grassi transgenici al giorno (Fig. 1.5). Sono sicuro che avete già sentito parlare degli effetti negativi dei grassi trans. Ma a che cosa ci riferiamo con l'espressione grassi transgenici (o oli idrogenati)?

Ve lo spiegherò. Per rendere l'olio più stabile, i produttori industriali vi aggiungono una molecola di idrogeno, modificandone di fatto la struttura chimica. In questo modo si formano i grassi transgenici, o grassi danneggiati, così pericolosi per la salute in quanto del tutto sconosciuti all'organismo umano. Le cellule formatesi nel corpo attraverso gli oli idrogenati ed i grassi transgenici possono facilmente diventare cancerogene ed ostacolare la produzione ormonale.

Un tipico esempio di grasso idrogenato è rappresentato dalla margarina. Nella Dieta Perfetta, inutile dirlo, è assolutamente vietato consumare margarina. Ecco perché:

- Interferisce con l'insulina, dunque può causare un aumento di peso
- Interferisce con la leptina, l'ormone che controlla il senso di sazietà
- Può causare allergie, poiché interferisce con l'attività dell'enzima che controlla la produzione degli ormoni surrenali
- Interferisce con la produzione degli ormoni sessuali maschili e femminili, che incidono sulla fertilità e aiutano a restare giovani
- Aumenta il livello del "colesterolo cattivo" (lipoproteine a bassa densità)
- Aumenta il rischio di infarto ed ictus
- Causa diversi tipi di cancro
- Contribuisce alla sterilità femminile
- Aumenta il rischio di contrarre il diabete

Ironicamente però, negli anni '90 la margarina veniva indicata come un grasso "sano" sia dall'American Heart Association che dal Programma Nazionale per la Prevenzione del Colesterolo. Non c'è da meravigliarsi quindi che, pur essendo un dottore, l'abbia consumata anch'io prima di conoscere i suoi effetti dannosi. Quando ci penso, non posso fare a meno di chiedermi se, dando ascolto a queste raccomandazioni, ho causato un danno permanente al mio organismo. Molti Americani stanno venendo a conoscenza dei pericoli della margarina, eliminandola finalmente dalle loro cucine, eppure continuano ad assumere grassi transgenici da altre fonti, prima tra tutte l'industria del fast-food.

I grassi transgenici presenti nella margarina e negli oli idrogenati sono simili alla plastica. Ogni volta che li consumate, questi si inseriscono nelle cellule, ed interferiscono con i loro meccanismi di comunicazione interna, dal momento che il corpo non è in grado di riconoscere la loro struttura molecolare.

Se le cellule non riescono a comunicare tra loro, lo zucchero e gli altri nutrienti rimangono nel sangue più a lungo del dovuto, perché le cellule, danneggiate, non riescono a recepire i messaggi degli ormoni. Il pancreas, quindi, secerne una maggiore quantità d'insulina per "gestire" i nutrienti rimasti nel sangue. I vostri livelli d'insulina, dunque, già alterati a causa dell'eccessiva assunzione di zucchero, vanno adesso a farsi benedire. Con tutta quest'insulina nel vostro organismo, è quasi inevitabile ingrassare nonché ammalarsi di diabete, disturbi cardiaci e cancro. Potete ringraziare i grassi transgenici per questo circolo vizioso.

Fig. 1.5 Le principali fonti di grassi transgenici nella nostra alimentazione

Olio dei fast-food

Margarina

Antipasti surgelati

Oli vegetali idrogenati

Cibi light contenenti grassi idrogenati

Cibi senza zucchero contenenti grassi idrogenati

Grassi vegetali per pasticceria

Diete povere di carboidrati e disastro ormonale

Non c'è da meravigliarsi se gli Americani hanno iniziato ad ingrassare da quando, a causa del comandamento "0 grassi" così in voga negli anni '80 e '90, si sono dati ai carboidrati dannosi.

Le diete povere di grassi sono semplicemente sbilanciate. Una merendina light può contenere fino a 450 Kcal, più che sufficienti per il dispendio energetico di una mattinata. Poco dopo averla mangiata, però, avrete di nuovo fame, perché il vostro corpo avrà trasformato la farina in zuccheri. Avrete fame perché la vostra insulina sarà andata fuori fase prima ancora dell'ora di pranzo, e, se cederete alla tentazione di consumare di nuovo gli stessi alimenti che hanno mandato i vostri livelli d'insulina sulle montagne russe, finirete per mangiare più del dovuto.

Le diete povere di grassi, incoraggiando il consumo di nutrienti che interferiscono con i vostri ormoni, si sono dunque rivelate dannose. Ecco allora che gli Americani sono passati all'altro estremo: le diete povere di carboidrati.

Ora capite perché queste diete sono divenute dei best-seller ed hanno fatto dimagrire milioni di persone: hanno riportato alla normalità i livelli d'insulina di quanti le seguivano, facendo in modo che consumassero più grassi e meno carboidrati dannosi.

Grazie all'attenzione dei media, le diete povere di carboidrati hanno preso il volo. Gli osservatori del settore ritengono che, al momento, ci siano 30 milioni di Americani alle prese con una dieta povera di carboidrati. Naturalmente provo ammirazione per i sostenitori di questi regimi alimentari, primo fra tutti il Dott. Robert Atkins ed i suoi allievi, che hanno sfidato il "sentire comune" e preso atto del fallimento delle diete povere di grassi. Se, però, state seguendo una dieta povera di carboidrati, devo darvi una brutta notizia: queste diete non sono meglio, per i vostri ormoni e per la vostra salute, di quelle che le hanno precedute.

Probabilmente avete sentito molti commenti positivi sulle diete povere di carboidrati. Siete venuti a sapere che quanti le hanno seguite sono riusciti a perdere peso e ridurre il loro livello di colesterolo, dunque avete deciso di fare un tentativo. Magari siete anche dimagriti, e vi siete sentiti meglio concedendo un po' di relax alla vostra insulina. Sono quasi certo, però, che non siate riusciti a portare a casa dei risultati duraturi. In tal caso avrete pensato di essere voi il problema. Ma non lo siete, e lasciate che vi spieghi perché.

Seguendo le regole del Dott. Atkins, dovete consumare uova, pancetta, carni rosse, e limitare tutti i tipi di carboidrati, compresi quelli contenuti nella frutta e nella verdura. La famosa dieta di South Beach, invece, richiede che consumiate soltanto carne magra, come vitello e prosciutto magro, limitando la frutta, almeno nelle fasi iniziali. Nella dieta Sugar Busters infine, potete mangiare tutta la carne che volete, ma dovete limitare il consumo di zuccheri, farina bianca e verdure ricche di amidi.

Tutte le diete che vi ho elencato, da principio, riescono a ridurre i vostri livelli d'insulina, costringendo il corpo a dar fondo alle proprie riserve di grasso per produrre energia. Nonostante tutto ciò possa sembrare ragionevole, queste diete nascondono molte insidie. Non esistono dati in merito agli effetti a lungo termine (due anni e oltre) di questi regimi alimentari. È vero: fanno dimagrire. Io però sono convinto che, se fossero disponibili dei dati più approfonditi, scopriremmo che le diete povere di carboidrati sono estremamente dannose per gli ormoni e per la salute in generale.

Se state seguendo la dieta del Dott. Atkins, decisamente troppo ricca di grassi, starete interferendo con la produzione di ormone della crescita, l'ormone che, più di ogni altro, vi mantiene giovani. Esiste qualche dottore che controlla periodicamente i vostri livelli di ormone della crescita? Ovviamente no. Desiderate davvero bloccare l'attività di una sostanza capace di mantenervi più giovani, più a lungo? Non so voi, ma io non ci penso proprio.

La dieta del Dott. Atkins, fra l'altro, non fa per niente bene alla tiroide, portandovi a consumare più proteine del dovuto. Troppe proteine impediscono agli ormoni tiroidei di attivarsi, e potete capire quanto ciò sia controproducente tenendo presente che gli ormoni tiroidei sono quelli che controllano la vostra forma fisica, e che la tiroide influisce su tutte le attività del vostro corpo, non solo sul metabolismo.

Se, invece, state seguendo la dieta di South Beach, che privilegia gli oli polinsaturi come l'olio di mais e l'olio di soia, state comunque nuocendo alla vostra tiroide. Anche gli oli polinsaturi, infatti, ostacolano l'attivazione degli ormoni tiroidei. Non vi ho forse già spiegato gli effetti negativi di questi oli sulla vostra salute? Come ho detto, possono causare disturbi cardiaci e cancro. È questo che volete?

La dieta Sugar Busters privilegia i grassi artificiali, come la margarina. Anche dei grassi transgenici e dei rischi che possono causare, ho già discusso. La Sugar Busters sconvolge i vostri ormoni sessuali (quelli che vi mantengono giovani e in forma) ed altera i livelli di leptina (l'ormone che regola il senso di sazietà).

I danni, a livello cellulare e ormonale, causati dalle diete che vi ho menzionato sono immediati, sebbene possiate non accorgervene per un bel po'. Lo squilibrio ormonale farà rallentare il vostro metabolismo, ma farà anche molto peggio. Certo, all'inizio perderete peso, ma nel corso degli anni la pagherete molto cara – la pagherete con la salute.

A causa delle privazioni che comporta, dubito sinceramente che qualcuno possa seguire una dieta povera di carboidrati per lunghi periodi. Questo genere di diete può addirittura aumentare la voglia di carboidrati; molte persone, quindi, si ritrovano più grasse di prima, anziché più magre. I miei pazienti me lo dicono sempre: "Ho perso 7 Kg con questa o quest'altra dieta povera di carboidrati, ma poi li ho ripresi tutti se non di più; mi sentivo così frustrato che adesso mangio solo pane e patate".

L'ho capito: tutti vogliamo dimagrire. Ma a quale prezzo? Se sapeste quali rischi si corrono con queste diete, ve la dareste a gambe. Quale persona sana di mente vorrebbe affrontare simili rischi? Le diete povere di carboidrati, ormai, sono un ricordo del passato, perché adesso sappiamo che l'insulina non è l'unico ormone coinvolto nella perdita di peso. Il metabolismo, infatti, è regolato anche da altri ormoni, e dovete stimolarlo, non ostacolarlo.

Ingrassare non è soltanto una questione di calorie

Oggi abbiamo una conoscenza più approfondita del legame che intercorre tra ormoni e metabolismo, salute, peso corporeo. Il succo della questione è che le diete povere di grassi e quelle povere di carboidrati hanno fallito perché interferivano coi nostri ormoni. Gli ormoni sono sensibili a tutto ciò che mangiamo: grassi, carboidrati o proteine. Anche lo stile di vita, lo stress e l'esercizio fisico sono in grado di condizionarli. È successo anche a me.

A vent'anni ero in perfetta forma. Superati i fatidici TRENTA, ingrassai di quasi venti chili nel giro di due anni. Non capivo come fosse potuto succedere, dal momento che stavo molto attento alle calorie. Se guardo le foto di quel periodo, non mi piaccio neanche un po'. Allora pensavo che fosse tutta colpa del fatto che, lavorando 80 ore a settimana, avevo meno tempo per fare esercizio. Ad ogni modo non potevo fare diversamente, dal momento che lavoravo in ospedale su turni di 36 ore, dopodiché tornavo a casa a studiare. Il tirocinio medico ti fa sentire come se fossi sempre sotto effetto del jet-lag. La notte bevevo litri di caffè per non addormentarmi, e ogni tanto mangiavo della cioccolata per tirarmi su. A casa non cucinavo. Mangiavo solo cibi surgelati. Giudicavo il cibo soltanto in base al suo apporto calorico, come gli esperti raccomandavano. Chi ero io per mettere in dubbio le loro teorie a soli trent'anni? Guardando indietro, mi rendo perfettamente conto del motivo per cui presi tutti quei chili. I miei ormoni erano completamente squilibrati. Il mio organismo non riusciva a far fronte ai "maltrattamenti" che gli infliggevo con quei ritmi sfasati e quell'alimentazione allucinante. Lo stress di quegli anni probabilmente fece salire i miei livelli di cortisolo (l'ormone dello stress) alle stelle. La costante privazione del sonno, interferì con la produzione di ormone della crescita (generalmente secreto durante il riposo notturno). Questo ormone, nello specifico, ha il compito di bruciare i grassi e frenare l'attività dell'insulina che, per contro, fa immagazzinare grassi. Quanto all'insulina, mangiavo cibi che non interferissero con le sue funzioni? Naturalmente no. Infatti, consumavo quantità industriali di caffè, dolci e cibi surgelati. Non c'è da meravigliarsi che fossi ingrassato così tanto.

Troppi cibi trattati chimicamente nella nostra alimentazione

Non ci siamo guastati la salute soltanto a causa degli zuccheri, degli oli polinsaturi e dei grassi transgenici. La nostra alimentazione, infatti, è fin troppo ricca di proteine, dolcificanti artificiali, sale, prodotti dietetici e additivi di ogni genere. Non dimentichiamoci, poi, che la nostra alimentazione sovrabbonda di cibi trattati chimicamente. Simili alimenti non vengono riconosciuti dal nostro organismo e per questo motivo danneggiano il nostro sistema endocrino.

Molta gente crede di mangiare sano, ma non lo fa, dal momento che consuma alimenti trattati chimicamente. Ebbene sì, questi alimenti fanno ingrassare. Leggete gli ingredienti del condimento per insalata della figura 1.6, e poi domandatevi per quale motivo dovreste voler ingurgitare una simile porcheria. Pensate che il vostro corpo esclami: "Ottimo, io adoro i coloranti!". Certo che no. Il vostro corpo non riconoscerà nemmeno quelle sostanze. Al contrario, secernerà leptina, l'ormone che regola la fame, per farvi sapere che dovete mangiare ancora. Vi verrà fame, e finirete per mangiare più del necessario.

Figura 1.6 Ingredienti di un condimento light per insalata

Olio di soia parzialmente idrogenato, colorante n. 5, sciroppo di fruttosio, spezie, viscosizzante E415, sale, aromi naturali e artificiali, conservanti.

Contiene tracce di soia.

I "mutanti"

In ogni caso, i cibi artificiali, le diete povere di grassi o povere di carboidrati (e i disastri ormonali che ne conseguono), non sono l'unico ostacolo che si trova di fronte chi desidera mangiar sano. I nostri ormoni, infatti, possono essere influenzati in maniera molto negativa dai cosiddetti "mutanti": sostanze travestite da ormoni che mettono a rischio il metabolismo e l'equilibrio ormonale.

Sebbene il nostro organismo sia, per molti versi, estremamente flessibile, non è biologicamente programmato per gestire i vari "disturbatori ormonali" presenti in circolazione. Le sostanze in questione imitano i nostri ormoni interferendo con il funzionamento dell'intero sistema endocrino e causando, in alcune specie, il passaggio di certi esemplari dal genere maschile a quello femminile.

Pesticidi, ormoni presenti nella carne (non biologica) ed altre sostanze inquinanti rientrano nella categoria dei "mutanti". Sapevate che coloro che hanno il compito di spruzzare gli insetticidi sulla frutta e sulla verdura indossano occhiali e indumenti speciali per proteggersi (dal momento che il contatto con queste sostanze potrebbe mettere a repentaglio la loro stessa vita)? Pensate che quello è il cibo che mangiamo!

Quali sono, dunque, le conseguenze di tutto ciò? I pesticidi sono stati messi in relazione con l'insulino-resistenza ed il diabete. Eppure quando dico ai miei pazienti di seguire una dieta bilanciata ricca di alimenti biologici, molti di loro sorridono e mi rispondono: "È davvero importante? E poi che cosa ha a che fare con i miei cicli irregolari o col mio diabete?" "Ha molto a che fare con i suoi disturbi ormonali" rispondo io, mentre mostro loro i risultati degli esami. Considerate che l'Americano medio assume, ogni anno, oltre 400 gr di pesticidi!

Mi sono reso conto dell'importanza di consumare cibo biologico quando, anni fa, iniziai a svegliarmi durante la notte per urinare. Dalle analisi del sangue, risultò che i miei livelli di estrogeni – gli ormoni sessuali femminili - erano più alti della norma, mentre quelli di testosterone – l'ormone sessuale maschile – erano la metà di quello che avrebbero dovuto essere. Come poteva essersi verificato un simile squilibrio? La risposta si trovava, molto probabilmente, nella mia dieta.

Nell'uomo, gli alti livelli di estrogeni possono ostacolare l'attività del testosterone causando problemi alla prostata (da qui, le mie frequenti visite al bagno durante la notte). Tra le altre cose, possono anche portare all'aumento di peso. Iniziando a mangiare più alimenti biologici, riportai la situazione alla normalità, risolvendo il mio problema.

Per quanto riguarda le donne invece, i "mutanti" possono causare la cosiddetta "prevalenza estrogenica", patologia che, alterando il rapporto estrogeni/progesterone, porta con sé diverse, spiacevoli, conseguenze, come i cicli irregolari e il rischio di cancro al seno.

Un'altra fonte di "mutanti" è rappresentata dagli ormoni (per la maggior parte estrogeni liposolubili) somministrati al bestiame ed al pollame. Gli ormoni presenti negli alimenti non biologici hanno, in generale, un'alta componente estrogenica. Anche gli additivi chimici, certi cosmetici e diversi agenti inquinanti possono causarci degli squilibri ormonali. In parole povere, i "mutanti" sono ormai dappertutto. Queste sostanze possono alterare i processi naturali dell'organismo in diversi modi. Gli effetti individuati dagli scienziati comprendono:

- DIMINUZIONE DELLA FERTILITÀ: Negli uomini è stato riscontrato un calo nel numero e nella qualità degli spermatozoi negli ultimi 20 anni. Le donne, dal canto loro, hanno iniziato ad ammalarsi sempre più spesso di endometriosi, patologia dolorosa del tessuto uterino che può portare alla sterilità.
- MENARCA PRECOCE: Moltissime ragazze, oggi, hanno la prima mestruazione prima dei 10 anni.
- AUMENTO DEL CANCRO: Il numero delle donne che si ammalano di cancro al seno è aumentato in misura esponenziale. Negli anni '60 era a rischio 1 donna su 20. Oggi siamo quasi a 1 su 8. Nelle città con alti tassi d'inquinamento, come ad esempio Los Angeles, le percentuali sono ancora più alte. Le percentuali continuano a salire anche tra gli Asiatici-Americani (che hanno sempre avuto percentuali più basse degli altri). Negli uomini il cancro ai testicoli è aumentato del 400% negli ultimi 40 anni.
- OBESITÀ: Ebbene sì, i "mutanti" ci stanno anche facendo ingrassare.

Una nazione nel caos ormonale

Personalmente, non riesco a vedere la diffusione dell'obesità e del diabete come gli altri le vedono, e cioè come un problema dovuto al troppo cibo e alla scarsa attività fisica, oppure di calorie assunte e calorie consumate. Sarebbe troppo riduttivo. La storia è molto più complessa.

Volendo guardare alla vera radice del problema, ciò che vedo io è una nazione nel caos ormonale. E vedo con chiarezza le ragioni per cui determinate malattie sono così diffuse al giorno d'oggi.

- Il 75% degli Americani è sovrappeso
- 25 milioni di Americani soffrono di diabete
- 60 milioni di Americani si trovano nello stadio prediabetico
- 25 milioni di Americani hanno problemi alla tiroide
- 13 milioni di uomini americani hanno un basso livello di testosterone
- Dal 5% al 26% delle donne in età riproduttiva soffre della sindrome dell'ovaio policistico (PCOS), patologia legata all'insulino-resistenza e agli alti livelli di testosterone, che può portare all'infertilità

E l'elenco potrebbe continuare. So che alcuni di voi penseranno "Ma io non soffro di diabete, di cicli irregolari o di tiroide lenta! Cos'ho a che vedere con tutti questi problemi? In fondo voglio soltanto dimagrire". La verità è che la Dieta Perfetta non vuol essere la "dieta del momento"; certo, fa dimagrire, ma non nasce con l'intenzione di mettere una semplice pezza sui nostri problemi di salute. L'obesità, ad esempio, dipende da un serio squilibrio ormonale dell'organismo; ebbene, rimettendo in ordine gli ormoni, la Dieta Perfetta si propone di risolvere obesità ed ogni altro tipo di disturbo legato ad un eventuale squilibrio endocrino.

Credo che a questo punto cominciate a rendervi conto di quale giovamento questa dieta possa recarvi.

Obesità

Attualmente, gli Stati Uniti sono il paese con la più alta percentuale di obesi al mondo. Credo forse che l'obesità degli Americani dipenda soltanto dalle diete sbagliate, e dai veleni contenuti nel cibo? Naturalmente no. Molti di noi, semplicemente, mangiano troppo. Le calorie hanno comunque una certa rilevanza. E non dimentichiamo che le porzioni sono aumentate del 20% negli ultimi 30 anni.

Trovare una risposta al problema dell'obesità non è facile. La colpa di questo squilibrio, secondo la ricerca, va attribuita al DNA, agli ormoni e persino ai virus. È vero, molti di noi possiedono più cellule adipose degli altri; altri ancora sottopongono il proprio organismo ad un eccesso di stress e dormono poco. L'obesità negli Stati Uniti, però, ha molto a che fare con l'alimentazione e l'equilibrio endocrino.

Personalmente, non sono in grado di darvi la soluzione perfetta. Sappiate, comunque, che se nel vostro DNA è presente il gene dell'obesità, potete renderlo innocuo praticando attività fisica regolare e seguendo una dieta che favorisca il vostro equilibrio ormonale, invece di comprometterlo.

Vi serve un programma alimentare bilanciato, semplice e ragionevole; non avendone mai trovato uno, ho deciso di creare il mio.

La Dieta Perfetta vi permetterà di consumare dei pasti completi e saporiti, da gustare tranquillamente per tutta la vita. Questa dieta funziona perché vi indirizza verso i cibi che mantengono il vostro metabolismo a livelli ideali.

Sono felice che vi preoccupiate del vostro peso, dal momento che l'obesità vi rende vulnerabili ad una lunga serie di malattie tra cui:

- artrite
- cancro
- diabete
- sindrome da affaticamento
- fegato grasso
- calcoli biliari
- indurimento delle arterie
- disturbi cardiaci
- ipercolesterolemia
- ipertensione
- sterilità
- stato prediabetico
- apnea da sonno
- ictus

e molte altre ancora.

Una nazione allo sbando

Le diete povere di grassi hanno compromesso la nostra salute, ed i consigli delle principali autorità in campo medico si sono rivelati inaffidabili. Non c'è da meravigliarsi, dunque, che così tanti Americani siano adesso sovrappeso e malati, e che il nostro equilibrio ormonale sia sprofondato nel caos. Una volta ingrassati, molti cercano l'aiuto dei centri di dimagrimento che propongono menu su misura. Il problema, però, è che anche i loro alimenti sono chimicamente trattati. Non so quante volte ho sentito dire dai miei pazienti "Dottore, mi sto davvero impegnando per dimagrire. Compro solo gli alimenti del franchising XYZ. Sarà orgoglioso di me".

Innanzitutto, dobbiamo ridefinire, una volta per tutte, il concetto di "sano". Credetemi, dire che i menu su misura dei franchising per il dimagrimento sono chimicamente trattati e sconvolgono i nostri ormoni, è dire poco. Quegli alimenti distruggono la nostra vita e la nostra salute. Quanto siete disposti a pagare per dimagrire? Di sicuro quei franchising non possono essere associati alla Dieta Perfetta perché di perfetto non hanno proprio niente. Promettono salute e poi fanno entrare il veleno nelle vostre case: il massimo della contraddizione! Ora ditemi, per quanto vorrete andare avanti così?

Alcuni di noi hanno deciso di ricorrere alle "diete del momento". Date un'occhiata alla lista dei libri più venduti negli ultimi 40 anni e vi renderete conto di come ci siamo ridotti, non potendo fare affidamento sulle organizzazioni mediche, e completamente in preda alla disperazione.

Nel 1972 arrivò la Dieta di Atkins, una dieta molto povera di carboidrati e molto ricca di grassi. Nel 1979, invece, ci spostammo nella direzione opposta con la Dieta Pritikin, molto ricca di carboidrati e molto povera di grassi. Nel 1992 fu ancora la volta della Dieta di Atkins (in versione rivisitata). Le diete povere di carboidrati presero letteralmente il volo, dopo i disastri causati dalle diete povere di grassi, di cui molti si accorsero.

Nel 1999 venne pubblicata la Dieta A Zona, un altro esempio di dieta povera di carboidrati, ma un po' più bilanciata delle altre. In questa dieta vi è permesso sostituire i pasti con una bella barretta piena di additivi chimici. Comodo, no? Nel 2003, poi, la gente sposò la famosa Dieta di South Beach. Ben 20 milioni di Americani la seguono. Questa dieta raccomanda di consumare grassi artificiali. Nel 2005 siamo passati alla Skinny Bitch, una rigidissima dieta vegetariana. Se siete maschi, dunque non potete diventare una "skinny bitch", non disperate. Di sicuro uscirà presto un'altra dieta di tendenza che faccia al caso vostro. Per la verità una sostituta esiste già. È uscita nel 2008 e si chiama la Dieta della Pancia Piatta. I grassi sono ammessi, come lo sono i cibi trattati chimicamente.

Una cosa è certa, negli Stati Uniti dilaga la mania delle diete. Ho sentito che, ogni anno, vengono pubblicati qualcosa come 200 libri di diete. Ragazzi, come abbiamo fatto a diventare così creduloni? Da una filosofia all'altra, da un estremo all'altro: che sta succedendo? I nostri ormoni vengono sballottati a destra e a sinistra e ormai non sanno più che fare, malmessi come sono. Per come la vedo io, ci siamo proprio persi. Ormai non mi meraviglio più delle diete che i miei pazienti confessano di seguire – la Dieta del Latte, la Dieta dell'Uva, la Dieta del Tè Verde e chi più ne ha, più ne metta.

Senza una guida appropriata, qualsiasi autodidatta può trasformarsi in un guru delle diete, partecipando a vari programmi televisivi e radiofonici per poter dispensare consigli nutrizionali e (dannosissime) raccomandazioni. Ebbene, voi ve la sentireste di far compilare la vostra dichiarazione dei redditi dal medico di famiglia anziché dal commercialista? E se vi si rompesse un dente, a chi preferireste rivolgervi, ad un meccanico o ad un dentista? Forse che la carenza di cibo "vero" ci abbia reso incapaci di riconoscere gli specialisti "veri"?

Una società che vive di farmaci

Non c'è da stupirsi se la nostra è diventata una società che vive di farmaci. Per quel che mi riguarda, io non ne posso più. Siamo nel ventunesimo secolo eppure la nostra salute sta andando a farsi benedire. Il nostro sistema sanitario è un vero disastro. Le informazioni che riceviamo sono condizionate dal lobbisti. Pochi grassi... pochi carboidrati.... ma a chi dobbiamo credere? È più che normale, vista la situazione, essere così malridotti.

Nella malaugurata ipotesi che il nostro medico non ci prescriva (al termine di un consulto della durata di 10 minuti) le medicine che gli chiediamo, apriti cielo! Eh sì, perché le compagnie farmaceutiche ci hanno addestrato a richiedere delle medicine ben precise. In fondo, oggi basta guardare qualche spot in TV per capire qual è il farmaco che fa per noi. Nel frattempo, ci bombardano con le pubblicità di dolciumi, bevande gassate, cereali, margarina e dei franchising che consigliano alimenti trattati e pieni di additivi. Risultato? Siamo diventati una società che, come ho detto, vive di farmaci.

Ecco la verità: il cibo (quello vero) è la medicina di cui gli Americani hanno bisogno per ritrovare la salute.

Guardiamo alle vecchie generazioni: molti di loro sono, oggi, mentalmente e fisicamente infermi – e non sono mai stati esposti agli alimenti tossici di cui noi ci nutriamo. È quindi probabile che la nostra generazione, in età avanzata, verserà in condizioni ancora peggiori. Dobbiamo fare qualcosa. Adesso. È un dato di fatto che in America si lavori più che negli altri paesi industrializzati, e che quindi la gente non abbia molto tempo per cucinare. È sicuramente più facile (e più economico) prendere una fetta di pizza o un maxi hamburger da portar via, invece di rinchiudersi per ore in cucina. Il cibo "vero" richiede di sicuro più soldi per essere acquistato e più tempo per essere preparato. Eppure, credetemi, non occorre essere uno chef professionista per migliorare la propria salute. Mangiate alimenti autentici, e non abbiate paura dei grassi naturali: così la vostra diventerà una dieta bilanciata.

Le ricerche sfavorevoli alle diete povere di grassi vengono ignorate

So perfettamente che vi è sempre stato consigliato di consumare pochi grassi per mantenervi in buona salute. Magari il vostro medico vi ha anche chiesto di evitare gli alimenti ricchi di colesterolo e di scegliere i cereali al posto delle uova. Adesso, invece, vi ritrovate a leggere un libro che consiglia l'esatto opposto; che vi dice di non aver paura dei grassi contenuti nel latte intero, nel burro e nel formaggio, e che dovreste rinunciare a tutti i prodotti light, compreso il latte scremato. Certo, una dieta che disattende le raccomandazioni più diffuse può creare qualche perplessità. Sappiate che se vi sentite come Alice nel Paese delle Meraviglie, non siete gli unici. Il mio compito, ad ogni modo, è quello di aiutarvi, non di confondervi.

In materia di alimentazione siamo costantemente circondati da bugie, disinformazione e falsi miti, ma vi assicuro che, per scrivere questo libro, ho fatto tutte le ricerche necessarie.

Perché, allora, il vostro medico non vi dà le giuste informazioni? Probabilmente perché, durante gli anni di università, non ha frequentato un solo corso di nutrizione. A causa di questa lacuna, tende a rifarsi ai suggerimenti delle principali autorità in campo medico, pesantemente influenzate, purtroppo, dall'industria alimentare e dai suoi lobbisti. Come ho già spiegato, i medici (nell'era della HMO – Health Management Organization) non hanno a disposizione molto tempo per i propri pazienti. Inoltre vengono abituati a curare le malattie con i farmaci invece che con l'alimentazione, e sono continuamente sommersi dalla propaganda delle industrie farmaceutiche. Diabete? Prenda queste pillole. Sovrappeso? Prenda queste pillole. Depresso? Prenda queste pillole. Esistono pillole per tutto. Se i dottori si prendessero la briga di analizzare i livelli di insulina, ormone della crescita, ormoni tiroidei, estrogeni, progesterone e testosterone dei propri pazienti, si renderebbero subito conto che molti disturbi possono essere curati semplicemente modificando la dieta dei propri pazienti e riportando i loro ormoni a livelli normali.

Alcuni mi definiscono un medico olistico, altri un dietologo, ma credetemi: non sono nessuno dei due. Piuttosto, esercito la professione nel modo in cui dovrebbe essere esercitata. Naturalmente, in certi casi i farmaci sono necessari, tuttavia non possono rimpiazzare un'alimentazione sana e bilanciata. Sfortunatamente, il sistema sanitario degli Stati Uniti non funziona come dovrebbe.

Faccio grandi promesse perché la Dieta Perfetta dà grandi risultati

Personalmente, sono un grande sostenitore del potere curativo degli alimenti. E nonostante non possa affermare con certezza che i danni cellulari causati da un'alimentazione scorretta siano completamente reversibili, posso comunque testimoniare che lo stato di salute dei miei pazienti, una volta iniziata la Dieta Perfetta, è migliorato sensibilmente. Il vero segreto della Dieta Perfetta, e della perdita di peso che ad essa consegue, è rappresentato dal perfetto equilibrio ormonale che si instaura in chi decide di seguirla. Che ci crediate o meno, con questa dieta riuscirete a perdere peso pur consumando grandi quantità di cibo e pur assumendo calorie in abbondanza. Vi sembra assurdo? Eppure non lo è. I vostri ormoni, infatti, lavoreranno per voi (e non contro di voi). Ecco il motivo per cui la Dieta Perfetta è così rivoluzionaria.

So che le vostre giornate sono sempre piene e frenetiche, dunque vi darò delle regole molto semplici da seguire, che non vi saranno di alcun impiccio. Saprete tutto quello che c'è da sapere per migliorare il vostro stato di salute.

È chiaro, però, che anche voi dovete fare la vostra parte e comportarvi da persone responsabili, dal momento che io non sarò lì a tenervi d'occhio. Ricordate: qualunque cosa ingurgitate incide sui vostri ormoni, per cui dimenticatevi, una volta per tutte, delle diete povere di grassi, povere di carboidrati e di tutte le altre diete trendy. Iniziate da capo: un'alimentazione sana ed equilibrata è tutto ciò di cui avete bisogno per tornare in forma.

So che molti di voi desiderano soltanto dimagrire, infischiandosene delle regole nutrizionali. "Dottore, mi dica cosa mangiare colazione, a pranzo e a cena per abbassare il mio colesterolo. Per il resto non ho proprio tempo". Sento pronunciare frasi di questo tipo moltissime volte, e devo dire che le trovo molto fastidiose. Lasciate che metta in chiaro una cosa: questo libro è stato scritto per tutti, ma se siete dei semplicioni, allora non fa proprio al caso vostro. Se non vi interessa sapere perché siete sovrappeso, perché la lancetta della bilancia non si muove, perché i vostri livelli di colesterolo sono così alti, e se non ci tenete nemmeno un po' ad arrivare alla radice del problema, il consiglio che posso darvi è: lasciate perdere la Dieta Perfetta. Non voglio assolutamente farvi perdere tempo. Ma ricordatevi, star male non è una bella cosa, e gli ospedali non sono esattamente il posto dove uno si augura di trascorrere la vecchiaia. È della vostra salute che stiamo parlando, ed è compito vostro fare ciò che ritenete possa giovarvi.

Ok, se siete pronti a seguire la Dieta Perfetta, ho due richieste da farvi prima di iniziare. Primo: non m'interessa se certe informazioni ve le hanno date i migliori personal trainer, i massimi esperti di nutrizione, gli autori delle diete più in voga, oppure lo Zio Sam in persona. Devo necessariamente andare controcorrente, perché mi preoccupo della vostra salute e desidero che non andiate fuori strada. Solo perché il Governo ha detto che bisogna consumare almeno tre porzioni di latticini al giorno, ciò non significa che sia giusto. Solo perché i produttori di margarina affermano che la margarina faccia bene alla salute, non significa che sia vero. Tutto chiaro? Ve lo ripeto: dovete eliminare i cibi artificiali e ripristinare tutti nutrienti. Basta diete povere di grassi, diete povere di carboidrati, zuppe di cavolo e diete delle celebrità. Ascoltate quanto vi dico perché non sono "approvato" da nessuno, solo da me stesso. Credetemi: otterrete i risultati che sperate perché andrete dritti alla causa del problema, senza mettere la testa sotto la sabbia di fronte a ciò che succede all'interno del vostro corpo.

Seguendo la Dieta Perfetta alla lettera (e dunque riequilibrando i vostri ormoni), questo è ciò che succederà:

· stimolerete il metabolismo
· dimagrirete senza patire la fame
· dimagrirete mangiando di più
· sarete meno esposti al rischio di diventare diabetici
· sarete meno esposti al rischio di diventare prediabetici
· sarete meno esposti al rischio di ammalarvi di disturbi cardiocircolatori
· sarete meno esposti al rischio di ammalarvi di cancro
· vi sentirete di buon umore
· avrete un aspetto più giovanile
· ci vedrete meglio
· la vostra pelle diverrà più bella
· avrete meno rughe
· irrobustirete le vostre ossa
· i vostri capelli diverranno più luminosi
· le vostre unghie diverranno più forti
· la vostra libido aumenterà
· avrete più energia
· ritarderete il naturale processo di invecchiamento
· riuscirete a prevenire le malattie degenerative
· vivrete più a lungo

Siete pronti ad iniziare? Siete pronti a dare ai vostri ormoni una nuova vita che si rifletterà su ogni aspetto della vostra vita? Perfetto. Vediamo adesso come funziona la Dieta Perfetta.

La regola della Dieta Perfetta è "più grassi/meno carboidrati"

Benvenuti nel futuro. Qui nella Dieta Perfetta non si contano le calorie. Si conosce meglio il funzionamento degli ormoni e la loro influenza sul peso corporeo, sul metabolismo, e sulla salute in generale. Ora è tempo di una nuova filosofia: mangiare più grassi per dimagrire. Davvero!

Naturalmente ci vuole moderazione, non vi dico di consumare moltissimi grassi, molte proteine e pochi carboidrati. In questo modo ridurreste al minimo la produzione di ormone della crescita (l'ormone della giovinezza).

Il programma nutrizionale della Dieta Perfetta vi aiuterà a liberarvi dei chili di troppo, tenendo a bada l'appetito. Quindi preparatevi a dire addio alla fame ed a dare il benvenuto ad un fisico da urlo.

Seguendo una dieta bilanciata, più povera di zuccheri e più ricca di grassi, rallenterete l'assorbimento del cibo all'interno del tratto gastrointestinale. Una digestione più lenta, rallenterà il rilascio di zuccheri nel sangue, stabilizzando i livelli d'insulina, e portandovi ad avere meno fame. Il vostro corpo, per produrre energia, utilizzerà i grassi che avete introdotto e non gli zuccheri ricavati dai carboidrati; dunque, finirete per mangiare meno.

Parecchie persone temono che, introducendo più grassi, ingrasseranno; e per questo credono sia meglio consumare carboidrati. Il fatto è che i grassi non stimolano un'elevata produzione d'insulina. Un giusto livello d'insulina vi farà sentire sazi, e non vi farà desiderare più cibo di quanto sia necessario.

Eccovi un esempio: l'avocado è un'eccellente fonte di grassi. Ma quanti riuscite a mangiarne in una volta sola? Se invece si trattasse di biscotti, quanti riuscireste a mangiarne? Vi faccio un altro esempio. Quante porzioni di pesce in salsa di burro riuscirete a consumare in una sola volta? E quante fette di pizza? Ora, forse, vi è più chiaro ciò che voglio dire.

Se sceglierete i grassi (naturali) come fonte di energia, introdurrete meno calorie, produrrete meno insulina e, di conseguenza, perderete peso. Gli alimenti trattati non sono più permessi – mandereste in tilt i vostri ormoni. Ciò significa: niente più piatti surgelati, bevande gassate, dolcificanti artificiali e, naturalmente, grassi transgenici. Cercate anche di stare alla larga dai "mutanti", se volete che il vostro metabolismo vada alla massima velocità.

Fig. 1.7 Effetti di una dieta bilanciata sulla salute

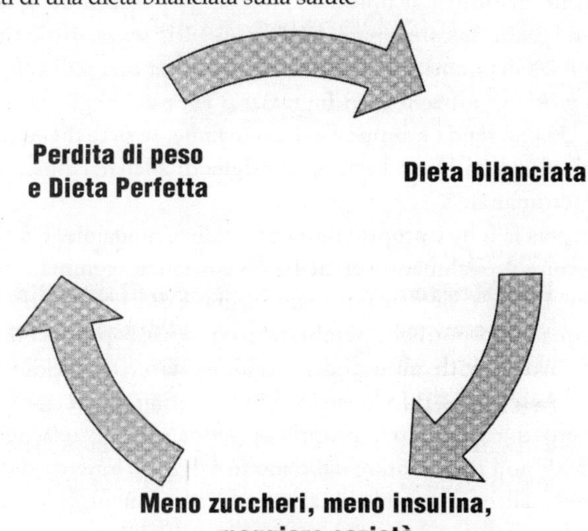

Ecco come raggiungerete i vostri obiettivi con la Dieta Perfetta

Numerosi studi hanno dimostrato che consumando più grassi si perde più peso rispetto a quanto se ne perderebbe consumandone pochi. Riuscirete a dimagrire anche se dovesse capitarvi di assumere dalle 300 alle 500 Kcal più del necessario. Non è fantastico?

Con questo voglio forse dire che potete ingozzarvi di grassi nella Dieta Perfetta? Certo che no. La moderazione è fondamentale per perdere peso. Nella Dieta Perfetta, consumerete tre pasti al giorno, riducendo le calorie man mano che la giornata avanza. Dunque farete una colazione abbondante, un pranzo normale, una cena modesta. Questo per assecondare i ritmi del vostro metabolismo. Vi chiedo inoltre di consumare più cibo biologico che potete, per limitare l'assunzione di pesticidi e di "mutanti".

Ho previsto, comunque, la possibilità di fare degli spuntini. So che qualcuno, adesso, starà dando di matto pensando ai tre pasti. Come potete vedere non ho intenzione di indorarvi la pillola per farvi apprezzare la mia dieta. Purtroppo, infatti, non esistono alimenti privi di calorie. Quando avete deciso di acquistare questo libro, volevate ingrassare o dimagrire? So che molti specialisti della nutrizione consigliano di mangiare ogni tre ore per perdere peso, ma guardate quanto siamo ingrassati!

I culturisti hanno lanciato la moda dei pasti frequenti e delle diete da 4.000 (o 5.000) Kcal per farsi i muscoli. E voi? Vi allenate in palestra tutti i santi giorni? Se sì, allora fate pure tutti gli spuntini che volete. Se non vi allenate, invece, cercate di ridurli al minimo. Non se ne può più della raccomandazione generalizzata di consumare pasti frequenti, senza distinzioni di età e di stile di vita. Gli spuntini vi fanno introdurre centinaia di calorie in più e, per questo motivo, possono farvi ingrassare. Tre pasti al giorno sono più che sufficienti. Una merenda è ammessa se avete fame, se siete diabetici, o quando fate esercizio fisico (la Dieta Perfetta consiglia di allenarsi almeno tre o quattro volte a settimana).

Mi spiace, ma la festa è proprio finita per le diete modaiole. È arrivata la Dieta Perfetta, con i suoi alimenti veri al 100% e nessuna aggiunta artificiale: ecco la perfezione! E allora, siete pronti a star meglio e dimagrire, sì o no?

Forse a qualcuno potrebbe sembrare troppo tardi per cambiar modo di mangiare e correggere decenni di disastri alimentari.

I danni sono reversibili? Io lo spero. Vi prego, non aspettate che le organizzazioni governative cambino la propria opinione sul consumo dei grassi. E vi prego anche di non farvi tentare dalle mode e di stare lontano dalle porcherie che il tale o il talaltro fast-food abbiano inserito nel menu. È in gioco la vostra salute, ciò che avete di più prezioso, e non i pochi dollari che avete messo da parte per andare a farvi una giocata a Las Vegas.

Un piccolo sforzo può salvarvi la vita. Sicuramente gli uomini sono cambiati col passare del tempo, ma la loro biologia è rimasta invariata.

La storia di Mark

Mark è un uomo di 35 anni che ha deciso di rivolgersi a me per risolvere il problema del continuo mal di testa. Mark è alto 1,75 m. Quando lo vidi per la prima volta pesava quasi 120 Kg. Il suo indice di massa corporea era uno sconvolgente 40% (già con il 30% si è considerati obesi).

Mark era affetto da obesità patologica, pesando quasi il doppio del suo peso forma, e la sua pressione arteriosa era decisamente alta. Per escludere l'origine neurologica del mal di testa, gli prescrissi una risonanza magnetica al cervello. Dal momento che il referto dell'esame era assolutamente nella norma, compresi che le cefalee erano dovute all'ipertensione – a sua volta causata dall'obesità.

Gli esami del sangue evidenziarono un elevato livello di trigliceridi (fattore di rischio per le malattie cardiovascolari ed indicativi di un'eccessiva assunzione di carboidrati) ed un basso livello di lipoproteine ad alta densità (altro fattore di rischio per le malattie cardiovascolari). Le analisi rivelarono che Mark soffriva di sindrome metabolica, patologia collegata all'insulino-resistenza. Il suo livello d'insulina a digiuno era pari a 60, decisamente troppo.

Mi misi a studiare l'alimentazione di Mark, il quale mi confidò di avere sempre seguito una dieta povera di grassi e ricca di carboidrati. Il suo peso aveva subito molte variazioni, continuando sempre ad aumentare, a dispetto di tutti i suoi sforzi.

Ogni mattina mangiava latte scremato con cereali, e beveva un bicchiere di succo d'arancia. Per pranzo gli capitava spesso di mangiare un panino con pollo, con maionese light, lattuga, pomodoro ed un contorno di patate al forno. A merenda alternava yogurt magro e salatini. Per cena era solito consumare della pasta (viste anche le sue origini italiane).

La dieta di Mark ricalcava vagamente le regole delle diete senza grassi che ci sentiamo continuamente consigliare, anche se, a ben vedere, non faceva altro che consumare zuccheri. Il ragazzo rimase scioccato quando gli spiegai che seguire un regime alimentare ricco di grassi e povero di carboidrati era l'unico modo per rimettere in sesto la sua salute. Gli feci anche notare come proprio l'abbondante consumo di zuccheri e l'insufficiente assunzione di grassi naturali fossero alla base di tutti i suoi problemi.
Ansioso di stare meglio e di dimagrire, iniziò subito a seguire la Dieta Perfetta, e, nell'arco di dieci mesi, era già sceso a 75 Kg, le sue cefalee erano scomparse, mentre pressione, colesterolo ed insulina erano tornati a livelli normali. Mark sostiene di non essersi mai sentito meglio.
Come era successo a me in passato, e come succede tuttora a molti Americani, Mark era stato avvelenato dalle massicce quantità di cibi artificiali, zuccheri, prodotti light e carboidrati che consumava.

Una giornata tipo nella Dieta Perfetta

COLAZIONE: Frittata di rucola, toast di segale e 1 mela
SPUNTINO FACOLTATIVO DI METÀ MATTINA: 100 gr circa di mandorle
PRANZO: Insalata di pollo grigliato e limonata non zuccherata
SPUNTINO FACOLTATIVO DI METÀ POMERIGGIO: Frutti di bosco
CENA: Salmone alla piastra con broccoli

La storia di Roberta

Roberta è un'organizzatrice di eventi di 32 anni. È alta la bellezza di 1,75 m, ma, quando la conobbi, pesava più di 90 Kg. Dopo il divorzio aveva iniziato a rifugiarsi nel cibo. Desiderava molto dimagrire, soprattutto perché, col suo lavoro, si trovava spesso a dover presenziare ad eventi pubblici molto prestigiosi. Anche il suo entusiasmo si era notevolmente affievolito a causa dell'aumento di peso. Roberta dava la colpa alla dieta povera di carboidrati che stava cercando di seguire. "Sto malissimo. Ho sempre voglia di pane e mi sento completamente sfasata. Ho perso meno di 2 Kg in tre mesi", mi disse. Informai Roberta dei rischi collegati alle diete povere di carboidrati, e le prescrissi gli esami del sangue. I risultati rivelarono che la sua tiroide era più lenta del normale. A quel punto, decisi di farle seguire la Dieta Perfetta, e le prescrissi degli ormoni tiroidei. Tornai a visitarla dopo due mesi. Quando la vidi, la sua tiroide era tornata alla normalità ed aveva perso 8 Kg.

Roberta continuò a seguire la Dieta Perfetta perdendo un totale di 14 kg nell'anno successivo. Adesso ha ritrovato l'entusiasmo e l'autostima.

Una giornata tipo nella Dieta Perfetta

COLAZIONE: Rosetta integrale con formaggio cremoso e 1 arancia
SPUNTINO FACOLTATIVO DI METÀ MATTINA: 100 gr circa di uva
PRANZO: tonno alla griglia con insalata mista
SPUNTINO FACOLTATIVO DI METÀ POMERIGGIO: Succo di verdura
CENA: Zuppa di zucchine con 1 fetta di pane di segale

CAPITOLO 2

L'Evoluzione dell'Alimentazione: come siamo arrivati dove siamo

Nel 1987 andai a vivere in Spagna come parte di un programma di scambio di una scuola di medicina e lavorai in una clinica di uno dei più importanti ospedali universitari. Durante questo periodo raramente ho sentito uno spagnolo di qualsiasi età, maschio o femmina, parlare di dieta. La dieta Mediterranea, con tutti i suoi benefici per la salute, include la tradizione culinaria della Grecia, dell'Italia, e della Spagna. In Spagna, non ho osservato la vastità di problemi di salute che ho considerato con i miei pazienti ogni singolo giorno in America. Gli Spagnoli non avevano paura del cibo, sia che questo contenesse grassi o carboidrati. Gli spagnoli mangiano bene, e senza sensi di colpa, finché sono sazi. Questa esperienza in Spagna mi insegnò che la quantità di grassi che una persona consuma non è il fattore più importante, il contributo rilevante che porta all'obesità viene dal "falso cibo".

Perciò come siamo arrivati all'idea che specialmente il cibo a basso contenuto di grassi e i grassi lavorati siano sani per noi?

La dieta nel Paleolitico (da 2.000.000 a 10.000 anni a.C.)

Sono pienamente d'accordo con coloro che ritengono che se noi ci nutrissimo come facevano i nostri lontani antenati cacciatori e raccoglitori, la maggior parte dei nostri problemi di salute, incluso l'obesità, scomparirebbero. Durante l'era del Paleolitico, i nostri antenati seguivano una dieta a basso contenuto di carboidrati e mangiavano grassi naturali. Si nutrivano di vegetali e noci ma non di cereali. Mangiavano frutta, ma solo di stagione. Gli uomini di rado si alimentavano di zuccheri, eccetto di quelli naturali ricavati dal miele o dalla frutta. Sebbene scarsa e primitiva, questa dieta permise ai nostri antenati di sopravvivere sulla Terra per milioni di anni in condizioni veramente dure. In realtà, noi sopravvivemmo anche quando le altre specie animali non riuscirono ad adattarsi e si estinsero. La vita per gli uomini primitivi era basata su una continua lotta per ottenere il cibo. La media dell'aspettativa di vita era molto breve, probabilmente non oltre i 30 anni. Ciò non era causato da una dieta povera; piuttosto la maggior parte moriva a causa di infezioni o predatori. Durante questo periodo, i nostri antenati svilupparono il gusto per la carne animale. L'introduzione di prodotti di origine animale nella dieta dell'uomo giocò un ruolo fondamentale nella nostra evoluzione. Gli acidi grassi scoperti nei grassi animali furono utili come nuova e potente forma di nutrimento per il cervello che stimolò lo sviluppo dell'intelligenza umana. Questi grassi di derivazione animale fornirono una fonte di energia che si manteneva più a lungo. Gli uomini, come i leoni e le tigri, non dovettero più preoccuparsi di mangiare durante tutto il giorno per mantenere le loro energie, e poterono concentrarsi sullo sviluppo di altre abilità. A differenza dei veri carnivori, comunque, noi conservammo i nostri "dolci gusti" e continuammo a mangiare frutta. Finché non fu scoperto il fuoco, tutto il cibo veniva consumato crudo, e ciò rendeva la distribuzione dei nutrienti ai nostri apparati molto lenta. Questo prolungato tempo di digestione dava sazietà e non stressava i nostri sistemi metabolici e ormonali.

L'esercizio fisico e il movimento erano parte essenziale della vita di tutti i giorni. I nostri antenati percorrevano lunghe distanze per cacciare e trovare cibo. Inseguire animali selvatici con bastoni, arrampicarsi sugli alberi per raccogliere noci, e fuggire dai predatori, tutto ciò faceva parte della vita quotidiana. Anche la migrazione costante rappresentò una realtà nell'esistenza dell'uomo primitivo. Come risultato di questo costante esercizio fisico, gli uomini consumavano un enorme quantità di calorie al giorno. Questa dieta primitiva ci riformì delle proteine essenziali per formare i muscoli e dei grassi naturali di cui necessitavamo per favorire il senso di sazietà. La sopravvivenza degli uomini primitivi fu favorita da una dieta che bilanciava l'ormone per immagazzinare grassi (insulina) e l'ormone per bruciarli (glucagone). Quando il cibo era abbondante, i nostri antenati mangiavano senza misura. In quel periodo il cibo era trasformato in grassi saturi dall'insulina e immagazzinato per venire poi utilizzato in un secondo tempo come fonte di energia. Quando il cibo scarseggiava, il grasso accumulato poteva essere convertito dall'ormone che brucia i grassi (glucagone) in zuccheri e produrre energia. L'insulina e il glucagone rimangono essenziali per la nostra sopravvivenza poiché hanno un ruolo vitale nell'immagazzinamento e nell'utilizzo dell'energia (Fig. 2.1) ed in questa Era si trovavano in perfetto equilibrio.

Figura 2.1: Immagazzinamento e metabolismo del Cibo

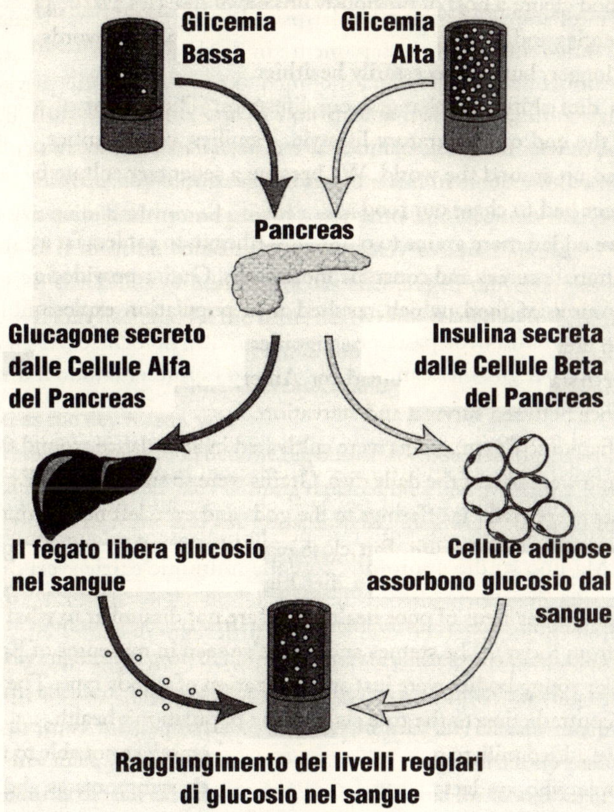

Wolters Kluwer Health, Inc.-Lippincott Williams & Wilkins.

L'avvento dell'agricoltura

L'avvento dell'agricoltura rappresentò una sfida per la completezza e l'armonia dei nostri sistemi ormonali. I cereali vennero aggiunti alla dieta umana circa 10.000 anni fa. Questo cambiamento indusse un cambiamento radicale dell'equilibrio alimentare passando da cibo a basso contenuto di carboidrati a quello ad alto contenuto di carboidrati. Fino a quando l'uomo non addomesticò i bovini 8.000 anni fa, gli uomini non consumavano latte dopo la prima infanzia. L'introduzione dei cereali e del latte portò ad un cambiamento paradossale. Anche se la durata media di vita dell'uomo iniziò ad aumentare per il fatto che gli uomini non dipendevano più dall'essere parte della catena alimentare dei predatori, iniziò a comparire una gran numero di affezioni sconosciute in precedenza, come le allergie e le intolleranze al glutine e al lattosio. In altre parole, noi iniziammo a vivere più a lungo, ma non necessariamente in modo più sano.

Questo cambiamento nella dieta modificò anche i nostri stili di vita. L'avvento dell'agricoltura segnò la fine dello stile di vita nomade. In tutto il mondo comparirono nuclei familiari, comunità, e città. Diventammo una cultura sedentaria perché non dovevamo più inseguire il nostro cibo.

Dal momento che aggiungemmo più cereali alla nostra alimentazione, iniziammo a mangiare meno grassi e proteine di origine animale e a consumare più carboidrati. I cereali rappresentarono una fonte di cibo costante e pronta che determinò un'esplosione della popolazione. I cerali divennero ubiquitari. Pensate all'importanza della pasta per gli italiani, del riso bianco per gli asiatici, del pane bianco per gli americani. I cereali spesso rappresentarono il divario tra sopravvivenza e fame.

In Egitto, al tempo dei faraoni, i cereali venivano coltivati in abbondanza lungo le rive del Nilo ed erano parte dell'alimentazione quotidiana. I cereali erano così importanti per gli Egiziani che venivano offerti in dono alle divinità e lasciati vicino alle mummie perché potessero cibarsene nella vita nell'aldilà. Ma uno studio approfondito delle mummie egizie svela l'impatto negativo di una dieta ricca di cereali: ossa deboli, denti marci, e altri segni di una salute cagionevole (che non è molto differente da ciò di cui soffrono le persone oggigiorno). Nelle statue e nelle opere d'arte che osserviamo nei musei egizi, i giovani corpi muscolosi sono solo una idealizzazione di un modello di struttura fisica. Esse sono in diretta contraddizione con il vero stato di salute della popolazione.

Quando aggiungemmo il latte alla nostra dieta, molte persone scoprirono di non essere in grado di tollerarlo. Le persone intolleranti al lattosio accusano sintomi quali mal di pancia e gonfiore addominale se consumano latticini tutti i giorni.

La nostra dieta moderna: gli ultimi 200 anni

La dieta dell'uomo si è modificata molto di più nel corso degli ultimi 200 anni che durante i 10.000 anni precedenti. A seguito dell'introduzione dello zucchero e degli oli vegetali raffinati nella nostra alimentazione, la nostra salute ha subito un crollo improvviso. Molte società primitive non variarono la loro dieta per adattarsi all'avvento della Rivoluzione Industriale, ma molte altre, in particolar modo la nostra, lo fecero. Senza dubbio gli Stati Uniti presero a consumare cibi lavorati decisamente molto di più di altre nazioni industrializzate, come la Francia e il Giappone. Sì, la popolazione francese si nutre di alcuni carboidrati raffinati derivati dal consumo di dolci da pasticceria, ma consuma anche abbondante verdura fresca e frutta. Lo stesso vale per i giapponesi, che mangiano riso bianco, ma accompagnato sempre da abbondanti porzioni di pesce fresco e altri frutti di mare.

La pastorizzazione del latte: un bene o un male?

Anche il latte, recente introduzione nella nostra alimentazione, è cambiato da crudo a pastorizzato, e successivamente da pastorizzato a privo di grassi (scremato). A quantità moderata, il latte intero crudo è piuttosto sano e dà nutrienti ed enzimi che favoriscono la salute, ma deve essere consumato subito per evitarne il deterioramento. Le cose sono cambiate negli anni '20 quando gli ufficiali sanitari appoggiarono i processi di pastorizzazione generale che avrebbero portato all'eliminazione dei batteri. In questo periodo, il tasso di mortalità per infezioni batteriche era molto elevato. Poiché nei primi anni del XX secolo furono implementate condizioni sanitarie avanzate, il tasso di mortalità diminuì, e la pastorizzazione venne considerata come ragione chiave di tale decrescita. Come risultato, il processo di pastorizzazione divenne un grande affare. Erano ormai passati i giorni delle piccole aziende a conduzione familiare che vennero rimpiazzate su vasta scala dall'industria lattiera. Le mucche non furono più libere di vagare per i campi e mangiare l'erba; invece, erano confinate in stalle sovraffollate e nutrite con soia, rimanenze di panifici, mais, cereali e altri scarti di origine animale (di tutto tranne la fresca verde erba essenziale per produrre latte sano e nutriente).

Di routine le mucche venivano iniettate con somatotropina ricombinante bovina (rBST), un ormone della crescita geneticamente progettato per stimolare la produzione di latte. (Gli effetti a lungo termine di questo ormone sulla nostra salute sono tuttora sconosciuti).

Infine, il latte vaccino viene pastorizzato per promuovere la durata di conservazione. È chiaro che il latte scremato pastorizzato, che ci incoraggiano a consumare quotidianamente, non è così nutriente come il latte intero crudo che l'uomo ha consumato per migliaia di anni.

Ricerche condotte sul latte pastorizzato rivelano che:

- La pastorizzazione distrugge gli enzimi del latte e costringe il corpo umano a lavorare di più per decomporre i nutrienti del latte.
- La pastorizzazione distrugge e riduce molti nutrienti presenti nel latte, inclusi la vitamina A, C e il complesso delle vitamine B.
- La pastorizzazione distrugge molti batteri benefici presenti nel latte.
- La pastorizzazione abbassa i livelli del calcio del 38%.

Vale ribadirlo: prima della pastorizzazione, gli adulti per migliaia di anni consumarono molto poco latte. Una volta che la pastorizzazione trasformò in un grande affare le industrie lattiere, il latte iniziò ad essere lanciato sul mercato come un cibo essenziale che dovrebbe essere consumato in quantità corrispondenti a tre porzioni al giorno.

La commercializzazione così forte portò a un consumo eccessivo di latticini ed a un aumento improvviso di disturbi correlati al lattosio.

Quando nell'ultima parte del XX secolo i grassi saturi presenti nei latticini vennero condannati come aterogenico (che favorisce il deposito di grassi nelle arterie), zuccheri semplici vennero talvolta aggiunti a molti latticini, come ad esempio lo yogurt, per rimpiazzare i grassi eliminati. Questo procedimento ebbe un costo ulteriore sulla nostra produzione di insulina e di altri ormoni.

Il processo di raffinazione dei cereali integrali

Negli ultimi anni del XIX secolo, i mulini iniziarono a raffinare i cereali integrali per ottenere una farina bianca, povera dal punto di vista nutrizionale. La farina bianca ha un periodo di conservazione più lungo e permette di produrre pane morbido e prodotti da pasticceria. In ogni caso, però, è privo di proprietà nutritive. Il sapore di questa nuova farina bianca piaceva a molte persone, che consideravano il pane scuro prodotto con cereali integrali come cibo "rustico", e in particolare gli Americani furono molto veloci nell'adottare questa nuova abitudine alimentare. Il processo di raffinazione dei cereali rimuove le fibre, che in realtà sono la parte più sana del cereale e che rivestono un'importanza cruciale per garantire un maggiore senso di sazietà.

I carboidrati sottoforma di amidi, come ad esempio il pane bianco, vengono scissi durante il processo di digestione: prima in molecole di maltosio, e poi in glucosio, che rapidamente dall'apparato digestivo passa al flusso sanguigno. Il maltosio, che è costituito da due molecole di glucosio (glucosio+glucosio) ed è presente nel pane bianco, in realtà è molto più dannoso dello zucchero puro da tavola, che ha una struttura molecolare diversa. Lo zucchero da tavola (saccarosio) è composto da due molecole differenti (glucosio+fruttosio).

Quando lo zucchero da tavola viene ingerito, la molecola di glucosio passa nel flusso sanguigno e innalza il livello di zuccheri nel sangue, ma la molecola di fruttosio viene metabolizzata dal fegato. In altre parole, lo zucchero da tavola ha un impatto sul livello di glucosio nel sangue (glicemia) minore rispetto a quello che presentano i carboidrati raffinati. Ciò significa che mangiare pane bianco o riso bianco è peggio che mangiare una tazza di zucchero da tavola, poiché ha più di un impatto negativo sulla secrezione di insulina. Non ci stupiamo del fatto di dover pensare due volte prima di mettere due cucchiaini di zucchero nel caffè, ma non ci preoccupiamo se mangiamo un piatto di cereali o pasta? Mai prima d'ora nella storia il nostro corpo ha dovuto affrontare un sovraccarico di zuccheri di questa entità.

Quando consumiamo cereali raffinati, i livelli di glicemia del sangue oscillano in maniera irregolare e drammatica, molto di più che se steste mangiando solo zucchero puro da tavola (Fig. 2.2). Più si innalza il livello di glicemia nel sangue, più lentamente sarà in grado di diminuire, e questi sbalzi portano a sentire fame inducendo le persone a mangiare troppo. Ciò implica un aumento enorme della produzione di insulina e del consumo calorico.

Questi fattori conducono ad una crescita di peso e ad un calo inesorabile della nostra salute generale. Stando al nostro eccessivo consumo di cereali raffinati, non è un'esagerazione dire che ci stiamo letteralmente avvelenando di zucchero.

Figura 2.2: Effetto di farine differenti sui livelli di zuccheri nel sangue (glicemia)

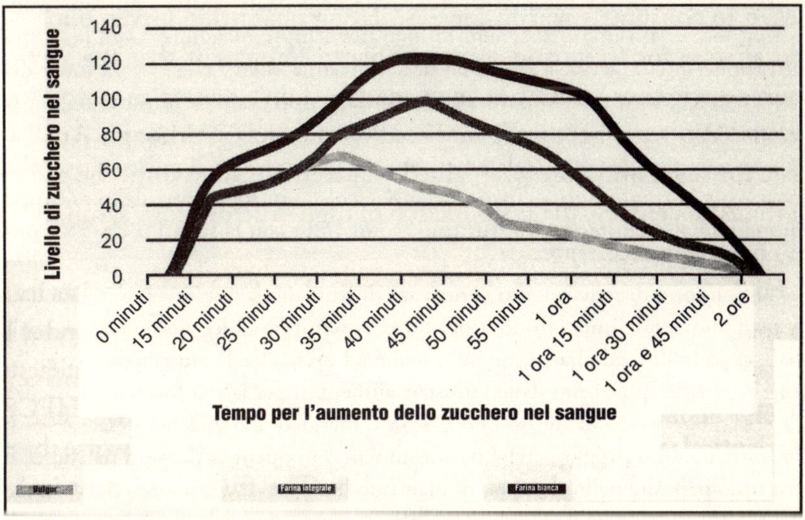

Inoltre, nel corso degli ultimi 200 anni, il difetto nutrizionale nei cereali raffinati ha portato ad un picco nell'incidenza di un grande numero di disturbi, come il beriberi, la pellagra, la cecità notturna (nictalopia). Medici e scienziati hanno impiegato anni per collegare questi disturbi emergenti ai prodotti derivati dei cereali privi di proprietà nutritive. Una volta stabilita la connessione, l'industria alimentare ha semplicemente aggiunto vitamine e sali minerali agli alimenti derivati dai cereali, invece di promuovere gli alimenti derivati da cereali integrali. Ironia della sorte, questo processo di "arricchimento" è stato usato per commercializzare prodotti dannosi. I carboidrati arricchiti improvvisamente divennero "i buoni", nonostante il fatto che essi siano causa di molti malanni della società moderna, come l'obesità, le affezioni cardiache, il diabete ed il cancro. Gli scienziati che fecero diagnosi su pazienti affetti da queste malattie nel XIX e all'inizio del XX secolo non avevano mai neanche sentito parlare dell'ormone insulina o dei pericoli di una sua eccessiva secrezione.

La cultura dello zucchero e dello sciroppo di mais ad alto contenuto di fruttosio

Il processo di produzione dello zucchero granulare, ottenuto spremendo il succo della canna da zucchero e facendolo bollire fino ad ottenere dei cristalli, fu sviluppato in India intorno al 500 a.C. Gli Arabi lo introdussero in Spagna, e da lì continuò a diffondersi verso Occidente. Raffinare lo zucchero era costoso, ma dalla fine del XIX secolo le raffinerie divennero più a buon mercato. Allora c'erano più di trenta zuccherifici in attività negli Stati Uniti, e gli Americani iniziarono a consumare zucchero in quantità sempre maggiori. Data la nostra attrazione innata verso la frutta e i dolci, divenne chiaro che la vera fonte del sapore dolce, fosse questo naturale o artificiale, non era cosa importante per la nostra cultura poco evoluta. Stavamo diventando dipendenti da questa roba. Anche se la predilezione degli Americani per lo zucchero e il miele rimase relativamente costante fino all'inizio del XX secolo, l'introduzione dello sciroppo di mais ad alto contenuto di fruttosio (conosciuto con la sigla HFCS-55) contribuì ad accelerarne la diffusione.

Lo sciroppo di mais ad alto contenuto di fruttosio venne inventato quando i tecnici alimentari impararono a produrre lo sciroppo dolce dall'amido di mais facendolo bollire ad alta pressione insieme ad un acido. È più economico dello zucchero ed è apprezzato dalle industrie alimentari per la sua fluidità e l'assenza di cristallizzazione. Anche se l'HFCS-55 è identico allo zucchero (saccarosio), in realtà è molto peggio perché ne consumiamo in quantità davvero massicce. Il fruttosio presente nello sciroppo di mais può inoltre essere utilizzato dalle cellule del fegato; tuttavia, se non utilizzato, viene convertito in grasso. I problemi associati allo sciroppo di mais ad alto contenuto di fruttosio includono l'aumento dei livelli di LDL (colesterolo cattivo), che porta ad un aumento del rischio di malattie cardiache; un'alterazione del bilancio del magnesio, che porta ad un aumento dell'osteoporosi; e un aumento del rischio di contrarre il diabete.

A cavallo del XX secolo, inoltre, le bibite gassate come la soda divennero popolari. Appena 100 anni fa, le persone bevevano solamente acqua quando avevano sete. Una lattina di bibita contiene circa 40 grammi di sciroppo di mais ad alto contenuto di fruttosio, o quasi 9 cucchiaini di zucchero! Quante lattine di bibite bevete al giorno? L'americano medio consuma all'anno 163 litri di bibite analcoliche zuccherate! Secondo i dati forniti dal Dipartimento dell'Agricoltura degli Stati Uniti (USDA), la maggior parte degli Americani attualmente consuma quasi 73 kg di zuccheri all'anno. Questi cambiamenti drammatici nella nostra alimentazione hanno compromesso la secrezione di insulina e di altri ormoni come il cortisolo e la leptina.

Figura 2.3: Cibi che contengono sciroppo di mais ad alto contenuto di fruttosio

Salsa di mele	Crackers
Salsa Barbecue	Punch di frutta
Pane	Gelati
Cereali	Marmellata
Dolciumi	Gelatina
Frutta sciroppata in scatola	Ketchup
Biscotti	Vinaigrette per insalata
Latte al cioccolato	

L'introduzione dei grassi raffinati nella nostra alimentazione

Prima della Rivoluzione Industriale, le persone consumavano oli vegetali (di mais, di semi di cotone, e di soia) estratti in modeste quantità da fonti naturali (piante e semi). A dosi elevate, gli oli vegetali polinsaturi raffinati, che sono grassi lavorati, favoriscono lo sviluppo di depositi di colesterolo nei tessuti; a volte, ciò causa l'ostruzione delle arterie e malattie cardiache. Inoltre, gli oli polinsaturi raffinati talvolta sono sottoposti a idrogenazione (poiché contengono grassi trans), processo che li rende ancora più nocivi per noi. Come menzionato in precedenza, i grassi trans non possono essere riconosciuti né tantomeno metabolizzati dai nostri corpi.

Nello XIX secolo, la Rivoluzione Industriale produsse grandi migrazioni in tutta Europa verso le città e i centri industriali. Ciò portò ad un sovraffollamento e a mancanze di cibo. Una numerosa classe di cittadini operai si ritrovò a vivere in condizioni limite di fame. Il burro e altri grassi animali naturali erano difficili da trovare e costosi, ed erano accessibili solo dalle classi più ricche.

Nel 1869 l'imperatore di Francia Napoleone III offrì un premio a chi fosse riuscito a produrre un alimento sostitutivo del burro, più facilmente utilizzabile dall'esercito e dai poveri. In risposta a questo, fu inventato il processo di idrogenazione per produrre quel surrogato del burro noto come margarina.

Originariamente la margarina era prodotta usando un acido di origine animale detto acido margarico, ma il processo di lavorazione risultava ancora molto costoso.

Più tardi, fu ricavata e prodotta da oli vegetali. Dopo la seconda Guerra Mondiale, l'olio di soia divenne la fonte principale per ricavare la margarina e altri oli idrogenati (pensate agli oli di semi vari). Questi grassi lavorati di certo contribuirono a nutrire i poveri, ma ebbero delle conseguenze enormi sulla salute dei consumatori.

Grassi nell'alimentazione americana tra la fine del XIX e l'inizio del XX secolo

La tipica dieta americana tra la fine del XIX e l'inizio del XX secolo conteneva molti più grassi di quelli che la maggior parte delle persone consuma oggi. Per l'Americano medio la quantità di grassi consumati giornalmente variava dal 32 al 44%. A volte, i grassi saturi costituivano il 36% delle calorie totali consumate. I grassi utilizzati per cucinare erano costituiti da lardo, dadi di carne, grasso di gallina, grasso di maiale, olio di cocco e burro. Ma stranamente, in quei tempi le malattie cardiache erano una rarità, anche se oggi ci viene detto che questo tipo di grassi naturali ostruisce le arterie.

Grassi nell'alimentazione americana del XX secolo

Nel 1911 Procter & Gamble lanciarono sul mercato Crisco, un olio vegetale idrogenato che cambiò di fatto le abitudini culinarie d'ogni famiglia americana. Era molto più economico da produrre del burro, e non si badò a spese per commercializzarlo alle masse (Fig. 2.4). Dal 1938 Crisco divenne l'alimento principale delle famiglie, e nella nazione il consumo di oli vegetali raffinati triplicò. Il consumo di margarina quadruplicò tra il 1900 e il 1950, mentre l'utilizzo del burro precipitò.

In ogni caso, a partire dagli anni '50, l'American Heart Association cominciò a riferire che gli Stati Uniti si trovavano nel mezzo di un'epidemia da malattie coronariche. Le cause erano allora sconosciute. Furono proposte molte teorie per spiegare questa emergenza, valutando anche l'esagerato consumo di zuccheri, d'oli vegetali idrogenati, e considerando la teoria che collegava l'utilizzo di grassi saturi scadenti a problemi di colesterolo (approfondimenti saranno trattati nella prossima sezione). Fu subito chiaro che il cambiamento dai grassi naturali agli oli vegetali polinsaturi sottoposti a idrogenazione, insieme al rapido aumento del consumo di zuccheri, fece sì che dalla metà del XX secolo le malattie cardiache diventassero un'epidemia vera e propria.

Figura 2.4: Un annuncio pubblicitario per commercializzare Crisco

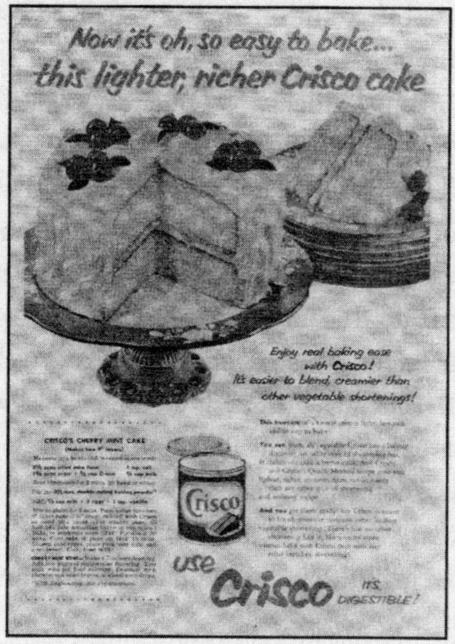

Household Magazine, April 1954

"Ora è così facile cuocere… questa leggera e nutriente torta preparata con Crisco"

La teoria dei grassi saturi legata al colesterolo fu formalmente divulgata agli Americani dal Dott. Ancel Keys, un fisiologo ricercatore dell'Università del Minnesota. Durante un viaggio in Italia negli anni '50, il Dott. Keys apprese che il verificarsi delle malattie cardiache in questo paese era molto raro. Egli osservò anche che molti agricoltori della zona presentavano valori di colesterolo giusti. Mise a confronto la dieta mediterranea con quella americana e trovò alcune differenze singolari

La dieta mediterranea comprende grandi quantità di verdura, frutta e cereali integrali. Per la maggior parte, i soli oli utilizzati sono gli oli extra vergine d'oliva ottenuti per spremitura, e le persone consumano pochi zuccheri.

La dieta mediterranea costituiva una dieta equilibrata allora come oggi.

La dieta americana era quasi l'esatto opposto. Alla fine degli anni '50, gli Americani consumavano grandi quantità di zuccheri raffinati, e la maggior parte dei grassi di cui si alimentavano erano idrogenati, come Crisco e la margarina. Sia i carboidrati raffinati che i grassi trans hanno un serio effetto negativo sul colesterolo. Il Dott. Keys, che in precedenza riteneva che sia i grassi saturi che quelli idrogenati rappresentassero la causa dell'aumento delle malattie cardiache, improvvisamente capovolse il suo punto di vista e alla fine si concentrò sui grassi e sugli oli idrogenati ritenuti come i veri colpevoli.

Gli oleifici industriali risposero velocemente a questa minaccia finanziaria ai loro prodotti organizzando una campagna pubblicitaria per appoggiare la convinzione che i grassi saturi presenti negli oli idrogenati erano da disapprovare e per spostare l'attenzione su un processo d'idrogenazione parziale, sostenendo che ciò avrebbe risolto il problema. In verità, l'idrogenazione parziale non cambia la composizione degli oli lavorati o la quantità di grassi trans. Si tratta solamente di una trovata pubblicitaria.

Come risultato di questi nuovi annunci da parte delle industrie alimentari, il Dott. Keys si concentrò fondamentalmente sui grassi saturi, come il burro, come possibili responsabili delle malattie cardiache.

Tristemente, le persone furono persuase da questa campagna di disinformazione su larga scala, nonostante gli uomini avessero consumato per migliaia di anni grassi saturi in prodotti di derivazione animale e nel burro. Come potremmo accettare l'idea che i grassi saturi non ci facciano bene, quando i grassi d'origine animale hanno contribuito alla nostra evoluzione e allo sviluppo della nostra intelligenza?

Come potremmo accettare l'idea che i grassi saturi causino malattie cardiache quando sono prodotti naturalmente dal nostro corpo? I grassi saturi sono immagazzinati nel nostro organismo per essere utilizzati come fonte di energia quando non c'è disponibilità di cibo. Ad ogni modo, questa teoria errata guadagnò un riconoscimento tale da far avviare numerose ricerche volte ad assecondarla. Lo studio più influente in questo senso, anche se incompleto, fu lo Studio delle Sette Nazioni.

Lo Studio delle Sette Nazioni

A seguito del convegno dell'Organizzazione Mondiale per la Salute (WHO) nel 1955, il Dott. Keys presentò lo Studio delle Sette Nazioni, uno studio comparativo durato 13 anni riguardante le malattie cardiache. Lo studio comprendeva persone che vivevano in Grecia (incluso Creta e Corfù), Finlandia, Giappone, Italia, Paesi Bassi, ex Jugoslavia, Stati Uniti, e i risultati dello studio mostravano che la più bassa incidenza di malattie cardiache si presentava in Grecia, con il Giappone al secondo posto. In tutte le altre nazioni si riscontrava un'alta incidenza di malattie cardiache. Un'analisi degli stili alimentari delle diverse nazioni determinò l'accusa verso i grassi saturi come causa delle malattie cardiache, e così prese forma quest'informazione errata.

I vantaggi della dieta mediterranea e giapponese avrebbero dovuto essere analizzati sulla base della relativa assenza di zuccheri, grassi idrogenati e grassi trans. Invece, furono attribuiti meriti in base al basso consumo di grassi saturi naturali e di prodotti di derivazione animale. Il Dott. Keys concluse, in modo sbagliato, che quanto più le persone si nutrivano di grassi saturi e prodotti animali, quanto più sarebbero aumentati il colesterolo e la probabilità di contrarre malattie cardiache.

A posteriori, qualcuno potrebbe ritenere che il Dott. Keys scelse deliberatamente proprio queste sette nazioni per fare in modo che la sua teoria risultasse corretta. Infatti erano disponibili dati per ben 22 nazioni. Quando i ricercatori riportarono nello stesso grafico altre nazioni con porzioni giornaliere notevoli di grassi saturi, la correlazione del Dott. Keys semplicemente svanì. Per esempio, i dati non elaborati includono la Svizzera, una nazione con alti livelli di consumo di grassi saturi da prodotti d'origine animale e una relativamente bassa incidenza di malattie cardiache, ma il Dott. Keys non la incluse nel suo studio.

Gli oleifici industriali, beneficiari di queste scoperte fuorvianti, cominciarono a finanziare altre ricerche con l'intento di sostenere la teoria dei grassi saturi. Alcuni di questi finanziamenti provenivano da Procter & Gamble (produttori di Crisco), Mazzola (produttori di olio di mais), e Fleischmann's (produttori di margarina). Gli oli di produzione industriale come la margarina improvvisamente divennero buoni per la nostra salute, mentre i grassi naturali come il burro diventarono pericolosi.

Con l'affermarsi della teoria alimentare sul colesterolo legato alle malattie cardiache, non passò molto prima che l'American Medical Association, l'American Dietetic Association e la National Academy of Sciences rispondessero iniziando a promuovere gli oli vegetali di produzione industriale, a dispetto dei grassi saturi naturali.

È interessante notare che, in quel momento, il Dott. Keys faceva parte del comitato di consulenza alimentare della influente American Heart Association (AHA). Di conseguenza, la sua distorta ricerca divenne il fondamento ufficiale per le indicazioni alimentari dell'AHA pubblicate nel 1961.

Anche se stavano emergendo correlazioni tra gli oli polinsaturi raffinati, i grassi trans e il cancro, l'approvazione da parte delle fondazioni mediche ci indusse a credere che questi grassi industriali fossero migliori per la nostra salute. La teoria dei grassi saturi legati al colesterolo era forte e radicata.

Ma questa disinformazione riguardo all'alimentazione fu solo l'inizio di un cambiamento più deciso nel modo in cui gli Americani consideravano tutti i grassi, sani o dannosi, e ciò segnò l'avvento delle diete povere di grassi.

L'origine delle diete povere di grassi

Le fasi che, in America, portarono ad un'alimentazione ricca di carboidrati segnarono solo l'inizio di un cambiamento radicale nelle abitudini alimentari basate sempre di più sul consumo di carboidrati e terminando con le diete povere di grassi. Negli anni '50, Nathan Pritikin, un ingegnere di 40 anni, cominciò ad interessarsi d'alimentazione dopo che gli fu diagnosticata una disfunzione cardiaca. Ritenendo che il suo disturbo fosse causato dall'eccessivo consumo di grassi, ideò uno schema alimentare che consisteva nell'assumere un valore enorme di calorie totali giornaliere, il 75%, dai carboidrati.
L'approccio di Pritikin ebbe molta influenza sul Senatore George McGovern, che era intenzionato a trattare l'obesità crescente e quasi epidemica della propria nazione.

Questa dieta ottenne un'immensa popolarità in quel periodo, e la sua efficacia fece sì che il Dipartimento dell'Agricoltura degli Stati Uniti creasse la nuova piramide alimentare (Fig. 2.5), nella quale si evidenziavano i cereali (pane, pasta e cereali) come base fondamentale. Inoltre, la piramide non specificava se i cereali dovessero essere integrali o raffinati. Queste indicazioni alimentari furono scritte da un giornalista privo di preparazione scientifica e si basavano unicamente sul parere di un singolo nutrizionista. Tali indicazioni erano state pensate per incoraggiare il pubblico a condannare tutti i grassi, collocandoli all'apice della piramide (il che significava che avrebbero dovuto essere consumati di rado). La dieta "privilegiata" era inaspettatamente ricca di zuccheri, povera di fibre, e povera in tutti i tipi di grassi, sani o dannosi.

Una volta che l'USDA rese ufficiale il principio della dieta povera di grassi, l'industria alimentare iniziò a introdurre sul mercato migliaia di prodotti a ridotto contenuto di grassi per venire incontro alle nuove indicazioni. I grassi erano eliminati dai cibi come il latte, i cracker e i biscotti, sostituiti con qualcosa di piacevole per il palato. Ciò significò l'aggiunta di zucchero o di sciroppo di mais ad alto contenuto di fruttosio. Questi cibi dannosi erano etichettati e commercializzati come low-fat o fat-free. A peggiorare la situazione, la maggior parte di questo "cibo spazzatura" edulcorato ricevette l'approvazione dell'American Heart Association (in cambio di una donazione), poiché corrispondeva perfettamente ai loro principi per una dieta povera di grassi saturi e colesterolo. Questo inquietante nuovo movimento "anti-grassi" portò alla ribalta una nuova scuola di medici che trasformarono le diete a basso contenuto di grassi in diete estreme, come fece il Dott. Dean Ornish, imponendo nella sua originale dieta l'assenza di pesce, noci e anche d'olio d'oliva.

Mentre la gente cominciava a nutrire timore verso tutti i tipi di grassi, inclusi i grassi sani, iniziava ad aumentare di peso con una velocità preoccupante.

Figura 2.5: La prima piramide alimentare dell'USDA

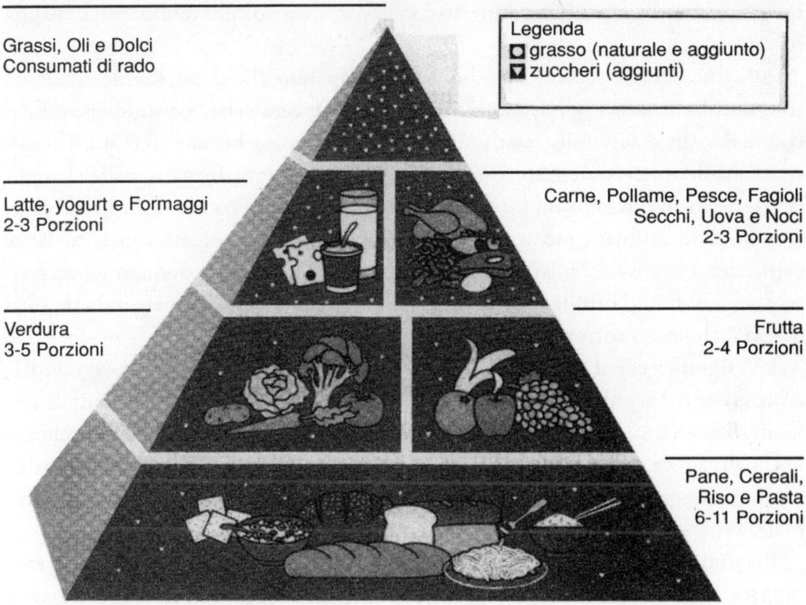

dal sito dell'USDA

Negli anni '70, la percentuale di grassi presenti nella dieta americana rappresentava circa il 42% e i carboidrati costituivano un altro 40%. Dagli anni '90, la percentuale di grassi presenti nella dieta media americana diminuì a circa il 30% e il consumo dei carboidrati aumentò fino al 50%. A causa di questo incremento, la gente sta ora entrando a contatto con una serie di disturbi correlati all'alimentazione, come l'obesità, le cardiopatie e il diabete. Molti esperti di salute ora riconoscono che il messaggio della dieta povera di grassi è certamente troppo semplificato e che ignora del tutto il fatto che alcuni grassi, come l'olio d'oliva e d'avocado, sono sani. Anche i grassi saturi, conosciuti anche come grassi "cattivi", non sono completamente dannosi. Agiscono in maniera neutrale sul vostro colesterolo.

Lo sviluppo della teoria del colesterolo

Con il radicale cambiamento relativo a ciò che era considerato sano, non ci volle molto prima che le industrie alimentari iniziassero a condannare i cibi ricchi di colesterolo. Gli esperti classificarono le uova e i frutti di mare come dannosi per il colesterolo, mentre elogiarono i cereali e la pasta. Se pensate che mangiare cereali invece di uova sia veramente corretto e sano per il vostro colesterolo, riflettete una seconda volta.

Alla fine del XX secolo, i medici hanno imparato che il colesterolo totale da solo non ha nessuna connessione con le malattie cardiache. Le suddivisioni del colesterolo in colesterolo "cattivo" (LDL), colesterolo "buono" (HDL) e trigliceridi risultarono come fattori di rischio più importanti. In particolare, i trigliceridi, i cui livelli sono molto influenzati da un'alimentazione ricca di zuccheri e carboidrati raffinati, mostrarono una correlazione molto forte con le malattie cardiache. I livelli di trigliceridi salgono quando vi alimentate di quantità eccessive di carboidrati; l'ormone insulina lavora intensamente per immagazzinare tutti questi carboidrati sottoforma di grassi.

Ciò significa che il modo migliore per abbassare il rischio di un attacco cardiaco consiste nel seguire una dieta "Paleolitica", priva di zuccheri o carboidrati raffinati. Il colesterolo "buono" (HDL), che rappresenta un altro fattore di rischio, a livelli alti agisce in maniera protettiva, e il modo migliore per aumentare il vostro HDL è mangiare grassi saturi, come il burro, le uova e i prodotti di origine animale, evitando gli zuccheri.

Passando al colesterolo "cattivo" (LDL), lo ricerca scientifica rivela che esso rappresenta un fattore di rischio lieve per le disfunzioni cardiache. Molte persone che hanno attacchi di cuore presentano livelli di LDL nella norma, mentre molte persone che non sviluppano malattie cardiache hanno alti livelli di colesterolo "cattivo". Ci si può confondere, ma ciò può essere spiegato. Vedete, il livello di LDL è influenzato sia dagli zuccheri che dai grassi saturi. I Francesi, per esempio, hanno valori elevati di LDL rispetto agli Americani, ma le malattie cardiache sono meno comuni tra i Francesi.

Un'ulteriore ricerca ha portato alla conclusione che il colesterolo LDL può essere ulteriormente suddiviso in particelle, legate tutte intorno alle proteine. La suddivisione più piccola di LDL è fortemente influenzata dagli zuccheri e dai carboidrati raffinati e può andare a ostruire le arterie (Fig. 2.6). La suddivisione più ampia di LDL, condizionata dai grassi saturi (come quelli presenti nei latticini) è voluminosa e non ostruisce le arterie perché è troppo grossa per aderire alle pareti arteriose.

Adesso tutto ha senso. Riportiamo un riassunto dei punti principali:

· Un alto valore dei livelli di trigliceridi è dannoso.

· Un alto valore di HDL è sano.

· Un alto valore di LDL piccole è dannoso.

· Un alto valore di LDL voluminose è innocuo.

Figura 2.6: il flusso di LDL nelle arterie

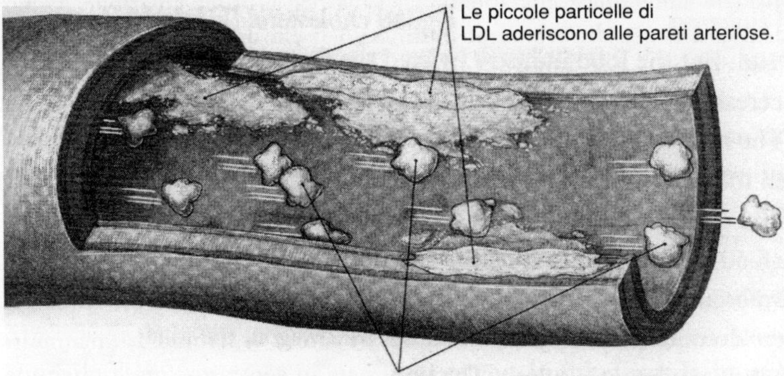

Un tessuto endoteliale sano (che costituisce le pareti delle arterie) agisce da barriera contro le LDL. Quando l'endotelio viene danneggiato da fattori di rischio cardiaco (pressione sanguigna alta, diabete, fumo) le particelle passano la parete endoteliale e ciò comporta un accumulo di colesterolo. Le particelle di LDL voluminose scorrono liberamente attraverso il flusso sanguigno ed è meno probabile che si depositino sulle pareti arteriose.
Mary Kate Wright, MS, CMI

Le conseguenze dei grassi naturali e dei carboidrati dannosi sul colesterolo

Avete probabilmente sentito dire molte volte che mangiare una bistecca piena di grassi è dannoso e che l'LDL, o colesterolo "cattivo", è l'obiettivo fondamentale per diminuire il rischio di procurarsi cardiopatie. Permettetemi di spiegare come questa nozione è stata volontariamente distorta dall'industria alimentare per farci credere che i cereali pieni di zuccheri siano sani e la bistecca di manzo sia dannosa. Prendete in considerazione la bistecca di manzo, che molti Americani considerano oggi come veleno dopo decenni di raccomandazioni secondo cui la carne dovrebbe essere più magra possibile. Il cinquanta % dei grassi totali del manzo è rappresentato da grassi monoinsaturi, i quali hanno un'influenza benefica sul colesterolo "buono" (HDL) e abbassano i livelli di colesterolo "cattivo" (LDL). Un altro 45% dei grassi totali è costituito da grassi saturi, che pure hanno un'influenza positiva sull'HDL. Ogni innalzamento dei livelli di LDL è dovuto al tipo voluminoso di LDL, quello che non ostruisce le arterie. Il restante 5% dei grassi presenti nella bistecca consiste in grassi polinsaturi, che abbassano i livelli di LDL ma non hanno effetti significativi sulle HDL.

Tutte queste conseguenze sulle varie suddivisioni del colesterolo sono positive. Tuttavia, nessuna autorità medica è disposta ad ammettere che mangiare una bistecca eserciti un'azione positiva sul colesterolo. D'altra parte, prendete ora in considerazione un cereale ricco di zuccheri, che la maggior parte delle persone considera come una scelta abbastanza sana per la prima colazione. Dopo un pasto così denso di carboidrati raffinati, i livelli di trigliceridi si alzano, poiché il vostro corpo converte i cereali ricchi di zucchero in grassi. Allora anche la particella più piccola di colesterolo "cattivo" (LDL), quello che causa l'ostruzione delle arterie, aumenta di livello, mentre il colesterolo "buono" (HDL) precipita. Tutto ciò è dannoso. Ma l'industria alimentare altera i fatti e, in un modo o nell'altro, una dieta povera di grassi a base di cereali e latte magro diventa improvvisamente vantaggiosa per la nostra salute.

Il messaggio diffuso dal sistema medico, finalizzato alla diminuzione delle malattie cardiache, avrebbe dovuto aderire alla dieta ricca di grassi e povera di carboidrati, non alla dieta povera di grassi e ricca di carboidrati, ma molti di questi precetti ufficiali non dovevano essere in contrasto con la piramide alimentare dell'USDA o con gli slogan dell'industria alimentare. L'industria alimentare implica un grande giro d'affari. Il livello dei trigliceridi, la parte più importante dell'equazione del colesterolo, è stato messo da parte, e quando l'industria farmaceutica saltò sul carro del vincitore, i livelli totali di LDL, che rappresentano il rischio minore, divennero i principali colpevoli. Le recenti pubblicazioni mediche di cardiologia sono dalla mia parte.

Non basatevi solo sulla mia parola. La prossima volta che guardate la televisione, fate attenzione alle scritte in caratteri piccoli nelle pubblicità dei medicinali per il colesterolo che dichiarano chiaramente "Non è dimostrato che questo medicinale riduca il rischio di infarti o ictus". La casa farmaceutica Big Pharma non vi sta mentendo. I benefici della diminuzione di LDL sono molto ridotti, inoltre nel 2008 due importanti sperimentazioni cliniche hanno stabilito che abbassare le LDL a livelli davvero bassi non si traduce in benefici tangibili che riducano l'incidenza delle cardiopatie. Ma questo non significa che loro siano intenzionati a ritirare le loro pubblicità nonstop che ribadiscono di abbassare i vostri livelli di LDL. Nonostante la ricerca moderna abbia dimostrato che i livelli di LDL rappresentano un rischio minore correlato alle disfunzioni cardiache, le LDL rimangono l'obiettivo fondamentale per aumentare i profitti dell'industria farmaceutica.

La teoria dei carboidrati nelle malattie cardiache

Le malattie cardiache erano una rarità cento anni fa. Lo stesso vale per il cancro. Queste patologie erano state per lo più osservate nelle società occidentali e negli stranieri che lavoravano per gli Europei e che ne avevano adottato la cultura alimentare. Col passare del tempo, queste malattie divennero sempre più comuni sia nelle colonie che nelle società non industrializzate. Zucchero, melassa, farina bianca e riso bianco venivano trasportati facilmente in tutto il mondo senza deteriorarsi. Le malattie occidentali, quindi, ne furono presto la diretta conseguenza.

Prima, le società si accorsero del notevole incremento di carie dentarie. Subito dopo, il tasso di obesità, diabete, malattie cardiache e cancro iniziarono ad aumentare. Gli scienziati indicarono lo zucchero come unica causa di tutte queste patologie che erano relativamente poco frequenti nelle società primitive, prima della diffusione di zuccheri e carboidrati raffinati.

Altri scienziati espressero un diverso punto di vista, sostenendo che il riso bianco era comunemente consumato da molte nazioni asiatiche e non causava aumenti immediati dei tassi di obesità, diabete o delle malattie cardiache. Questo è vero. Ma in molte nazioni asiatiche, le persone mangiano riso bianco per necessità ed è consumato per ricavarne energia, poiché i cibi di origine animale sono molto costosi.

Negli Stati Uniti e in altre nazioni occidentali dove il cibo abbonda, lo scenario è completamente differente. Sia gli zuccheri che i prodotti animali sono a buon mercato e accessibili. Di conseguenza, il nostro organismo deve vedersela sia con i prodotti di derivazione animale che con l'eccesso di carboidrati, e l'abuso di prodotti ricchi di zuccheri crea il caos.

In realtà, il nostro corpo è in grado di trattare gli zuccheri e di utilizzarli in maniera abbastanza efficiente, ma il costante consumo eccessivo spinge il corpo al limite, in definitiva finisce per mettere a dura prova il pancreas. In altre parole, se voi mangiate una patata cotta al forno o un piccolo biscotto e a ciò segue dell'esercizio fisico, andrà tutto bene, perché il vostro corpo brucerà l'eccesso di zuccheri. Ma se voi consumate dei cereali, latte privo di grassi, patate, e un succo d'arancia, senza bruciare gli zuccheri mettete a dura prova il vostro pancreas, ingrassando e sviluppando malattie poiché avete innalzato i vostri livelli di insulina a valori pericolosi.

Lo so, alcuni di voi potrebbero pensare "Ma io conosco una ragazza che beve bibite gassate tutti i giorni e rimane magra!". Ognuno è differente. Il motivo per cui alcuni di noi diventano grassi o sviluppano il diabete, e altri no, dipende dalla quantità di zuccheri che consumate, dall'abitudine a svolgere esercizio fisico, e dalla genetica. Personalmente non posseggo i geni per rimanere magro e sembro ingrassare anche solo alla vista del cibo. Ma è innegabile che gli zuccheri abbiano spinto al limite numerosi Americani e che contribuiscano ad aumentare il tasso di obesità, il pre-diabete e il diabete vero e proprio. Guardatevi intorno. Credetemi, tutta questa obesità non proviene dal consumo di gamberetti, uova, ed altri cibi ricchi di colesterolo. Questi disturbi derivano dagli zuccheri che consumiamo: prodotti privi di grassi e lavorati, cereali e bibite gassate.

Figura 2.7: Attuali alimenti base della dieta occidentale

Carboidrati raffinati (cereali, farina bianca, riso bianco, pasta).
Latticini poveri di grassi
Oli vegetali raffinati
Oli e grassi idrogenati (margarina e fast-food).
Zucchero

Le attuali raccomandazioni alimentari tradizionali sono ormai superate

Nel 2006 un vasto studio volto a considerare il legame tra le malattie cardiache, il cancro, e una dieta povera di grassi rivelò che quest'ultima non avrebbe portato benefici. Lo studio, pubblicato nel Febbraio del 2006 su Journal of the American Medical Association, non era semplicemente uno studio ordinario. È così esteso che probabilmente è destinato a diventare la nuova bibbia in merito alle diete povere di grassi. Per ragioni ancora inspiegabili, autorevoli istituzioni mediche si rifiutano di aggiornare le loro indicazioni riguardo alla diminuzione dei grassi nella dieta. Riporto qui sotto alcuni altri esempi delle attuali raccomandazioni alimentari tradizionali, che noi tutti abbiamo acquisito, nonostante la nuova ricerca abbia verificato che queste raccomandazioni sono false:

- La margarina è un cibo sano. Il burro è pericoloso. Ora la ricerca dimostra che è vero l'esatto contrario.
- Mangiare grassi saturi può causare malattie cardiache e il cancro. Ora la ricerca dimostra che i grassi saturi non sono messi in relazione con queste malattie.
- Le uova fanno male a causa del loro alto contenuto di colesterolo. Ora la ricerca dimostra che le uova contengono dei nutrienti che possono aiutare ad abbassare il rischio di malattie cardiache.
- I cibi ricchi di colesterolo, come i frutti di mare, dovrebbero essere consumati in maniera molto limitata, poiché potrebbero nuocere ai livelli del sangue. Ora la ricerca dimostra che il colesterolo presente nel cibo ha poca o nessuna correlazione con i livelli di colesterolo nel flusso sanguigno.
- Gli oli vegetali polinsaturi, come il moderno olio di soia, sono cibi sani. Ora la ricerca dimostra che gli oli polinsaturi possono contenere dei grassi trans dannosi, poiché possono causare l'ostruzione delle arterie e favorire il cancro.

La dieta mediterranea

Tutta questa disinformazione sulle diete a basso contenuto di grassi vi ha certamente confuso. Forse avete deciso di seguire la dieta mediterranea per la quale tutti stanno andando pazzi e che molte diete, ora di moda, cercano di imitare. Il pollame, i frutti di mare, l'olio d'oliva, da 7 a 10 porzioni di cereali integrali al giorno, poche bibite alcoliche alla settimana, che cosa avete da perdere? Dopo tutto, esperti della salute paiono tutti d'accordo sul fatto che la dieta mediterranea è la migliore da seguire. Io non sono d'accordo.

Se seguite la dieta mediterranea fino in fondo, i benefici per il cuore e il cancro saranno reali. Ma la più grande differenza tra la Dieta Perfetta e la dieta mediterranea sta nell'obiettivo finale. La Dieta Perfetta è ideata per farvi perdere peso. La dieta mediterranea no. In verità, la dieta mediterranea vi farà ingrassare. Ho accennato prima che gli Stati Uniti sono primi al mondo per obesità, ma la Grecia è al numero 5 (Fig. 2.8). Davvero, al quinto posto. La dieta mediterranea presenta quantità troppo elevate di cereali. Lo Studio delle Sette Nazioni di cui vi ho parlato precedentemente, che faceva luce sulla dieta mediterranea, era stato condotto su contadini che lavoravano nei campi tutto il giorno. Così se volete abbandonare il vostro lavoro e fare ginnastica 12 ore al giorno, 7 giorni alla settimana, siete i benvenuti. Se è così, vi dovreste trovare bene con la dieta mediterranea. Se così non è, state per diventare grassi.

La dieta mediterranea, con le sue quantità eccessive di alcool, non fa bene neppure ai vostri ormoni. Una a due bevande alcoliche al giorno sono sane? Davvero? L'alcool può far bene al cuore, ma io voglio che voi rimaniate sobri, non che rischiate di unirvi agli alcolisti anonimi (AA). L'alcool interferisce con il normale metabolismo degli zuccheri e indebolisce la reazione ipoglicemica. Ecco perché le persone, dopo una bella bevuta, avvertono la necessità di fare baldoria tutto il giorno.

Negli uomini, l'alcool abbassa il testosterone, l'ormone sessuale maschile. È tossico per i testicoli e riduce la secrezione di testosterone. L'alcool riduce anche la conversione del testosterone in estrogeno, l'ormone sessuale femminile. Uno squilibrio del rapporto tra testosterone ed estrogeno negli uomini rappresenta un serio disturbo di cui parleremo più avanti in questo libro.

Nelle donne, l'alcool influenza la secrezione dell'estrogeno. Dopo una bevuta, i livelli di estrogeno possono salire del 300% in 30 minuti. Questi sbalzi di estrogeno possono rappresentare i fattori responsabili del crescente rischio di cancro al seno nelle donne assidue bevitrici. L'alcool inoltre aumenta la secrezione del cortisolo, l'ormone dello stress, che può portare alla perdita di massa muscolare. L'alcol incide negativamente anche sull'ormone della crescita, l'ormone che vi mantiene giovani e in forma. Quanti ormoni abbiamo danneggiato finora basandoci sulla cosiddetta perfetta dieta mediterranea? Non ne sono sicuro. Sfortunatamente ho perso il conto.

Questo non è il solo problema con la dieta mediterranea. Non so voi, ma io non posso mangiare "cucina casalinga" tutti i giorni per il resto della mia vita. Io non vivo in Grecia o in Italia. Io vivo negli Stati Uniti. L'ultima volta che ho visitato questi Paesi, ho notato che hanno ristoranti di tutto il mondo proprio come abbiamo noi. Viviamo in un'economia globale, e ristoranti internazionali sono disponibili anche nel più remoto punto raggiungibile della terra. Tenendo presente ciò, chi può veramente seguire solo una cucina tradizionale? È semplicemente non realistico, è impossibile a meno che voi non viviate in una tribù primitiva non ancora raggiunta dalla civiltà. Per questa ragione, io ho creato la Dieta Perfetta perché fosse una dieta che tutto il mondo potesse seguire. La Dieta Perfetta non limita le vostre scelte alimentari a una nazione o ad un solo tipo di cucina; la Dieta Perfetta è internazionale.

Vi piace la cucina, belga, cinese, francese, giapponese, mediorientale, thai o vietnamita? Ci sono tutte nella Dieta Perfetta. C'è anche la dieta mediterranea, con qualche piccola variazione. La Dieta Perfetta è in tutti i sensi una dieta cosmopolita. Grazie alla sua varietà potete seguire qualsiasi tradizione culinaria che vi piace presente nel mondo, purché i grassi siano naturali. E in ciò consiste la sua superiorità su tutte le altre diete, inclusa la sola ed unica dieta mediterranea.

Figura 2.8: Classifica delle nazioni con i più alti tassi di obesità

Classifica	Nazione	Prevalenza
1	Stati Uniti	30.6%
2	Messico	24.2%
3	Regno Unito	23%
4	Slovacchia	22.4%
5	Grecia	21.9%
6	Australia	21.7%
7	Nuova Zelanda	20.9%
8	Ungheria	18.8%
9	Lussemburgo	18.4%
10	Cecoslovacchia	14.8%
11	Canada	14.3%
12	Spagna	13.1%
13	Irlanda	13%
14	Germania	12.9%
15	Portogallo	12.8%
16	Finlandia	12.8%
17	Islanda	12.4%
18	Turchia	12%
19	Belgio	11.7%
20	Paesi Bassi	10%

La percentuale è riferita alla popolazione totale che presenta un IMC (Indice di Massa Corporea) maggiore di 30 kg/m2. I dati riguardanti Australia, Austria, e Portogallo risalgono al 2002. Tutti gli altri dati risalgono al 2003. I tassi di obesità sono espressi come percentuale di popolazione con un IMC superiore a 30. L'IMC è un parametro utilizzato per valutare il grado di idoneità del peso di un individuo in relazione alla sua altezza. Per Australia, Regno Unito, e Stati Uniti i dati si basano su giudizi medici dello stato di salute piuttosto che su informazioni riportate personalmente. Le stime di obesità ottenute dalle relazioni mediche sono generalmente più alte e più attendibili di quelle che derivano da indicazioni personali, poiché escludono riferimenti non corretti riguardo all'altezza e il peso delle persone. Tuttavia, esami sullo stato di salute sono condotti in maniera regolare solo in poche nazioni (OECD).

Dati sulla salute dell'OECD, 2005

La Storia di Mary

Incontrai Mary molti anni fa, quando venne a trovarmi a causa dei suoi alti livelli di colesterolo. "Da quando mi sono sposata 2 anni fa, sono passata da una taglia 40 alla taglia 46. Non prendo nessuna medicina eccetto la pillola anticoncezionale." Mary aveva 37 anni, alta

1.63 m e pesava 73 kg quando la vidi per la prima volta. Dopo aver condotto un'estesa intervista sulla sua storia e aver eseguito un'analisi completa del sangue, capii che l'alto livello di colesterolo di Mary era direttamente collegato con le sue abitudini alimentari. Il suo livello d'insulina a digiuno era di 40 unità, che era un valore molto alto. Mary aveva subito un lavaggio del cervello che l'aveva portata a ritenere che tutti i grassi, eccetto la margarina e gli oli vegetali lavorati e raffinati, facessero male. Mi disse: "Non capisco. Dottore, io non mangio uova e nemmeno gamberetti perché contengono molto colesterolo. Mangio solo cereali e pasta, e scelgo sempre cibi poveri di grassi, sia per i condimenti che per i cracker." Di certo, a molte persone con elevati valori di colesterolo si consiglia di seguire una dieta povera di grassi saturi e colesterolo, e di usare margarina in vaschette e altri oli vegetali raffinati. Il mio consiglio per Mary fu di aumentare l'assunzione di grassi naturali e di eliminare i cereali raffinati e i cibi lavorati dalla sua dieta.

Le mie istruzioni alquanto fuori dalla norma, finalizzate a migliorare i suoi livelli di colesterolo e a farle perdere peso, spaventarono Mary. "Aspetti un momento, dottore. Questa è la prima volta. Io non ho mai sentito un dottore che consigli ai suoi pazienti di seguire una dieta ricca di grassi o di mangiare tuorli d'uovo", mi disse. "È sicuro che non mi voglia rifilare una medicina per il colesterolo?"

"Mary, io sono un ottimista," replicai. Mary eliminò la margarina dalla sua dieta e iniziò a consumare verdure ricche di fibra ad ogni pasto. Con la giusta determinazione, nel giro di 3 mesi perse 10 kg. Il suo livello d'insulina a digiuno scese a 4 e il suo colesterolo ritornò ad un livello normale senza l'utilizzo di medicine o sostanze integrative.

Una giornata tipo nella Dieta Perfetta

COLAZIONE: Uova strapazzate avvolte in un sfoglia di grano integrale condite con una salsa fresca fatta in casa
SPUNTINO FACOLTATIVO DI METÀ MATTINA: Macedonia
PRANZO: Tonno alla griglia con melanzane alla parmigiana
SPUNTINO FACOLTATIVO DI METÀ POMERIGGIO: Mezza porzione di noci
CENA: Insalata di broccoli e 1 pera

CAPITOLO 3

I Dieci Ormoni che regolano salute e peso corporeo

Quando i vostri ormoni sono in perfetto equilibrio, il vostro corpo è pronto per suonare la musica della vita. D'altro canto, come un'orchestra con metà degli artisti in vacanza, così anche il vostro organismo non è in grado di fare buona musica qualora i suoi ormoni manchino all'appello.

Se gli ormoni sono presenti e "suonano" in sintonia tra di loro, vi sentite a meraviglia. Proviamo invece ad immaginare che il pianista prenda un giorno di riposo, il violinista inizi a suonare per conto proprio, ed il clarinettista riesca a malapena ad eseguire il pezzo. Quale sarebbe il risultato? Un disastro, giusto? Questo è esattamente quello che succede all'interno del corpo quando gli ormoni non lavorano in sintonia.

Ogni singolo boccone che ingerite influisce sui vostri ormoni. Non c'è da meravigliarsi, dunque, che i drastici mutamenti introdotti nella nostra alimentazione per via del terrore del grasso e per l'incrementata assunzione di zuccheri abbiano devastato il nostro equilibrio ormonale e che, in cambio, la nostra sia diventata una società malata.

Un ormone, per definizione, è una sostanza che regola le funzioni corporee. Il corpo umano ne contiene oltre 100 tipi diversi. Tutto è controllato dagli ormoni: il battito cardiaco, la respirazione, la pressione sanguigna, l'energia, il peso e così via. Gli ormoni ti fanno addormentare la sera e svegliare la mattina. Non è esagerato affermare che gli ormoni giocano un ruolo fondamentale in ogni singolo processo vitale.

La magia della Dieta Perfetta consiste nel migliorare il vostro equilibrio ormonale. Nelle pagine di questo libro sentirete parlare di molti ormoni, ma approfondirò soltanto i dieci più importanti. Alcuni di questi sono così fondamentali da non poter vivere un solo giorno senza, come l'insulina; altri invece, come ad esempio gli ormoni sessuali, non sono necessari alla sopravvivenza, pur regolando i processi d'invecchiamento, l'aspetto esteriore, le sensazioni interiori della persona.

L'alimentazione moderna, purtroppo, ha alterato l'equilibrio degli ormoni che regolano salute e peso corporeo. I nostri antenati, infatti, non consumavano bevande gassate, dolciumi, cereali, cibo senza grassi, latte scremato, oli vegetali raffinati, margarina, dolcificanti artificiali o alcool.

Buona parte di questi alimenti non era neppure destinata al consumo da parte del genere umano; proprio per questo motivo siamo passati da un'alimentazione positiva per il nostro equilibrio ormonale, ad una che lo danneggia.

Adesso impariamo qualcosa in più di questi 10 ormoni "chiave".

INSULINA

ORIGINE: Pancreas
LIVELLI NORMALI: A digiuno, 5 U.I. (Unità Internazionali)/ml
FUNZIONI: Regolare il metabolismo

L'insulina, scoperta da Frederick Banting e Charles Best nel 1921, viene secreta dalle beta-cellule del pancreas allo scopo di controllare le scorte di cibo del nostro organismo e regolare il metabolismo. In caso di secrezione eccessiva o insufficiente, le nostre aspettative di vita si riducono drasticamente. In sostanza, l'insulina si occupa di "governare" l'organismo, ed è in grado di influenzare, in modo notevole, il nostro invecchiamento corporeo. Si contano ultracentenari di tutti i paesi e di tutte le culture. Alcuni sono addirittura dei fumatori, ma tutti hanno una cosa in comune: i bassi livelli d'insulina.

Il pancreas può produrre fino a 200 unità di insulina al giorno. L'insulina trasporta lo zucchero nelle cellule, trasforma gli aminoacidi in tessuto muscolare, e gli acidi grassi in grassi di riserva. Lo zucchero viene inizialmente immagazzinato nel fegato e nei muscoli. Quello in eccesso viene trasformato in trigliceridi per essere poi accumulato sotto forma di grasso. La produzione di insulina è stimolata da alimenti di tutti i gruppi, tuttavia, una dieta povera di grassi e ricca di zuccheri in eccesso, può portare il pancreas ad un'eccessiva secrezione di quest'ormone. Pane, riso, pasta (non integrali) e verdure ricche di amidi, sono, da questo punto di vista, alimenti dannosi.

Gli Stati Uniti vivono di zucchero. Non bisogna meravigliarsi, quindi, che l'eccesso di insulina rappresenti il principale problema a livello ormonale. Quando affatichiamo il pancreas ingerendo troppi zuccheri, aumentiamo di peso e corriamo il rischio di ammalarci. Se messo sotto stress, il pancreas faticherà a produrre l'insulina fino a, forse, smettere del tutto. In presenza di un livello insufficiente, il quantitativo di zuccheri nel sangue rimarrà elevato, e, verosimilmente, svilupperemo il diabete. Il livello d'insulina deve rimanere perfetto. Vi state chiedendo se il vostro organismo sta producendo troppa insulina? La risposta è nel vostro giro vita. Riuscite a vedere i vostri addominali? Se la risposta è negativa significa che state producendo insulina in eccesso. Semplice, no?

ALIMENTI E FATTORI CHE CONDIZIONANO POSITIVAMENTE LA PRODUZIONE D'INSULINA: il cromo, un minerale contenuto nel lievito di birra, nella farina integrale, nella carne, nelle uova e nei crostacei; lo zinco, presente nei crostacei e nelle carni rosse; la regolare attività fisica.

ALIMENTI E FATTORI CHE CONDIZIONANO NEGATIVAMENTE LA PRODUZIONE D'INSULINA: lo zucchero; i cibi light; i dolcificanti artificiali; i dolciumi di ogni genere; la margarina; tutti i cibi raffinati o processati; lo stile di vita sedentario.

GLUCAGONE

ORIGINE: Pancreas
LIVELLI NORMALI: Variano. A digiuno si aggirano intorno ai 60 pg/ml o meno.
FUNZIONI: Intervenire nel metabolismo degli zuccheri

Il Glucagone è un altro ormone secreto dal pancreas. Svolge la funzione esattamente opposta a quella dell'insulina, ovvero sciogliere i grassi. Non è vero che già lo amate? Come ho detto precedentemente, in presenza di glucosio, il pancreas produce insulina. In assenza di glucosio, invece (se il vostro livello di zuccheri nel sangue è molto basso, e, ad esempio, non avete mangiato per cinque o sei ore), il corpo secerne glucagone. Perché? Perché i tessuti hanno bisogno di zuccheri e di energia. Ecco allora che il glucagone preleva zucchero dalle riserve - prima dal fegato, poi dai tessuti - per aumentare il livello di glucosio nel sangue. Un'insufficiente produzione di glucagone, vi farà aumentare di peso. Un'eccessiva produzione di glucagone, d'altro canto, potrebbe indicare la presenza di un tumore al pancreas, ma questa è un'altra storia.

Una volta trasformato il grasso in energia, perderete peso. La disponibilità di cibo inibisce la produzione di glucagone. In altre parole, è impossibile perdere peso continuando a mangiare, e fornendo all'organismo nutrienti a volontà. In che modo l'alimentazione moderna ha condizionato la produzione di glucagone? Semplice: la secrezione di glucagone viene meno ogniqualvolta l'insulina è presente nel flusso sanguigno. L'insulina ed il glucagone sono come il giorno e la notte. Non possono essere presenti nel sangue allo stesso momento, perché dotati di funzioni opposte.

Dal momento che la maggioranza degli Americani produce troppa insulina, i loro livelli di glucagone sono notevolmente alterati. La produzione di glucagone viene costantemente impedita, di conseguenza molti si trovano a dover lottare con i chili di troppo. Questa la ragione per cui le diete povere di grassi non riusciranno a farvi restare magri a lungo: perché avrete sempre fame. Ma ecco una buona notizia: con la Dieta Perfetta vi aiuterò ad aumentare i vostri livelli di glucagone.

A questo punto potreste domandarvi: "E in che modo dottore? Dovrò saltare i pasti e morire di fame per far arrivare un po' di glucagone nel mio sangue?". Assolutamente no. Vedete, assumendo grassi naturali, una sufficiente quantità di proteine, ed evitando i carboidrati dannosi, regolerete la produzione di insulina. Allo stesso modo regolerete la produzione di glucagone, perdendo peso. Sembra impossibile che assumere grassi possa farvi bruciare dei grassi, eppure è vero. Mi rendo conto che vi è stato insegnato da sempre ad aver paura del grasso, ma dovete rivoluzionare il vostro modo di pensare per iniziare finalmente ad eliminare quei chili in più in modo veloce ed intelligente.

ALIMENTI E FATTORI CHE CONTRIBUISCONO AD EQUILIBRARE ED AUMENTARE I LIVELLI DI GLUCAGONE: una dieta povera di zuccheri e che preveda l'assunzione di grassi naturali e proteine a sufficienza; saltare i pasti (cosa sconsigliata dalla Dieta Perfetta) o digiunare (cosa che, inutile dirlo, è assolutamente sconsigliata); la regolare attività fisica.

ALIMENTI E FATTORI CHE CONDIZIONANO O INIBISCONO LA PRODUZIONE DI GLUCAGONE: una dieta povera di grassi e la conseguente eccessiva secrezione d'insulina; uno stile di vita sedentario; il consumo di zucchero; il ricorso a pasti frequenti.

LEPTINA

ORIGINE: Cellule adipose
LIVELLI NORMALI: A digiuno, da 4 a 6 ng (nanogrammi)/dl
FUNZIONI: Indurre il senso di sazietà

Non avete alcun controllo sul vostro appetito? Potreste avere un problema legato alla produzione di leptina. La leptina viene secreta dalle cellule adipose, e non da una ghiandola endocrina. Quando venne scoperta, nel 1995, venne ribattezzata il "Santo Graal del dimagrimento". La leptina è responsabile della quantità di grasso che si deposita attorno agli organi e sotto la cute. Ogni volta che le cellule adipose vengono nutrite in abbondanza, il corpo aumenta la produzione di leptina, quest'ultima si dirige all'interno del cervello e fa diminuire l'appetito.

Quando questo accade, vi sentite pieni e soddisfatti. Se, invece, i vostri livelli di leptina sono sempre bassi, molto probabilmente siete malnutriti, avete poco grasso corporeo o, semplicemente, siete geneticamente incapaci di produrre tale ormone.

All'inizio gli scienziati credevano che, somministrando leptina agli individui sovrappeso, questi avrebbero iniziato a bruciare grassi. Sfortunatamente però, l'esperimento sortì l'effetto opposto. Misurando i livelli di leptina dei soggetti in questione, infatti, gli scienziati si trovarono di fronte ad una sorpresa non da poco. Le persone in sovrappeso, inaspettatamente, non producevano poca leptina; ne producevano troppa.

Si scoprì, a quel punto, che un'eccessiva produzione di leptina si accompagnava ad una glicemia alta, e ad alti livelli d'insulina nel sangue.

Vedete, gli alimenti privi di adeguato valore nutrizionale, quali ad esempio i carboidrati raffinati, i prodotti light, i cibi contenenti sciroppo di fruttosio o grassi transgenici, e tutti i cibi artefatti in generale, inviano segnali ingannevoli al cervello. Il cervello li interpreta come segnali di fame e comanda al corpo di bruciare meno calorie ed immagazzinare grassi anche in presenza di alti livelli di leptina.

Quando i vostri livelli di leptina aumentano a causa dei cibi artefatti che assumete, "l'interruttore della sazietà" si rompe. Ecco allora che cominciate ad ingrassare, perché vi sentite sempre affamati e non riuscite a controllare il vostro appetito.

Se avete alti livelli di leptina nel sangue, non c'è da stare allegri. Un'eccessiva quantità di leptina, infatti, è spesso correlata a ipertensione, malattie cardiache, rischio d'ictus e obesità. Come potete riportare alla normalità i vostri livelli di leptina? Ancora una volta, mangiando cibi non artefatti, introducendo nella vostra dieta una maggiore quantità di grassi naturali ed eliminando i carboidrati dannosi.

ALIMENTI CHE INFLUENZANO POSITIVAMENTE I LIVELLI DI LEPTINA: verdura; frutta; farina integrale; cibi che contengono grassi naturali; pesce.

ALIMENTI CHE INFLUENZANO NEGATIVAMENTE I LIVELLI DI LEPTINA: cibi light; carboidrati raffinati; zucchero; dolciumi; cibi che contengono grassi transgenici.

ORMONI TIROIDEI

ORIGINE: Tiroide
LIVELLI NORMALI: T3 totale negli adulti da 60 a 181 ng/dl, T4 totale negli adulti da 4.5 a 12 mcg (microgrammi)/dl
FUNZIONI: Regolare i livelli di energia e il metabolismo

Parlando di metabolismo non si può prescindere dalla tiroide, una delle ghiandole endocrine più grandi dell'organismo. La ghiandola si trova all'interno del collo, appena sotto la cartilagine tiroidea (conosciuta come "pomo d'Adamo" per gli uomini), ed è regolata dall'ipotalamo e dall'ipofisi.

La tiroide produce due tipi di ormoni: triodotironina (T3) e tiroxina (T4). I numeri 3 e 4 si riferiscono rispettivamente al numero di molecole di iodio presenti in ciascuna molecola dell'ormone tiroideo. L'80% degli ormoni tiroidei è costituito dal T4, ed il restante 20% dal T3, l'omone tiroideo "attivo". Una tiroide inattiva può rallentare moltissimo il metabolismo, facendovi prendere peso pur senza mangiare molto.

Le funzioni degli ormoni tiroidei, comunque, vanno ben oltre la semplice regolazione del metabolismo ed il mantenimento della forma fisica: essi, infatti, sono responsabili della vostra energia, migliorano la capacità di concentrazione, stimolano l'attività del sistema immunitario nella difesa contro le infezioni e contro il cancro, combattono il colesterolo cattivo, mantengono la pressione sanguigna ad un livello ottimale.

L'ipertiroidismo (tiroide iperattiva) e l'ipotiroidismo (tiroide inattiva) rappresentano le patologie tiroidee più frequenti. L'ipotiroidismo si verifica quando la tiroide non produce sufficienti quantità di ormoni tiroidei. Si stima che circa 25 milioni di Americani siano affetti da ipotiroidismo. Un ipotiroideo manifesta sintomi quali il rallentamento del metabolismo, l'abbassamento della temperatura corporea, affaticamento, rallentamento del battito cardiaco, aumento dei livelli di trigliceridi nel sangue, cute secca, perdita di capelli, problemi mestruali, depressione, problemi di memoria, aumento del peso corporeo. Vi rendete conto? Gli ormoni tiroidei influenzano lo stato di salute del soggetto a 360 gradi.

L'ipertiroidismo, d'altro canto, può manifestarsi con occhi sporgenti, eccessiva perdita di peso e alterazioni patologiche dell'umore. Comunque, questo testo deve parlare di dieta, e non di medicina, per cui concentriamoci sulle abitudini alimentari che possono portarvi a diventare ipotiroidei e a dover intraprendere un percorso tutto in salita nella lotta ai chili in eccesso. Per quale motivo insorge l'ipotiroidismo? In realtà si tratta di una patologia "autoimmune", ciò significa che l'organismo comincia ad aggredire la ghiandola tiroidea portandola a produrre sempre meno ormoni.

Che rapporto intercorre tra il funzionamento della tiroide e l'alimentazione moderna? Vi interesserà sapere che la nostra dieta può contribuire significativamente a rallentare l'attività tiroidea piuttosto che stimolarla. Una dieta povera di grassi, infatti, influenza negativamente tanto i livelli d'insulina quanto quelli di leptina. Quest'ultima gioca un ruolo primario nella regolazione dell'attività tiroidea: in caso di fame, i livelli di leptina diminuiscono, segnalando alla tiroide ed a tutti gli ormoni di entrare in stand-by. A questo punto il metabolismo rallenta, la temperatura corporea diminuisce, ed i nutrienti utili alla sopravvivenza vengono conservati dall'organismo. I carboidrati raffinati e gli zuccheri in eccesso possono alterare i segnali inviati da questo ormone alla tiroide ed al resto del corpo, inducendo i soggetti ben nutriti, o addirittura sovrappeso, ad entrare in modalità stand-by. Parallelamente, poi, le diete povere di grassi, possono ridurre sensibilmente l'attività tiroidea.

Gli oli polinsaturi quali l'olio di soia e l'olio di mais, inoltre, hanno peggiorato la situazione ostacolando l'assorbimento dello iodio, essenziale ad un corretto funzionamento della tiroide.

La nostra dieta è molto ricca di sodio. Nei paesi industrializzati, lo iodio è stato aggiunto al sale da cucina per evitare che gli stessi bambini diventassero ipotiroidei.

Ad ogni modo, le ricerche hanno dimostrato che livelli troppo alti di iodio sono altrettanto negativi. Lo iodio in eccesso, infatti, può ostacolare l'attività dell'enzima responsabile della produzione degli ormoni tiroidei.

Non avrete più fortuna seguendo una dieta povera di carboidrati. Questo tipo di dieta, come è noto, è ricca di proteine animali (carni rosse, carni bianche, pesce), sostanze in grado di rallentare la trasformazione dell'ormone T4 nel più attivo ormone T3, riducendo così l'attività della tiroide.

Queste sono le ragioni per le quali le diete povere di grassi, così come quelle povere di carboidrati, si rivelano disastrose per la salute, e non vi faranno mai diventare un tipo *Perfect 10*. Tutte queste modifiche al nostro regime alimentare potrebbero essere correlate all'aumento dell'ipotiroidismo. Soltanto la Dieta Perfetta, in conclusione, vi aiuterà a stimolare l'attività di questi importanti ormoni, indirizzandovi alle giuste scelte alimentari. Non è fantastico?

ALIMENTI CHE CONTRIBUISCONO ALLA REGOLAZIONE DEGLI ORMONI TIROIDEI: sale marino (in quantità moderate), pesce, crostacei, verdura di mare (in particolare le alghe). Lo iodio naturalmente presente nelle giuste quantità in questi alimenti è essenziale al regolare funzionamento della ghiandola. Anche l'assunzione di frutta e verdura e quella di carboidrati "sicuri" contribuiscono ad aumentare la produzione di tiroxina.

ALIMENTI E FATTORI CHE POSSONO PORTARE ALLO SVILUPPO DELL'IPOTIROIDISMO: diete povere di grassi, di carboidrati e di proteine; aceto; consumo eccessivo di alcool; consumo eccessivo di sale; fluoruro presente nell'acqua di rubinetto; oli polinsaturi, come ad esempio olio di soia ed olio di mais.

ORMONE DELLA CRESCITA

ORIGINE: Ipofisi

LIVELLI NORMALI: Negli adulti, 10 ng/ml

FUNZIONI: Stimolare la crescita e la ricostruzione dei tessuti

L'ormone della crescita (HGH) ricopre un ruolo chiave nella resistenza del corpo all'invecchiamento. Per semplice comodità, lo indicherò indifferentemente come "ormone della crescita" o come "HGH". L'HGH viene secreto da una piccola ghiandola situata alla base del cervello e denominata ipofisi. In assenza di HGH saremmo tutti dei nani. Con troppo HGH invece, diventeremmo tutti giganti. I medici lo chiamano "la fonte dell'eterna giovinezza" e, in realtà, è quanto di più simile ci possa essere.

L'HGH venne scoperto nel 1920. La comunità scientifica lo ha sempre considerato essenziale per diventare degli adulti, e inutile dopo l'età di 21 anni. Studi recenti hanno, però, provato il contrario. L'HGH gode di una brutta reputazione a causa del cattivo uso che spesso ne hanno fatto gli sportivi, eppure non dovrebbe.

I livelli di HGH nell'organismo cominciano a diminuire dai 21 anni in avanti, e continuano progressivamente a diminuire fino al momento della morte. Ecco perché il corpo impiega molto di più a rigenerarsi man mano che invecchiamo. Molti Americani sono carenti di HGH, principalmente a causa del loro grasso corporeo. Quest'ultimo, infatti, rappresenta uno dei maggiori ostacoli alla produzione dell'ormone della crescita. Maggiore è la quantità di grasso corporeo, minore sarà il livello di HGH presente nell'organismo. L'HGH ci mantiene in forma, e quanto detto spiega perché sia più difficile dimagrire quando si è già in sovrappeso.

L'HGH rallenta la produzione d'insulina, l'ormone accumula-grassi. Vediamo allora cosa succede quando invecchiate. L'HGH diminuisce con l'età, mentre il livello d'insulina rimane lo stesso, o addirittura aumenta se la vostra alimentazione è ricca di zucchero. Inizierete ad accumulare grasso pur senza modificare la vostra dieta o la vostra routine. Non c'è da meravigliarsi se da adolescenti riuscivate a abbuffarvi di pizza e patatine senza conseguenze; invecchiando, sarete probabilmente ingrassati con molta più facilità.

Anche i pasti frequenti influenzano negativamente i livelli di HGH. Nei paesi industrializzati come gli Stati Uniti il cibo è presente in abbondanza, motivo per il quale i nostri livelli di HGH rimangono bassi. L'HGH aumenta quando digiuniamo, come ai tempi in cui le quantità di cibo a disposizione degli esseri umani variavano continuamente. In effetti, il digiuno è stato utilizzato per secoli come strumento per conquistare longevità, e rappresenta uno dei mezzi più efficaci per stimolare la produzione di HGH.

La carenza di HGH si manifesta con cute rugosa e priva di tono; calo della densità ossea; accumulo di grasso corporeo; assottigliamento dei capelli; depressione; ansia; affaticamento; calo del desiderio; indebolimento del sistema immunitario. Per quale ragione, poi, l'HGH influenza le difese immunitarie? Semplice: l'HGH stimola la crescita della ghiandola timo, responsabile della produzione di linfociti T, ossia le cellule destinate a combattere le infezioni.

Quanti assumono HGH giurerebbero sulla sua efficacia. Il loro livello di energia aumenta, il cattivo umore scompare, e l'atteggiamento nei confronti della vita migliora sensibilmente. La loro massa muscolare cresce, e quella grassa diminuisce. A questo punto potreste pensare: "Ma dottore, io non posso procurarmi l'HGH". Non è un problema, dato che la Dieta Perfetta farà aumentare, in modo del tutto naturale, i vostri livelli di HGH.

Cominciando ad assumere la giusta quantità di proteine, incorporando l'attività fisica nella vostra routine quotidiana, perdendo peso, ed assicurandovi le giuste ore di sonno, i vostri livelli di HGH cresceranno automaticamente.

ALIMENTI E FATTORI CHE CONTRIBUISCONO A REGOLARE LA PRODUZIONE DELL'ORMONE DELLA CRESCITA: verdura; frutta; carni bianche; uova; pesce; esercizio fisico; perdita di peso; digiuno.

ALIMENTI E FATTORI CHE INFLUENZANO NEGATIVAMENTE LA PRODUZIONE DELL'ORMONE DELLA CRESCITA: una dieta povera di proteine; alcool; aceto; pane bianco; pasta; prodotti light; cerali; lo stile di vita sedentario.

CORTISOLO

ORIGINE: Ghiandole surrenali
LIVELLI NORMALI: 180 ng/ml dalle 8.00 alle 9.00;
45 ng/ml dalle 16.00 alle 20.00
FUNZIONI: Regolare i livelli di energia e contrastare le infiammazioni

Le ghiandole surrenali, situate al di sopra dei reni, sono responsabili della produzione di vari ormoni. Nel mio libro farò riferimento soltanto a due di essi: il DHEA ed il cortisolo, in grado, entrambi, di influire sul peso corporeo.

Si discute, in maniera più o meno accesa, su quale sia il rapporto tra cortisolo e giro vita, ma è indubitabile che l'ormone in questione sia uno dei principali responsabili dell'obesità addominale (le cosiddette "maniglie dell'amore"). Se il vostro giro vita è più largo dei vostri fianchi, il grasso della vostra cintura potrebbe innescare un processo infiammatorio a carico delle arterie, oltre ad aumentare il rischio d'infarto.

Il cortisolo, l'ormone dello stress, nasce per darci vigore. Tuttavia, come per l'insulina, rappresenta un problema per molti individui: è troppo alto in alcuni; è troppo basso in altri. Con un livello di cortisolo troppo alto o troppo basso, le aspettative di vita si riducono drasticamente. Questo ormone ci tiene in vita grazie alle sue tre importantissime prerogative: aumentare il livello di zuccheri nel sangue (e dunque fornirci l'energia che ci serve), aumentare la pressione sanguigna e neutralizzare le infiammazioni. Negli anni '90 io stesso ho pubblicato un articolo su una rivista medica americana riguardante l'effetto antinfiammatorio del cortisolo. Credetemi, è in grado di fare meraviglie.

Ma in che maniera l'attività del cortisolo è stata ostacolata dall'alimentazione moderna? Per l'ennesima volta, dobbiamo prendercela con gli zuccheri in eccesso. Lasciate che vi spieghi meglio. Vedete, lo zucchero, i succhi di frutta, e in pratica tutto ciò che è dolce, aumentano a gran velocità il livello di zuccheri nel sangue. Ciò non soltanto influenza negativamente la produzione d'insulina, ma anche quella di cortisolo. Il nostro corpo, infatti, non è stato programmato per "gestire" alti livelli di zuccheri al suo interno.

Dato che l'insulina viene secreta in quantità maggiori nelle diete povere di grassi, il livello di zuccheri nel sangue precipita, ed è qui che entra in gioco il cortisolo. Nei tempi antichi, quest'ormone veniva chiamato in causa solo ed esclusivamente in situazioni particolarmente stressanti, come ad esempio quando bisognava scappare dai predatori. Il cortisolo ci dà l'iniezione di energia necessaria per fuggire dalle situazioni di pericolo. Oggi, invece, il cortisolo viene chiamato in causa ogni volta che i nostri livelli di zucchero precipitano, come ad esempio dopo aver mangiato un biscotto, bevuto una bevanda gassata, o, comunque, dopo aver consumato qualsiasi genere di prodotti (cibi o bevande) zuccherini. Quando questi si trasformano in una costante, gli alti livelli di cortisolo tendono a cronicizzarsi, viene stimolata la produzione di insulina, e si diventa insulino-resistenti.

Per insulino-resistenza s'intende una patologia a causa della quale le cellule diventano sempre meno sensibili all'azione dell'insulina, e spingono il corpo a secernere quantità sempre maggiori di quest'ormone per metabolizzare gli zuccheri presenti nel cibo. Essere insulino-resistenti o, comunque avere un livello d'insulina troppo alto, significa inevitabilmente ingrassare.

Un'eccessiva produzione di cortisolo, poi, fa precipitare i livelli di serotonina, neurotrasmettitore che svolge un ruolo primario nella regolazione dell'umore. E da sempre i bassi livelli di serotonina sono associati alla comparsa della sindrome depressiva, oggi in crescita persino tra i bambini.

Altra conseguenza dell'iperproduzione di cortisolo è la diminuzione dei livelli di melatonina, "l'ormone del sonno", secreto da una piccola ghiandola denominata ghiandola pineale. La carenza di melatonina, infatti, genera insonnia. Siamo qui, Zolpidem!

Non dormire a sufficienza significa produrre meno HGH, l'ormone che vi mantiene giovani e sani, e che viene prodotto, per la maggior parte, durante il sonno. Non c'è da stupirsi, dunque, se siamo in condizioni penose: gli zuccheri in eccesso, il poco sonno e lo stress ci traumatizzano continuamente.

Quando gli zuccheri e lo stress cominciano a mettere sotto pressione le ghiandole surrenali, queste corrono il rischio di andare in tilt. Molti medici non possono formulare diagnosi di affaticamento surrenale, trattandosi di una patologia non contemplata dai libri di testo (pur essendo conosciuta in letteratura). Se le ghiandole surrenali non rilasciano sufficienti quantità di cortisolo, l'aspetto si fa stanco, e ben presto compaiono sul volto borse e occhiaie. Sopportare le situazioni stressanti diventa sempre più difficile, arrivando talvolta a sperimentare ansia ed attacchi di panico. A quel punto il medico potrebbe prescrivervi degli ansiolitici che, a loro volta, vi farebbero prendere peso. Ma ecco una buona notizia: la Dieta Perfetta vi aiuterà a bilanciare la produzione di cortisolo.

ALIMENTI E FATTORI CHE AIUTANO AD EQUILIBRARE I LIVELLI DI CORTISOLO: verdura; frutta; pesce; uova; carni bianche e, una volta ogni tanto, carni rosse; cercare di stare rilassati e di evitare il più possibili situazioni stressanti.

ALIMENTI E FATTORI CHE INFLUENZANO NEGATIVAMENTE LA PRODUZIONE DI CORTISOLO: zuccheri; alcool; dolciumi; bevande gassate; biscotti; cereali; prodotti light; cibi a base di grassi transgenici; stress.

DEIDROEPIANDROSTERONE (DHEA)

ORIGINE: Ghiandole surrenali
LIVELLI NORMALI: Variano con l'età. Per gli uomini, il livello di DHEA solfato oscilla tra i 400 e i 500 mcg/dl; per le donne tra i 370 e i 430 mcg/dl
FUNZIONI: Molte, inclusa quella (potenziale) correlata al peso corporeo

Il DHEA, un altro ormone steroideo prodotto dalle ghiandole surrenali e dal cervello, fa parte degli ormoni presenti in quantità maggiori nell'organismo. I livelli di DHEA diminuiscono con l'età. Una persona di 70 anni produce

circa il 10% della quantità di DHEA prodotto da una di 20 anni.
Scoperto nel 1934, il DHEA viene prodotto in quantità maggiori rispetto agli altri steroidi surrenalici. Dal momento che il DHEA può essere trasformato in altri ormoni, tra cui estrogeni e testosterone, gli scienziati inizialmente lo consideravano una sorta di "riserva" cui il corpo poteva attingere nella sua attività di produzione ormonale. In realtà, la scoperta di recettori DHEA nei reni, nel fegato e nei testicoli di diversi animali, li ha poi indotti a credere che questa sostanza sia responsabile di una serie di funzioni fisiologiche ben precise.
Quale ruolo svolga il DHEA nel controllo del peso corporeo è ancora controverso. All'inizio degli anni '80, il DHEA veniva venduto come integratore per dimagrire. Fino al 1986 non occorreva neppure la ricetta medica per procurarselo, tuttavia la FDA (Food and Drug Administration) decise di riclassificarlo, non conoscendone gli eventuali effetti collaterali a lungo termine. Ancora oggi, la FDA non ne approva l'utilizzo a scopo medico. Il DHEA, però, è in grado di accrescere i livelli di serotonina, sostanza che comunica al cervello quando smettere di assumere cibo, e in grado, tra l'altro, di bloccare la trasformazione del glucosio in grasso. Il DHEA, infine, svolge un'azione protettiva nei confronti dell'arteriosclerosi, ed abbassa il livello di insulina nell'organismo.

Gli studi compiuti sugli animali, hanno mostrato come il DHEA contribuisca alla prevenzione dell'obesità, del diabete, del cancro, delle malattie cardiache, e addirittura dell'ingrigimento dei capelli. Per quanto riguarda gli esseri umani, comunque, si fa strada la convinzione che il DHEA sia in grado di contribuire significativamente al benessere del soggetto, alleviare la fatica, combattere la depressione, ed ostacolare l'insorgenza dell'osteoporosi nelle donne dopo la menopausa. Il DHEA, come tanti altri ormoni, non è immune ai danni procurati dai grassi artificiali. I sintomi da carenza di DHEA comprendono: sensazione di affaticamento, ansia, depressione, calo del desiderio, insoddisfazione sessuale. D'altra parte, un livello adeguato di DHEA può contribuire alla longevità dell'individuo. Ricordate comunque che sagerare con gli integratori di DHEA può comportare la comparsa di acne e cute grassa.

ALIMENTI CHE STIMOLANO LA PRODUZIONE DI DHEA: verdura; frutta; carni bianche; uova; grassi saturi, come ad esempio il burro.

ALIMENTI CHE RALLENTANO LA PRODUZIONE DI DHEA: zucchero; dolciumi, alcool; margarina; caffè; pane bianco; soia; pasta.

ESTROGENI E PROGESTERONE

ORIGINE: Prevalentemente le ovaie, anche se una piccola quantità viene prodotta dalle ghiandole surrenali
LIVELLI NORMALI: Nella donna, i livelli variano in relazione all'ovulazione; nel maschio adulto i livelli di estrogeni devono essere 130 pg/ml, e quelli di progesterone 1.4 ng/ml
FUNZIONI: Molteplici, compresa quella del mantenimento del peso corporeo

Gli estrogeni ed il progesterone sono gli ormoni sessuali femminili; i primi, in particolare, rappresentano gli ormoni femminili per eccellenza, sebbene anche gli uomini ne producano modeste quantità. Le donne, chiaramente, ne possiedono in misura molto maggiore. Gli estrogeni sono responsabili della femminilità: fanno crescere il seno, allargare i fianchi, donano un aspetto morbido e sensuale. Hanno anche la facoltà di stimolare il sistema nervoso simpatico, aumentare i livelli di attenzione, ridurre il grasso corporeo, proteggere il corpo dalle patologie cardiache e dal morbo di Alzheimer, accrescere la reattività all'insulina, e, infine, migliorare la tolleranza al glucosio.

In età fertile, la donna produce estrogeni ogni giorno del mese. Le ovaie producono anche progesterone, nelle due settimane precedenti la comparsa del ciclo mestruale.

Nonostante la gente tenda a pensare agli estrogeni come ad un'unica tipologia di ormoni, questi, in realtà, comprendono tre molecole biochimicamente distinte l'una dall'altra, prodotte in modo naturale dall'organismo, e denominate rispettivamente estrone (E1), estradiolo (E2) ed estriolo (E3). Queste tre molecole svolgono attività diverse tra loro, che le rendono più o meno estrogeniche. L'estradiolo viene prodotto dalle ovaie, ed ha il compito di donare alla donna il tipico aspetto "morbido". L'estrone viene ricavato dal grasso corporeo. L'estriolo è presente in piccole quantità e viene prodotto principalmente durante la gravidanza.

Negli anni della menopausa, le ovaie si atrofizzano, l'estradiolo (E2) diminuisce, ma il corpo continua ad aver bisogno di estrogeni. L'estrone (E1), che viene prodotto dalle ghiandole surrenali, diviene l'estrogeno principale nella fase post-menopausa, e non è affatto una cosa positiva. L'estrone (E1), infatti, inizia a spostare il grasso dalle natiche all'addome, riducendo le "curve" ed aumentando il giro vita. Questo tessuto adiposo produce altro estrone (E1) che, a sua volta, accresce ulteriormente il grasso addominale: un vero e proprio circolo vizioso. Alla luce di quanto detto, perdere peso diventa sempre più difficile. In buona sostanza: non stimolando la produzione di estrogeni, ingrasserete.

Immagine 3.1: Livelli degli ormoni ovarici Estrogeni e Progesterone durante il ciclo mestruale

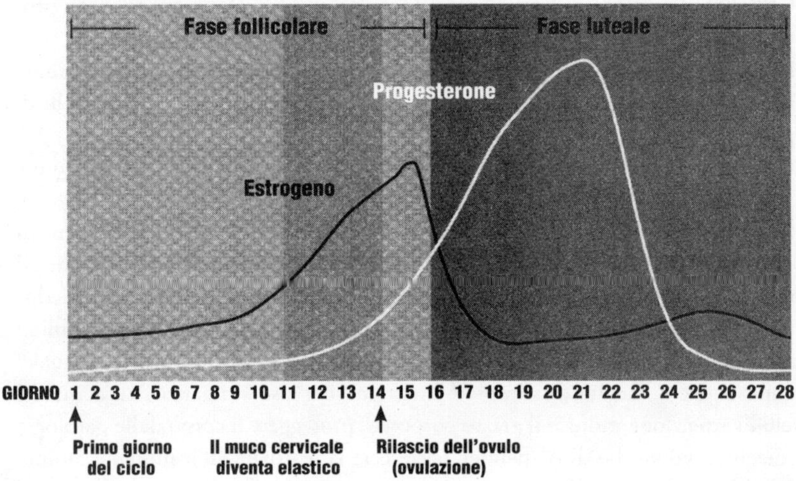

Mary Kate Wright, Master in Scienze, Illustratore Medico Certificato

I sintomi da carenza estrogenica possono verificarsi ad ogni età e sono più evidenti in menopausa. Fra questi si annoverano: vampate di calore, sudorazione notturna, cefalea, secchezza vaginale, stato confusionale, infezioni urinarie ricorrenti, calo della risposta sessuale, aumento di peso.

Il livello degli estrogeni può innalzarsi eccessivamente a causa dell'assunzione di ormoni o all'insufficiente produzione di progesterone. Estrogeni superiori alla norma, d'altro canto, possono causare depressione, gonfiore, emicrania, gonfiore del seno, abbondanti sanguinamenti vaginali.

Il rapporto ottimale tra estrogeni e progesterone in una donna giovane è di 20 a 1.

Il progesterone, il secondo ormone sessuale femminile, riduce l'attività degli estrogeni. Prodotto dalle ovaie, combatte l'ansia e favorisce il rilassamento: in sintesi, fa sentire le donne più felici. La famosa depressione post-partum è infatti imputabile al crollo repentino nei livelli di progesterone. Quest'ormone è inoltre in grado di migliorare il sonno, a costruire e mantenere delle ossa forti e sane, a rallentare i processi digestivi, stimolare l'appetito, immagazzinare grassi (importantissimo durante la gravidanza), aumentare le dimensioni del seno e prepararlo alla secrezione del latte.

L'abbassamento dei livelli di progesterone può verificarsi ad ogni età, ma in modo particolare in prossimità della menopausa. I sintomi connessi a tale abbassamento comprendono: manifestazioni assimilabili alla sindrome premestruale, emicrania premestruale, cicli abbondanti o irregolari, stati d'ansia. Livelli di progesterone troppo alti sono imputabili ad un abuso delle terapie ormonali sostitutive. Tra i sintomi, sonnolenza e depressione.

Tanto i livelli di estrogeni, quanto quelli di progesterone, sono stati influenzati negativamente dall'alimentazione moderna. L'assunzione di eccessive quantità di zucchero, unita all'eliminazione dei grassi naturali, ha causato seri squilibri a questi importantissimi ormoni sessuali. Non ci si deve meravigliare, pertanto, che l'infertilità e la menopausa precoce siano in aumento.

I ricercatori stanno facendo notevoli progressi nel comprendere come gli ormoni E1, E2 ed E3 vengano metabolizzati, detossificati ed eliminati dall'organismo. Queste molecole vendono scisse o detossificate in metaboliti estrogenici. Questi ultimi possono essere dotati di maggiore o minore capacità estrogenica, e, di conseguenza, accrescere il rischio di cancro al seno, all'utero o di altre neoplasie. Alla luce di tutto ciò, la comprensione dei processi metabolici degli estrogeni, e di come possiamo influire su di essi, è importantissima per diminuire il rischio di cancro. I semi di lino, le verdure crucifere, gli acidi grassi omega-3 e l'attività fisica, rappresentano un valido aiuto contro i metaboliti estrogenici nocivi ed il cancro in generale.

Gli ormoni femminili di cui ci stiamo occupando sono molto importanti anche per gli uomini. Gli estrogeni "sensibilizzano" il cervello maschile, ed una produzione insufficiente di estrogeni può effettivamente "castrare" un uomo. Allo stesso modo un alto livello di estrogeni può rappresentare un serio problema per l'organismo maschile, soprattutto man mano che invecchia. L'eccessivo consumo di caffeina e il sovrappeso possono causare la sostituzione della produzione di testosterone (l'ormone sessuale maschile) con quella di estrogeni.

Gli insetticidi utilizzati all'interno della catena alimentare, poi, hanno anch'essi contribuito al fenomeno degli estrogeni in eccesso negli uomini. Naturalmente, lo squilibrio estrogeni-testosterone in un uomo può portare, tra l'altro, ad accumulare chili di troppo. Anche gli uomini producono progesterone (precursore naturale del testosterone), seppure in quantità minori rispetto alle donne. Il calo del progesterone nell'organismo maschile influisce sul processo di conversione del testosterone in un altro ormone, il diidrotestosterone (DHT). Un'eccessiva quantità di DHT può causare la proliferazione delle cellule prostatiche, fenomeno responsabile dell'ingrossamento della prostata e stenosi uretrale.

ALIMENTI E FATTORI CHE CONTRIBUISCONO ALL'EQUIILIBRIO ESTROGENI E PROGESTERONE: uova, burro, pesce, carni bianche, latte intero, perdita di peso.

ALIMENTI E FATTORI CHE POSSONO INFLUENZARE NEGATIVAMENTE I LIVELLI DI ESTROGENI E DI PROGESTERONE: zuccheri, cibi light, margarina, consumo eccessivo di alcool, fumo, consumo di droghe, carenza di attività sessuale, latticini senza grassi, obesità.

TESTOSTERONE

ORIGINE: Testicoli nell'uomo; ghiandole surrenali nell'uomo e nella donna
LIVELLI NORMALI: Nell'uomo variano con l'età, da 241 a 827 ng/dl; nella donna da 60 a 76 ng/dl
FUNZIONI: Molteplici, inclusa quella del mantenimento del peso corporeo

Tutti sanno che il testosterone rappresenta la quintessenza della mascolinità. Sì, il testosterone rende gli uomini "mascolini", tuttavia quest'ormone viene prodotto anche dalle donne, e stimola il desiderio sessuale in entrambi i sessi. Per anni la comunità medica aveva fatto pensare agli uomini che il testosterone fosse dannoso, a causa di una supposta connessione tra lo stesso e le malattie cardiache da un lato, il cancro alla prostata dall'altro.

Il maschio ideale viene raffigurato con spalle larghe, pettorali scolpiti, braccia muscolose, vita stretta e gambe robuste. Ebbene, lasciate che vi dica una cosa, da uomo a uomo: raggiungere questo ideale è impossibile senza assumere alimenti che stimolino la produzione di questo ormone, in primo luogo prodotti animali e cibi ricchi di colesterolo. Il testosterone, ad ogni modo, non è soltanto un ormone sessuale, è una sostanza che influisce su tutto il corpo.
Nei maschi adulti è necessario per conservare la massa muscolare, la forza, la consistenza ossea, la crescita dei capelli, il desiderio sessuale, la produzione degli spermatozoi. Ci dona inoltre un fisico sano e asciutto.

Se sei un uomo deciso a migliorare il più possibile il proprio aspetto fisico, hai la mia solidarietà. Molti esperti dai titoli altisonanti ti hanno allontanato dai cibi che ami e l'industria alimentare ti ha convinto che per perdere peso devi nutrirti dei suoi prodotti artefatti. Facendo tutto questo, invece, sei ingrassato, ti sei indebolito e, forse, ammalato.

I 40 anni del dogma "niente grassi", hanno reso l'Americano medio più grasso dei suoi predecessori. Le diete povere di grassi, infatti, abbassano i livelli di testosterone, ostacolano la crescita muscolare, facilitano l'aumento di peso. Negli anni '80 il livello medio di testosterone negli uomini si aggirava attorno a 600 ng; adesso è sceso a circa 400 ng. Gli insetticidi, i trattamenti ormonali dei prodotti animali, l'eliminazione dei grassi dalla nostra dieta, il consumo eccessivo di zuccheri, hanno condizionato negativamente la produzione di questo importantissimo ormone. Anche il cortisolo, l'ormone dello stress che favorisce l'accumulo di tessuto adiposo, rappresenta un nemico mortale del testosterone.

Se vuoi assomigliare a un dio, nutriti come un uomo. Vale a dire: abbondanza di prodotti animali, burro, tuorli d'uovo e latte intero (niente margarina, latte magro o latte di soia). Non preoccuparti di produrre una quantità eccessiva di testosterone, dal momento che l'eccesso di sostanze di origine naturale raramente costituisce un problema. L'abuso di testosterone di origine artificiale - ad esempio gli anabolizzanti - può invece causare acne, pelle grassa e calo della fertilità.

Hai il testosterone basso? Assumi il Viagra per arrivare all'erezione? Non disperare, la Dieta Perfetta ti aiuterà. Sto forse promettendo di trasformarti in uno di quei "machi" che si trovano sulle copertine delle riviste di culturismo? Certo che no; quei tizi si allenano ogni santo giorno per assomigliare alle divinità greche. Ti posso garantire, però, che renderò il tuo aspetto il migliore possibile grazie alla Dieta Perfetta.

ALIMENTI E FATTORI CHE STIMOLANO LA PRODUZIONE DI TESTOSTERONE: uova, fegato, burro, pesce, carni bianche, ed un'attività sessuale frequente.

ALIMENTI E FATTORI CHE INIBISCONO LA PRODUZIONE DI TESTOSTERONE: zuccheri, cibi light, margarina, alcool in eccesso, tabacco, droghe leggere, un'insufficiente attività sessuale e l'obesità.

Esistono molti altri ormoni ingrado di influenzare il peso corporeo. Fra questi: l'adrenalina e la noradrenalina (ormoni dello stress prodotti dalle ghiandole surrenali), la grelina (che viene prodotta nell'intestino, ed aumenta pensando al cibo), i neuropeptidi (situati nel cervello, controllati dalla leptina e dalla gherlina; ti stimolano a mangiare), l'adiponectina (che regola il livello di zucchero nel sangue) e la resistina (in grado di causare l'insulino-resistenza). Nonostante la trattazione di questo libro sia limitata ai dieci ormoni più importanti, la Dieta Perfetta contribuisce ad equilibrarli tutti.

La maggioranza di questi dieci ormoni è controllata da una regione del cervello denominata ipotalamo; questo a sua volta controlla l'ipofisi e l'ipofisi secerne altre sostanze in grado di influenzare l'attività dei dieci ormoni chiave. Tutti i soggetti interagiscono e si influenzano l'un l'altro. Nonostante le tante nozioni scientifiche, riuscite a capire come vanno le cose: per essere un *Perfect 10* tutti i vostri ormoni devono lavorare in perfetta sintonia. L'orchestra deve suonare all'unisono, altrimenti non ci sarà nessuna melodia.

Dai cereali per la colazione al fast-food, il panorama offerto dalla dieta moderna si è rivelato disastroso, per la salute nel suo complesso come per i dieci ormoni di cui ci occupiamo. Lo squilibrio ormonale non è uno scherzo. L'alimentazione rappresenta al tempo stesso il problema e la soluzione. Il ricorso a una dieta sana può garantire tanto la forma fisica quanto il rallentamento dell'invecchiamento. Degli ormoni non bilanciati accelerano il processo d'invecchiamento e vi predispongono alle malattie.

Se volete che i famosi dieci ormoni, invece, siano in equilibrio fra loro (Fig. 3.3), dimenticate la piramide del Ministero dell'agricoltura (USDA), le guide ad un'alimentazione povera di grassi, e le tanto famose diete a basso contenuto di carboidrati. La Dieta Perfetta è l'unica al mondo in grado di rimettere in sesto il livello dei vostri ormoni. In questo libro vi indicherò quali alimenti assumere e quali evitare, spiegandovi anche il perché, e chiarendo in quali casi le regole possono subire delle eccezioni. La Dieta Perfetta comprende una serie di menu da seguire per essere certi di garantire al proprio corpo i nutrienti di cui ha bisogno.

Dimagrire, star meglio, riequilibrare gli ormoni: cosa state aspettando allora? È il momento di fuggire dai disastri alimentari ed iniziare la Dieta Perfetta.

FIGURA 3.2: Sistema endocrino dell'organismo umano

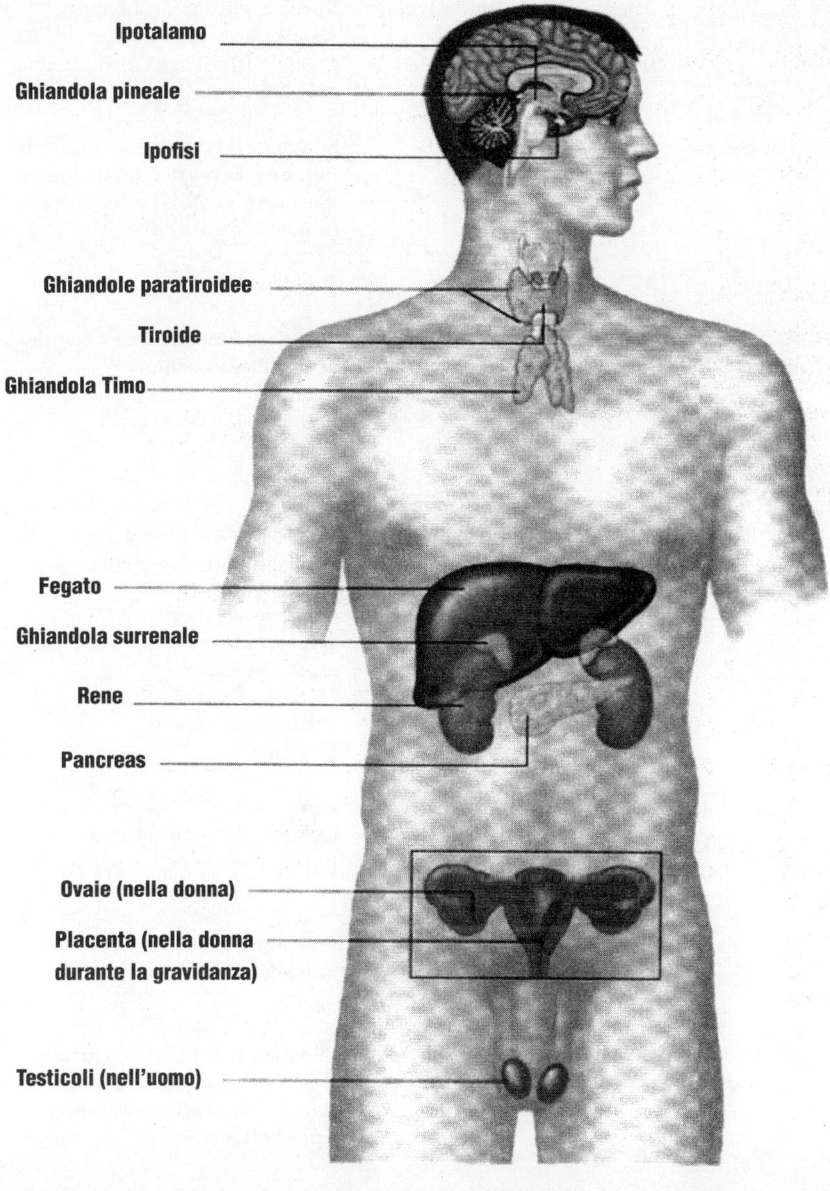

FIGURA 3.3: Ormoni della Dieta Perfetta e loro funzioni

ORMONE	ORIGINE	DESTINAZIONE	FUNZIONI
Insulina	Pancreas	Tutto il corpo	Regolare i livelli di glucosio nel sangue; accrescere le riserve di glicogeno; facilitare l'assimilazione del glucosio da parte delle cellule
Glucagone	Pancreas	Fegato	Stimolare la scissione del glicogeno (fonte di riserva dei carboidrati) in glucosio (zucchero presente nel sangue) e regolarne i livelli
Leptina	Cellule adipose	Cervello	Regolare il senso di sazietà
Ormoni tiroidei	Tiroide	Tutto il corpo	Stimolare il metabolismo; favorire la crescita e lo sviluppo
Ormone della crescita (HGH)	Parte anteriore dell'ipofisi	Tutto il corpo	Stimolare la crescita e lo sviluppo
Cortisolo	Ghiandole surrenali	Tutto il corpo	Rispondere allo stress; accrescere i livelli di glucosio nel sangue; attingere alle riserve di grasso; ridurre le infiammazioni
DHEA	Ghiandole surrenali	Tutto il corpo	Produrre gli ormoni Sessuali
Estrogeni	Ovaie	Apparato femminile riproduttivo	Stimolare lo sviluppo sessuale e la crescita; assicurare il corretto funzionamento dell'apparato riproduttivo femminile
Progesterone	Ovaie	Ghiandole mammarie Utero	Preparare l'utero alla gravidanza
Testosterone	Testicoli	Tutto il corpo	Stimolare lo sviluppo sessuale e la crescita; assicurare il corretto funzionamento dell'apparato riproduttivo maschile

La Storia di Sharon

Sharon, una donna di 54 anni di circa 119 Kg, aveva combattuto col proprio peso per ben 21 anni. Aveva provato tutto: diete povere di grassi, povere di carboidrati ed altre diete assurde.

"Con ogni dieta riuscivo a perdere peso, per recuperarlo tutto - e anche di più - subito dopo", spiegò. I suoi cicli mestruali erano irregolari. Gli esami del sangue avevano rivelato che la sua tiroide era lenta, la sua produzione di ormoni sessuali inferiore alla norma, e i suoi livelli di insulina alle stelle.

Consigliai a Sharon la Dieta Perfetta, e lei la seguì con molta attenzione, concentrandosi sui propri obiettivi e riuscendo a raggiungerli tutti i mesi. Rinunciò agli alimenti artefatti che amava consumare (comprese le merendine light ed il latte magro) e cominciò a mangiare uova, gamberetti, anatra e persino burro. Nell'arco di due anni, Sharon perse quasi 60 Kg. Ma non è tutto; Sharon, infatti, riuscì a non recuperare il peso perduto, e questo le fece finalmente affrontare la vita con energia e sicurezza.

Una giornata tipo della Dieta Perfetta

COLAZIONE: Toast integrale con burro e frutti di bosco
MERENDA MATTUTINA (FACOLTATIVA): 1 arancia
PRANZO: Rotolino ripieno con pollo, spinaci e funghi
MERENDA POMERIDIANA (FACOLTATIVA): 100 gr di noci pecan
CENA: Aragosta accompagnata da insalata mista

FIGURA 3.4: Prospetto dei 10 Ormoni Metabolici

TIPO DI ORMONE	ALIMENTI E FATTORI IN GRADO DI DISTURBARLO	ALIMENTI E FATTORI IN GRADO DI EQUILIBRARLO	IN CASO DI LIVELLO ECCESSIVO	IN CASO DI LIVELLO INSUFFICIENTE	PATOLOGIE ASSOCIATE CON UN EVENTUALE SQUILIBRIO
INSULINA	Carboidrati raffinati, dolciumi, zucchero, bevande gassate, alcool, grassi idrogenati, verdure ricche di amido (patate), alcuni additivi chimici, alcuni farmaci contro il diabete, stress, dieta ipercalorica, mancanza di esercizio fisico	Proteine, grassi naturali, carboidrati a lenta ilazione(verdure ricche di fibre), farina integrale, attività fisica regolare, pasti regolari, dieta bilanciata, perdita di peso	Obesità, depressione, escrescenze della pelle, acne, macchie scure sotto le ascelle, cicli mestruali irregolari, affaticamento, scarso desiderio sessuale	Visione offuscata, sete eccessiva, capogiri, respiro affannoso, aumento della minzione, perdita di peso	Diabete, pre-diabete., diabete gestazionale, malattie cardiache, pressione alta, colesterolo alto, affaticamento, livello di zucchero a digiuno 70 mg/dl, cicli mestruali irregolari, sterilità, sindrome dell'ovaio policistico
GLUCAGONE	Dieta ipercalorica, pasti frequenti, alti livelli d'insulina	Grassi naturali, proteine nobili, carboidrati a lenta assimilazione	Eccessiva perdita di peso	Obesità	Tumori del pancreas
LEPTINA	Carboidrati raffinati, pasti abbondanti ad orari serali, alcool, dolciumi, bevande gassate, zuccheri, grassi idrogenati, mancanza di sonno, obesità, stress	Omega-3 (presenti nei frutti di mare), proteine nobili (uova da coltivazione biologica, carni bianche, frutti di mare), noci, carboidrati a lenta assimilazione	Obesità	Costante sensazione di fame, depressione	Anoressia nervosa, diabete, insulino-resistenza, colesterolo alto, pressione alta, ictus, escrescenze cutanee
ORMONI TIROIDEI	Diete povere di grassi, diete iperproteiche, eccessivo consumo di sale iodato, oli polinsaturi, dolcificanti artificiali, fluoruro contenuto nel dentifricio, alcuni farmaci (amiodarone e litio)	Carni rosse (manzo e agnello) in quantità moderate, pesce (aringhe e salmone) in quantità moderate, grassi monoinsaturi (olio d'oliva ed avocado) alimenti ricchi di selenio (farina integrale, lievito di birra), frutta e verdura	Instabilità emotiva, rapida perdita di peso, occhi sporgenti, irritabilità, nervosismo, manie, battito cardiaco irregolare, aritmie, sudorazione eccessiva, diarrea	Aumento di peso, gonfiore diffuso, stanchezza mattutina, intolleranza al freddo o al caldo, capelli secchi, perdita di capelli, cute secca, lenta crescita delle unghie, dolori muscolari, costipazione, depressione, stanchezza eccessiva, cicli mestruali irregolari	Tiroide iperattiva (ipertiroidismo), tiroide lenta (ipotiroidismo)

TIPO DI ORMONE	ALIMENTI E FATTORI IN GRADO DI DISTURBARLO	ALIMENTI E FATTORI IN GRADO DI EQUILIBRARLO	IN CASO DI LIVELLO ECCESSIVO	IN CASO DI LIVELLO INSUFFICIENTE	PATOLOGIE ASSOCIATE CON UN EVENTUALE SQUILIBRIO
HGH	Invecchiamento, scarsa attività fisica, caffeina, carenza di sonno, aceto, sonno leggero, abbondante grasso corporeo, stress, troppi grassi dietetici, pesticidi, diete vegetariane	Attività anaerobica, perdita di peso, alimentazione bilanciata	Prima della pubertà: statura eccessiva Dopo la pubertà: raramente individuabile salvo in caso di determinate patologie quali l'acromegalia (produzione eccessiva scatenata da un tumore) e di abuso da parte degli atleti. I sintomi includono ispessimento delle ossa mandibolari, delle mani e dei piedi, dei pettorali (nell'uomo) e di un'eccessiva crescita muscolare	Prima della pubertà: statura ridotta o incurvamento della spina dorsale dovuto a cifosi, ridotta massa muscolare Dopo la pubertà: aumento di peso, palpebre cadenti, guance cadenti, pelle della braccia priva di tono, smagliature sull'addome, rughe, scarsa energia, doppio mento, sensazione di fatica anche dopo il sonno, irrequietezza, attacchi d'ansia, attacchi di panico, calo della massa muscolare, calo del desiderio, incapacità di ricordare i sogni	Prima della pubertà: gigantismo o nanismo Dopo la pubertà: acromegalia (produzione eccessiva dovuta al tumore dell'ipofisi), carenza di HG
CORTISOLO	Alcool, zuccheri, caffeina, eccessivo consumo di sale, diete povere di grassi, carenza di sonno, saltare i pasti, stress, paura eccessiva	Dieta equilibrata, alimenti ricchi di fibre, dieta povera di zuccheri, alimenti ricchi di vitamina C (agrumi, pomodori, fragole) alimenti ricchi di fosfatidilserina (fagioli, pollo, sgombro, verdura a foglie verdi)	Grasso addominale ("maniglie dell'amore"), depressione, insonnia, cicli mestruali irregolari, calo del desiderio, aumento di peso	Voglia di sale, diarrea cronica, debolezza, pelle scura in alcune zone, pallore, eccessiva (o non voluta) perdita di peso	Insulino-resistenza, diabete, sindrome di Cushing (eccessiva secrezione di cortisolo) insufficienza renale

TIPO DI ORMONE	ALIMENTI E FATTORI IN GRADO DI DISTURBARLO	ALIMENTI E FATTORI IN GRADO DI EQUILIBRARLO	IN CASO DI LIVELLO ECCESSIVO	IN CASO DI LIVELLO INSUFFICIENTE	PATOLOGIE ASSOCIATE CON UN EVENTUALE SQUILIBRIO
DHEA	Invecchiamento, caffeina, carboidrati raffinati, grassi transgenici, soia	Assumere un'adeguata quantità di grassi naturali (specialmente i grassi saturi presenti nel burro), cibi ricchi di magnesio (fagioli, semi, farina integrale)	Acne	Aumento di peso, scarso desiderio sessuale	Produzione eccessiva di DHEA dovuta alla presenza di un tumore, assunzione tramite integratori, carenza di DHEA i
ESTROGENI	Invecchiamento, caffeina, carboidrati raffinati, grassi transgenici, alcool, consumo eccessivo di zuccheri, latticini senza grassi, inquinamento ambientale, stress, utilizzo della pillola contraccettiva	Assumere un'adeguata quantità di grassi naturali, latte intero, frutta, verdure ricche di fibre, prodotti animali da coltivazione biologica, tè verde, melograno	Nella donna: seno dolente, ansia, emicranie ricorrenti, flusso mestruale irregolare, ritenzione idrica, aumento di peso Nell'uomo: seni ipersviluppati, effemminazione, minzione frequente dovuta ad un ingrossamento della prostata	Nella donna: seni cadenti, affaticamento, depressione, calo del desiderio, vampate di calore, sudorazione notturna, prurito e secchezza vaginale, calo della lubrificazione vaginale, frequenti infezioni urogenitali Nell'uomo: la carenza di estrogeni si verifica assai raramente	Nella donna: menopausa, sindrome dell'ovaio policistico, sterilità, endometriosi, flusso abbondante, fibromi, cancro della mammella, cancro dell'utero, melasma pigmentazione del viso), patologie cardiache, ictus Nell'uomo: l'eccesso di estrogeni può causare ingrossamento della prostata, diminuzione degli spermatozoi, calo del livello di testosterone

TIPO DI ORMONE	ALIMENTI E FATTORI IN GRADO DI DISTURBARLO	ALIMENTI E FATTORI IN GRADO DI EQUILIBRARLO	IN CASO DI LIVELLO ECCESSIVO	IN CASO DI LIVELLO INSUFFICIENTE	PATOLOGIE ASSOCIATE CON UN EVENTUALE SQUILIBRIO
PROGESTERONE	v. estrogeni	v. estrogeni	Nella donna: estrogeni non bilanciati, e di conseguenza cicli mestruali irregolari, depressione, aumento di peso Nell'uomo: un eccesso di progesterone si verifica assai raramente	Nella donna: cisti al seno, flussi abbondanti Nell'uomo: irritabilità, ansia, prostata ingrossata	Carenza di progesterone
TESTOSTERONE	Invecchiamento, carboidrati raffinati, dolciumi, alcool, diete povere di grassi, diete povere di proteine, soia, liquirizia, stress, fumo, droghe, un'alimentazione ricca di grassi idrogenati o transgenici, carenza di attività sessuale	Assumere un'adeguata quantità di grasso naturale (inclusi i grassi saturi), proteine, cibi ricchi di zinco (ostriche, granchi del Pacifico, anatra, quaglia, noci)	Nell'uomo: acne, minzione frequente dovuta all'ingrossamento della prostata, calvizie, eccessivo sviluppo muscolare Nella donna: perdita di capelli, sviluppo di caratteri maschili, abbassamento del tono di voce	Nell'uomo: aumento di peso, aspetto più maturo rispetto all'età effettiva, calo del desiderio, problemi di erezione, affaticamento, depressione, calo della massa muscolare, rughe, calo dell'autostima, indecisione Nella donna: depressione, ansia e panico, isteria, assenza del desiderio, anorgasmia, calo della sensibilità dei genitali, rapporti sessuali dolorosi, prurito vaginale, perdita dei capelli nella zona temporale, aspetto più maturo rispetto all'età effettiva, atrofia muscolare	Nell'uomo: carenza di testosterone o andropausa Nella donna: carenza di testosterone

PARTE 2

CAPITOLO 4

I nutrienti indispensabili per il vostro organismo

Possiamo riconquistare una buona salute?

Io sono una persona ottimista. Per come la vedo, prima si inizia, meglio è. Perché il vostro organismo disponga di tutte le sostanze nutrienti che gli servono, è necessario che seguiate una dieta bilanciata.

Fareste il pieno di benzina normale in una Ferrari? La stessa cosa si può dire del nostro organismo, a cui occorrono veri alimenti naturali e non pseudo cibi senza grassi. Ecco perché non voglio stare a sentire scuse come "Ma dottore, se mangio grassi, prenderò peso". Una convinzione tipica degli anni Ottanta! Volete avere un corpo *Perfect 10*, giusto? Con i grassi naturali otterrete un fisico *Perfect 10* e una salute ottimale. Proprio con quel tipo di grassi presenti nelle omelette, negli avocado, nelle olive e perfino nel burro o nei formaggi.

Capisco che, esortandovi a seguire una dieta a elevato tenore di grassi e basso tenore di carboidrati, contraddicendo quello che sembrerebbe il normale senso comune, susciterò forti obiezioni. Ma non mi lascerò distogliere dal mio obiettivo di aiutarvi a ottenere una salute *Perfect 10*.

Consideriamo la questione da un altro aspetto. Se si segue una dieta bilanciata con meno carboidrati, e in particolare con meno carboidrati raffinati, si è meno esposti a malattie cardiache o ad un invecchiamento precoce. Se la glicemia nel sangue resta bassa, anche l'insulina è stabile come il glucagone, la leptina, il cortisolo e gli ormoni sessuali, che seguono a ruota. La salute in generale migliora e, contemporaneamente, si accelera la perdita di grasso. C'è un altro aspetto positivo: se il livello insulinico resta al minimo è molto improbabile che si sviluppi qualche disfunzione. Non è sorprendente?

Malgrado nessuno possa indicare esattamente la quantità di grassi che dovreste mangiare, io posso tranquillamente affermare questo: la vostra dieta non dovrà assolutamente essere povera di grassi. La strada che ci garantisce una buona salute è una dieta equilibrata, composta da tutti i macronutrienti. Un approccio sano non prevede una dieta né a basso tenore di grassi né di carboidrati, ma si basa sull'equilibrio.

In questo capitolo vi illustrerò i nutrienti necessari all'organismo perché funzioni correttamente. Il nostro corpo necessita di 6 classi di nutrienti essenziali per la crescita, il mantenimento e la riparazione dei tessuti. Queste classi primarie sono i carboidrati, le proteine, i grassi, le vitamine, i minerali e l'acqua. Carboidrati, proteine e grassi sono macronutrienti. Vitamine, minerali e acqua sono micronutrienti.

Il segreto per una dieta salutare è l'equilibrio

Una dieta sana integra tutti i macronutrienti in modo equilibrato e specifico ed è proprio questo equilibrio a rappresentare la vera peculiarità della Dieta Perfetta Diet. L'equilibrio della Dieta Perfetta Diet è rappresentato dal 40% di carboidrati, dal 20% di proteine, e da circa il 40% di grassi (Fig. 4.1). Le diete a basso tenore di grassi o le diete con meno del 30% di grassi, tendono ad avere un tenore elevato di carboidrati e di zucchero, causando una sovraproduzione di insulina. L'insulina in eccesso porta l'organismo ad immagazzinare i grassi e al conseguente aumento del peso. Dall'altro lato, le diete con molte proteine, come i regimi a basso tenore di carboidrati più diffusi, costringono il nostro corpo a usare le proteine come fonte di energia. Sono diete che ingannano l'organismo non consentendo l'assunzione di alcun tipo di zuccheri e mimando lo stadio di digiuno. Il corpo perde peso fintanto che i livelli di insulina sono stabili, ma poiché le proteine non sono una fonte pulita di energia utilizzabile dal nostro corpo come "carburante" principale, possono dare luogo a una miriade di problemi per la nostra salute.

Figura 4.1: La formula della Dieta Perfetta

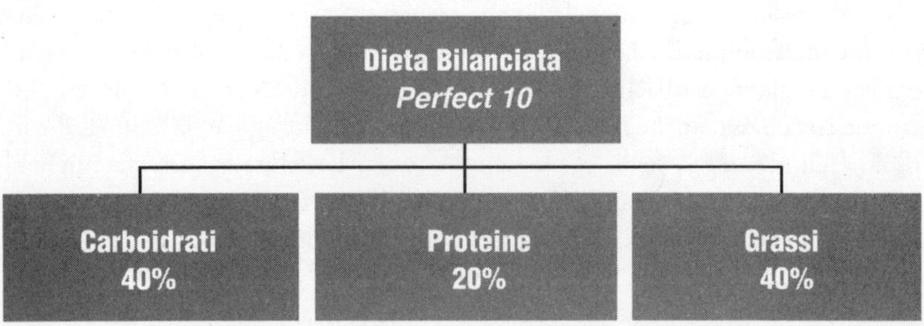

La Dieta Perfetta è l'unica che promuove un equilibrio nutrizionale, con un rapporto 40/20/40 che mantiene stabili i livelli glicemici e assicura l'efficienza del sistema metabolico. L'equilibrio è dunque un elemento chiave per la promozione di una salute da *Perfect 10*. Quali sono le ragioni di questo? Il vostro corpo può usare come fonte pulita di energia sia i grassi sia i carboidrati. Una dieta che comprenda una quantità di grassi naturali contribuirà a farvi sentire più sazi, mangiando meno, e consentirà una assimilazione più lenta dello zucchero nel sangue. In questo modo diminuirà anche la secrezione di insulina. Minori secrezioni di insulina equivalgono a perdita di peso. E non dimentichiamo, inoltre, che valori insulinici ridotti riducono anche le possibilità di sviluppare malattie.

Mangiare grassi naturali è dunque uno dei passi principali per assicurare un calo di peso sostenuto e duraturo. Con il 40% di carboidrati, disporrete anche dei nutrienti sufficienti per sostenere con vitamine e minerali il carico ormonale, oltre alle quantità necessarie di fibre. Per definizione, la fibra è la parte non digeribile della frutta, dei legumi, delle verdure e dei cereali. Mangiando cibi ricchi di fibre, cala il desiderio smodato di mangiare ma si riducono anche le possibilità di infarto, di pressione alta e di diabete. Nelle donne, le fibre contribuiscono a equilibrare l'estrogeno in eccesso.

I Macronutrienti

- Carboidrati
- Proteine
- Grassi

Carboidrati

La maggior parte dei carboidrati che si consumano nell'ambito della Dieta Perfetta sono carboidrati a digestione lenta. Molti non sono consapevoli che verdure, frutta e legumi sono anch'essi carboidrati, e non solo il pane, il riso o la pasta. Verdure, frutta, legumi e cereali integrali sono i cosiddetti carboidrati buoni. I carboidrati cattivi sono quelli raffinati, come il riso bianco, la pasta e tutte le forme di zucchero (inclusi il maltosio, destrosio, e il saccarosio); non hanno alcun valore nutrizionale e causano elevate secrezioni insuliniche. Per molti il problema più grande è ridurre l'assunzione di carboidrati nocivi provenienti dallo zucchero, dai carboidrati raffinati e dagli alimenti senza grassi carichi di sciroppo di mais ad alto tasso di fruttosio, nonché aumentare l'assunzione di carboidrati ricchi di fibre. La Dieta Perfetta rende molto più facile riuscire in questo intento.

Cosa sono i carboidrati?

I carboidrati sono molecole di carbonio, idrogeno e ossigeno utilizzate come fonti di energia dal nostro corpo. Possono essere semplici (glucosio) oppure complessi (molte molecole di glucosio collegate) ed è meglio per noi consumare carboidrati naturali. Le risorse vegetali sono i carboidrati complessi che contengono il nutriente miracolo, la fibra.

Quali sono i carboidrati buoni?

I carboidrati buoni sono quelli che vengono assorbiti lentamente nel sangue e che non hanno eccessivo impatto sullo zucchero nel sangue o sull'insulina. Si trovano per la maggior parte nelle verdure ricche di fibre, nella frutta e nei cereali interi. I carboidrati buoni equilibrano la secrezione di insulina, aumentano il glucagone, promuovono la salute della tiroide e ottimizzano la produzione dei ormoni sessuali e degli ormoni DHEA. Tutti questi ormoni sono essenziali per essere in forma e in salute. Il nostro corpo ha bisogno dei carboidrati buoni e noi ne mangiamo fin troppo pochi. Una dieta sana deve includere almeno da 5 a 9 porzioni di frutta o verdura al giorno. Voi siete sulla strada giusta?

Provo un irritante disappunto quando un mio paziente afferma di evitare di mangiare la frutta intera perché non raccomandata nelle diete a basso tenore di carboidrati. Dall'altra parte, c'è chi beve litri di succo di arancia in una dieta a basso tenore di grassi, pensando che sia una alternativa salutare per la vitamina C e gli antiossidanti. In realtà questi non fanno altro che assumere enormi quantità di zucchero, dando il via ad una secrezione anomala di insulina. Ancora una volta, si tratta solo di equilibrio.

Quali sono i carboidrati cattivi?

Potete credermi quando vi dico che lo zucchero è come il diavolo in persona. Non ha altro scopo che rovinare il vostro regime alimentare. Se non lo eliminerete dalla dieta non avrete mai il fisico da *Perfect 10* che sognate. La stessa cosa si può dire dei carboidrati raffinati. Volete davvero essere in forma? Dovete evitare tutti quei muffin e dolci senza grassi. "Anti-nutrienti" come questi sono assolutamente vietati nella Dieta Perfetta e devono essere completamente eliminati dalla vostra vita. Assumete carboidrati cattivi ogni volta che bevete una bibita o una birra, ogni volta che mangiate prodotti low-fat, con farina bianca raffinata e carichi di sciroppo di mais e fruttosio. Per il vostro corpo il cibo "spazzatura" non è diverso dallo zucchero bianco da tavola. Quando mangiate questo tipo di alimenti il sangue si carica di zucchero, e ciò provoca un picco istantaneo dei livelli di insulina. Dopo questo picco, la glicemia crolla e voi sarete sopraffatti da un attacco di fame. Il crollo della glicemia è quella strana sensazione di stanchezza o sonnolenza che quasi sicuramente provate dopo un pasto abbondante a base di pasta o di pancake. Ma questo porta ad un circolo vizioso perché subito dopo sentite una voglia smodata di zucchero per superare il crollo di glicemia.

Lo zucchero è come il crack, con la differenza che non ha le stesse qualità di soppressione dell'appetito. Mangiate solo un biscotto e prima di accorgervene non potrete resistere alla voglia di mangiarne un altro e poi un altro e un altro ancora. Uno dei passi più importanti in ogni terapia di recupero da una qualsiasi dipendenza è fare un passo alla volta. Non torturatevi con pensieri come "Non potrò mai più mangiare biscotti" oppure "Non posso mangiare la pasta o la pizza". Stabilite invece da soli piccoli traguardi come "Mangerò un biscotto una volta ogni tanto". Quasi tutto va bene, anche un gelato, se assunto con moderazione. Vi sentirete motivati piuttosto che deprivati. Se vi sentite tentati a mangiarne di più, immaginate gli effetti nocivi dello zucchero sugli organi, sull'umore, sugli ormoni, sull'aspetto generale e la vita sessuale.

Basta con i drammi. Quello che voglio farvi capire è che lo zucchero è da considerarsi un piccolo premio e dovrete quasi eliminarlo dalla vostra dieta, se desiderate davvero avere un fisico *Perfect 10.*

È importante sapere che lo zucchero si trova ovunque e si nasconde sotto diversi nomi. Guardate la Figura 4.2, che riporta alcuni esempi.

Figura 4.2: Diversi nomi per lo zucchero

- Zucchero di barbabietola
- Zucchero di canna
- Sciroppo di mais
- Destrosio
- Galattosio
- Glucosio
- Zucchero d'uva
- Sciroppo di mais e fruttosio
- Miele
- Malto
- Maltosio
- Sciroppo di acero
- Melassa
- Zucchero grezzo
- Saccarosio
- Sciroppo

Figura 4.3: Le migliori 20 fonti di carboidrati nella dieta americana*

1. Patate (al forno o in puré)	11. Punch alla frutta
2. Pane bianco	12. Bibite analcoliche
3. Cereali per colazione	13. Mele
4. Pane nero	14. Latte scremato
5. Succo d'arancia	15. Pancake
6. Banane	16. Zucchero
7. Riso bianco	17. Marmellata
8. Pizza	18. Succo di frutta
9. Pasta	19. Patatine fritte
10. Muffin	20. Caramelle

Dr. Simin Liu, Harvard University School of Public Health
**Questi dati sono i risultati dello "Harvard Nurses' Health Study" (2002).*

Come potete vedere nella Figura 4.3 la dieta americana è ricca di carboidrati cattivi. Dovete sostituire molti di questi cattivi carboidrati con grassi naturali. Mangiate avocado e uova anziché cereali per colazione, e olive o avocado invece di biscotti per gli spuntini.

Sono migliori i carboidrati complessi o quelli semplici?

Preferirei che mi chiedeste quali carboidrati contengono fibre e quali non le contengono, perché la classificazione di carboidrati semplici e complessi non è corretta. I dati scientifici da cui deriva la classificazione si basavano sul principio che gli zuccheri dei carboidrati complessi si suddividono lentamente nel corpo, mentre lo zucchero contenuto nei carboidrati semplici si suddivide rapidamente. L'indice glicemico, strumento meraviglioso ideato dal Dr. David Jenkins, può aiutarvi a capire meglio questo principio.

L'Indice glicemico (IG)

Il Dr. Jenkins ha spiegato che molti dei cosiddetti carboidrati "complessi", come il pane bianco, si rivelano più ostili dello zucchero puro all'interno del corpo. Una dieta che si basi su pane bianco, riso bianco, cereali e prodotti a basso tenore di grassi è carica di zucchero. È interessante notare che alcuni vegetali, tuberi poveri di fibre come le patate e le zucche, fanno innalzare i livelli di glucosio nel sangue più in fretta dello stesso zucchero bianco da tavola. Ecco perché i carboidrati o gli amidi presenti nelle patate agiscono come lo zucchero puro.

L'aumento rapido della glicemia che si nota dopo aver mangiato una patata al forno è lo stesso che avviene quando si mangia una ciambella! Naturalmente una patata ha meno calorie, tuttavia causa un aumento dell'insulina che è quello che vi farà venire fame.

La maggior parte degli indici glicemici assegna allo zucchero il valore 100 e confronta gli altri cibi su una scala ascendente o discendente a partire da quel valore (Fig. 4.4). Gli alimenti con basso indice glicemico sono di solito ricchi di fibre e promuovono la sazietà, come confermato dagli studi, consentendo il rilascio graduale di zucchero nel sangue, senza farvi venire fame (Fig. 4.5). Al contrario, i cibi che presentano elevato indice glicemico, come le patate, sono poveri di fibre e causano l'aumento di peso dovuto alla maggiore secrezione di insulina.

A meno che il consumatore non comprenda la differenza tra i carboidrati (a questo fine l'indice glicemico è un metodo molto chiaro), non capirà che con una dieta a basso

Figura 4.4: Indice glicemico di vari alimenti

CARBOIDRATI AD ALTO INDICE GLICEMICO	**(ZUCCHERO = 100)**
Brioche	100
Muffin senza grassi	130
Toast alla francese	90
Pane francese	100
Honey Nut Cheerios	85
Cereali Special K	90
Pancake	100
Patate (al forno)	160
Pretzel	100
Waffle	100
Pane bianco	100
Riso bianco	100
CARBOIDRATI A BASSO INDICE GLICEMICO	
La maggior parte dei vegetali ricchi di fibra	< 20
La maggior parte dei cereali integrali	< 35
La maggior parte della frutta	< 20 - 70

tenore di grassi aumenta il rischio di malattia cardiaca, di obesità e diabete. In questo discorso però conta anche la grandezza delle porzioni. Gli americani mangiano gli alimenti ad alto valore glicemico in maggiore quantità e quantità minori di grassi per ritardare l'assorbimento dello zucchero nel sangue. In altre parole, se si mangia un po' di purè di patate con una noce di burro o panna acida una volta ogni tanto non fa male, ma se si mangiano troppe patate senza grassi e non si bruciano gli zuccheri, l'aumento di peso è garantito. Per quale ragione? Perché si produce troppa insulina e si inibisce il glucagone, vale a dire l'ormone che contribuisce alla dissoluzione del grasso.

Se si mangiano cibi lavorati, come lo sono la maggior parte dei cereali da colazione, la glicemia aumenta più rapidamente che se si mangiasse zucchero puro; la situazione peggiora se si aggiunge latte scremato. Chi mangia i muffin senza grassi per colazione tende a mettere su peso più di chi mangia uova con formaggio, semplicemente perché assume solo zuccheri, il che porta a maggiore secrezione di insulina.

Figura 4.5: Livelli glicemici in relazione ad alimenti a basso e alto indice glicemico

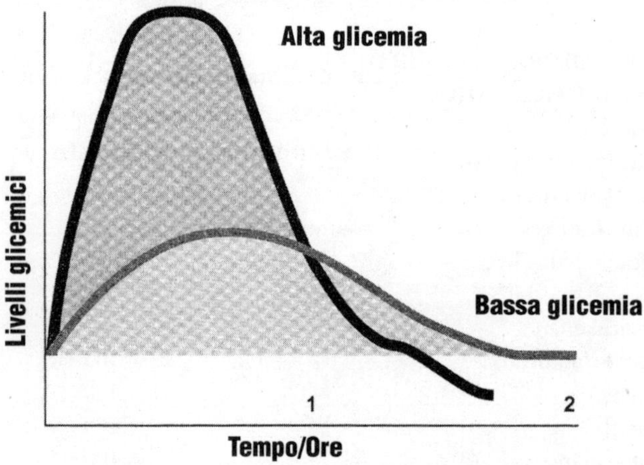

La quantità di carboidrati nel cibo di riferimento e del cibo usato come test deve essere la stessa.

Verdure

Mangiate le verdure, se volete un fisico da *Perfect 10*. Sembra un cliché, ma funziona. Se siete di quelli che "Ma io odio le verdure, Dottore!" siate realisti. I vegetali dorrebbero costituire la base di ogni vostro pasto. Forniscono al vostro organismo grandi quantità di vitamine, minerali e fibre. Sono le fibre a rendere così nutrienti i vegetali perché rallentano l'assorbimento delle sostanze nutrienti nel sangue. La fibra dei vegetali riduce anche notevolmente il rischio di malattie cardiache. Potete mangiare le verdure crude, cotte a vapore, saltate in padella o centrifugate.

Vi faccio notare di nuovo che i vegetali con poche fibre, come sono le patate, agiscono come zucchero nel vostro organismo, perciò devono essere fortemente limitati o evitati del tutto finché non avete perso peso. Oggi è facile vedere le ragioni dell'aumento dell'obesità nella nostra epoca, in cui pare che l'unico vegetale consumato da molti siano le patate, al forno o fritte. Altri vegetali ricchi di amido, come le carote, specialmente se cotte e le rape possono causare aumenti non salutari della glicemia se mangiati spesso in grandi quantità e senza una porzione di proteine o grassi che ne ritardino l'assorbimento. I vegetali ricchi di fibre sono sempre preferibili e dovrebbero essere la vostra prima scelta nella Dieta Perfetta.

Se mangiate vegetali a basso contenuto di fibre, come le patate, le carote, o le rape, fatelo con moderazione. Questi vegetali ricchi di amidi possono essere consumati da chi fa esercizio fisico regolarmente, perché portano all'aumento di peso. Il colore brillante dei vegetali indica che sono ricchi di antiossidanti i quali riducono il danno dei radicali liberi. Verdure come gli spinaci e il ravizzone contengono vitamina K, molto salutare per il nostro organismo.

I vegetali cruciferi come broccoli e cavolfiori contribuiscono a neutralizzare i metaboliti degli estrogeni, dannosi sia nelle donne sia negli uomini. A questo proposito non posso esimermi dal formulare un avvertimento: se siete affetti da tiroide lenta, dovete sapere che alcuni vegetali (broccoli, cavolini di Bruxelles, cavolo, cavolfiore, ravizzone, rapa bianca, navone, spinaci e crescione), mangiati crudi e in grosse quantità, possono bloccare l'assorbimento dello iodio e questo potrebbe aggravare la vostra condizione. In caso di tiroide lenta queste verdure dovrebbero essere mangiate solo dopo una leggera cottura. Questo problema non riguarda affatto chi invece ha subito la tiroidectomia e segue un regime farmacologico appropriato. Per chi non ha problemi di tiroide, è assolutamente salutare mangiare queste verdure.

Mano a mano che si eliminano i carboidrati raffinati e si aumenta l'assunzione di fibre, le papille gustative si abituano al gusto dolce naturale del cavolfiore, delle melanzane e delle zucchine. A dire il vero potrebbe anche risultare strano, in seguito, ritornare a mangiare pasta, pizza e dolci.

Frutta

La frutta è una componente estremamente salutare della vostra dieta. Nella Dieta Perfetta costituisce anche un comodo spuntino. È buona, e disponibile in una varietà di forme, grandezze e sapori. La frutta è generalmente ricca di vitamine, minerali, enzimi, acqua e fibra. La fibra contenuta nella frutta rallenta il processo digestivo, mantenendo a lungo il senso di sazietà e riducendo i cali di energia. La frutta contiene anche uno zucchero chiamato fruttosio, molto utile per l'energia. Molti di coloro che seguono una dieta a basso tenore di carboidrati evitano la frutta proprio a causa dei carboidrati, mentre la frutta è preziosa per l'ottimizzazione degli ormoni che sono oggetto della Dieta Perfetta.

Il fruttosio, presente naturalmente nella frutta, non influisce negativamente, come invece il glucosio, sui livelli insulinici. Un consumo eccessivo di fruttosio (come ad esempio un bicchiere di succo di frutta) può essere tuttavia pari al consumo di zucchero puro, che viene stoccato nel corpo sotto forma di grasso se non viene bruciato rapidamente. Un succo di frutta concentrato può contenere zucchero quanto una bibita in lattina, un bicchiere di succo d'arancia appena spremuto, che privato delle fibre non rallenta più l'invio dello zucchero nel sangue, può contenerne persino di più. Per questa ragione potete mangiare il frutto intero, ma dovreste eliminare i succhi di frutta dalla vostra dieta.

Non "bevetevi" calorie. La masticazione richiede più tempo e, in ultima analisi, soddisfa di più il gusto di mangiare.

Quale frutta mangiare? Io adoro il melone, le ciliegie e tutti i tipi di frutti di bosco nella Dieta Perfetta. Vanno benissimo per dimagrire poiché contengono poco zucchero e calorie.

Le arance sono ricche di vitamina C e aiutano a bilanciare il cortisolo, cosa che le rende anche un alimento anti-stress. Vi piace l'uva? Perfetto, perché è ricca di resveratrolo, ottimo per il cuore. Le signore che vogliono sfoggiare gambe mozzafiato dovrebbero invece mangiare regolarmente le prugne, ricche di vitamina K, molto più di qualsiasi altro tipo di frutto, perché riducono la comparsa di vene varicose.

Tutta la frutta dunque va molto bene, ma è raccomandabile limitare alcuni frutti tropicali come il mango e la banana, se si ha difficoltà a perdere peso. Chi ha la tiroide lenta dovrebbe limitare anche le fragole che possono interferire con la produzione dell'ormone tiroideo.

Avete molta fame? Potreste mangiare un pezzetto di formaggio con un frutto, oppure aggiungere alla vostra frutta preferita alcuni cucchiaini da tè di panna montata non zuccherata. Vi sentirete piacevolmente sazi. Il grasso del formaggio o della panna montata ritarderanno l'assorbimento del frutto nel sangue e vi lasceranno una sensazione di gusto e sazietà.

La parte più nutriente della maggior parte della frutta è la buccia, perché ricca di antiossidanti e che pertanto non dovreste eliminare. Eliminate invece dalla vostra dieta la frutta secca perché non contiene più l'acqua che contribuisce alla sensazione di sazietà.

Legumi

Una dieta sana non deve essere priva di legumi. Cercate di mangiarne almeno da 3 a 4 volte alla settimana. Sono una buona fonte di carboidrati e contengono anche piccole quantità di proteine. In effetti i legumi contribuiscono a buona ragione a sgonfiare l'addome. Tra i legumi sono compresi piselli, ceci, fagioli di varie qualità e colori, e lenticchie. Poiché sono ricchi di fibre solubili, hanno un basso indice glicemico e non hanno alcun impatto negativo sulla glicemia o i livelli di insulina.

Sono anche una buona fonte di antiossidanti che costituiscono l'antidoto ai radicali liberi e prevengono l'infarto e il cancro. Alcune recenti ricerche indicano anche che una dieta ricca di legumi aiuta a prevenire adenoma e cancro del colon. Io incoraggio i miei pazienti ad includere nella dieta alcuni piatti mediorientali composti da legumi come l'hummus e il tahini. I legumi sono anche perfetti per piccoli snack o aperitivi.

C'è una sola eccezione costituita dai fagioli di soia che sono in maggior parte geneticamente modificati: questi sono gli unici legumi che io consiglio di evitare. Circa l'85% della soia americana è geneticamente modificata, per aumentarne la resistenza ai danni della pianta.

In Europa, questo tipo di ingegneria genetica non è permessa. Finché non sapremo di più sui rischi possibili per la salute associati alla soia geneticamente modificata, il mio consiglio è di evitarla.

Cereali

Niente paura. Nella Dieta Perfetta non dovrete rinunciare al pane o alla pasta integrali per avere un corpo da *Perfect 10*! Sono solo i cereali raffinati che dovrete evitare. I cereali integrali sono carboidrati buoni che non influenzano negativamente i livelli di insulina e possono essere mangiati con moderazione. Una colazione composta da avena non istantanea è una scelta perfettamente accettabile in una dieta salutare. L'avena è infatti ricca di vitamine, minerali e fibra solubile e può anche abbassare i valori del colesterolo.

In fatto di pane, dovreste scegliere vari tipi di pane di segale, poiché contengono la quantità maggiore di fibra e la quantità minore di zucchero. Un suggerimento per selezionare il pane giusto per la dieta è scegliere il tipo con maggiore contenuto di fibra. I cereali integrali contengono minerali come il magnesio, il potassio, il fosforo. Ma attenzione mentre fate la spesa: al pane integrale viene spesso aggiunto zucchero o melassa perciò è bene leggere attentamente le etichette prima di mettere una pagnotta qualsiasi nel carrello.

Il mio consiglio di leggere attentamente gli ingredienti vale per tutti i prodotti a base di cereali. Molti cereali descritti come integrali contengono infatti anche zucchero o sciroppo di mais e fruttosio in grandi quantità e, a volte, perfino grassi parzialmente idrogenati.

Tutti questi ingredienti aggiunti influiscono negativamente sugli ormoni e questo non va affatto bene. Per quel che riguarda il riso, scegliete il riso selvaggio piuttosto che il riso integrale per il suo contenuto elevatissimo di fibre. Per quel che riguarda invece la pasta, preferite senz'altro la pasta integrale. La cottura al dente favorisce il rallentamento del processo digestivo.

Le fibre sono indispensabili nella vostra dieta

La fibra è la parte grezza, indigeribile della frutta, dei vegetali e dei cereali integrali. In breve è un vero miracolo nutrizionale. Le fibre rallentano lo sforzo del tratto digestivo di arrivare agli zuccheri e amidi dei carboidrati, il che è esattamente ciò che fa sentire sazi e soddisfatti. Dovreste mangiare circa da 40 a 50 grammi di fibra al giorno. La fibra è classificata come solubile o insolubile, in base a come si comporta con l'acqua. La fibra solubile, come la pectina, la gomma e la mucillagine, si scioglie nell'acqua e forma una sorta di gel nell'intestino. Le fibre insolubili, come la cellulosa e la emicellulosa, non si dissolvono e letteralmente "spazzano" l'intestino, ripulendolo proprio come una scopa. La fibra solubile si trova nelle mele, nell'orzo e nei piselli e promuove, secondo studi dimostrati, livelli glicemici sani. La fibra insolubile, che si trova nei cavolfiori e nei fagioli, migliora la funzione intestinale e rimuove le tossine dal colon. Le diete ad alto tenore di fibre aiutano a gestire la fame e ad eliminare calorie dagli alimenti eliminandole dall'organismo con le feci. Il risultato di questo, per voi, significa perdita di peso.

Consumare il giusto tipo di carboidrati fa davvero la differenza

È clinicamente dimostrato che per perdere peso sia necessario consumare meno calorie di quelle che si bruciano. Questo può avvenire mangiando alimenti ricchi di fibre. La fibra è il riduttore dell'appetito di Madre Natura. Mangiando da 40 a 50 grammi di fibre al giorno si perde peso e si riducono i rischi di malattie cardiache, diabete e di una serie di altre condizioni associate. Non dimenticate che i carboidrati buoni non provengono mai da alimenti confezionati che dichiarano di essere fat-free o low-fat.

Figura 4.6: Alimenti col massimo contenuto di fibra

Alimenti	Porzioni	Fibra (g)
VERDURE		
Carciofi	1 media	3
Broccoli	½ tazza	2,4
Cavolini di Bruxelles	½ tazza	3
Patate dolci	½ tazza	4
Zucchine ½ tazza	5	
FRUTTA		
Avocado	1 media	6,9
Mele	1 media	4
Kiwi	1 media	2,7
Fragole	½ tazza	3
LEGUMI		
Fagioli neri	½ tazza	6
Fagioli di Spagna	½ tazza	7
Fagiolini	½ tazza	7
Lenticchie	½ tazza	5,1
CEREALI INTEGRALI		
Avena	½ tazza	4,4
Pane di segale	1 fetta	5
Pane di frumento integrale	1 fetta	3

La storia di Joanne raccontata con le sue parole

Sono stata sovrappeso sin dall'adolescenza. Ho seguito praticamente tutte le diete a basso tenore di grassi del mondo e sono dimagrita, ma ho sempre ripreso il peso perso, a volte anche di più. Ho contato le calorie e controllato le porzioni per anni, senza alcun successo.

A 42 anni ho smesso di dimagrire del tutto e sono arrivata a 82 chili. Da qualche tempo ho iniziato anche un trattamento farmacologico per il controllo del colesterolo e l'ipertensione. Ho sentito parlare della Dieta

Perfetta e dopo la visita con il Dr. Michael Aziz, tutto ciò che credevo in fatto di alimentazione è crollato. Sono rimasta sbalordita nel sentire che a farmi ingrassare erano proprio gli alimenti a basso tenore di grassi che continuavo a mangiare. Non capivo che senso avesse, con tutti le etichette "sano" e "salutare" che applicano alle confezioni di insalata senza grassi o sui cereali.

Ho cominciato a leggere con attenzione le etichette e ho capito che non stavo mangiando altro che zucchero puro. Ho iniziato a mangiare più vegetali ricchi di fibre come contorno a ciascun pasto, anziché pasta o patate arrosto. Ho cominciato a mangiare uova con il formaggio per colazione anziché i miei adorati cereali quando ho capito che, oltre allo sciroppo di mais ad alto tenore di fruttosio, contenevano grassi parzialmente idrogenati. Ho eliminato il succo di arancia che bevevo ogni mattina quando ho capito l'enorme quantità di zuccheri che consumavo ogni giorno. Ho iniziato a fare spuntini con noci e avocado anziché con le patatine o le barrette di riso senza grassi. È come se avessi spento l'interruttore dell'appetito, il mio corpo è talmente ripulito dallo zucchero che quando mi lascio appena andare noto conseguenze immediate, come una candidosi o un calo di energie. La verità è che ero diventata resistente all'insulina, ed ecco perché ho preso peso, senza nemmeno esserne consapevole. Ora ho perso 11 chili in un anno e il livello di insulina è passato da 45 a 5. Ho smesso di prendere i farmaci per il colesterolo e l'ipertensione. Sono sbalordita della mia trasformazione. Mi sento benissimo e ho un fantastico aspetto, un look da *Perfect 10*.

E infine mi sento di nuovo splendidamente sexy, per tutto il giorno e tutti i giorni della settimana.

Una giornata tipo della Dieta Perfetta

COLAZIONE: Toast integrale con arrosto di tacchino e 1 mela
SPUNTINO FACOLTATIVO DI METÀ MATTINA: 1 tazza di ceci salati
PRANZO: Tilapia alla griglia con pomodori al forno e contorno di insalata
SPUNTINO FACOLTATIVO DI METÀ POMERIGGIO: ½ tazza di ciliegie
CENA: Muesli al naturale e 1 bicchiere di latte

La storia di Julie raccontata con le sue parole

Ho 37 anni e sono aumentata di peso da quando mi sono sposata dodici anni fa. Dopo la nascita del mio terzo figlio, ho fatto sempre meno esercizio fisico e sono arrivata a pesare 75 kg. In questi anni ho provato parecchie diete tra quelle più famose a basso tenore di grassi, ma non hanno mai funzionato. Ho perso peso con i pasti confezionati dei programmi dietetici e con i frullati senza grassi, ma ho sempre ripreso tutto i chili persi. Ho provato anche le diete senza carboidrati, ma non sopportavo di rinunciare alla frutta e non pensavo che facesse bene mangiare il bacon. La Dieta Perfetta è una dieta ricca, completamente diversa da qualsiasi altra dieta low-fat o low-carb che io abbia mai provato, perché, oltre alla frutta, mi consente di mangiare più verdure a ciascun pasto. È bilanciata e non devo rinunciare ai carboidrati che mi piacciono molto, come la frutta e il pane integrale. Le uniche cose che ho dovuto eliminare sono stati i succhi di frutta e i carboidrati raffinati. A dire il vero ora non mi sembrano grossi sacrifici, perché se mi capita di mangiare uno di questi alimenti sento subito una strano gusto in bocca. La Dieta Perfetta mi permette di mangiare più grassi, a partire dal burro, il cocco, l'avocado, tutte cose che ho evitato per anni perché pensavo fossero proibitive per il colesterolo. Cosa chiedere di più? Ho perso 26 chili in 16 mesi con la Dieta Perfetta e il livello di insulina a digiuno è passato da 40 a 4. Non c'è niente dal sapore così buono che valga come sentirmi così snella!

Una giornata tipo della Dieta Perfetta

COLAZIONE: Omelette ai funghi con 2 salsicce di pollo ed 1 arancia
SPUNTINO FACOLTATIVO DI METÀ MATTINA: Semi di girasole non salati
PRANZO: Petto di anatra alla griglia con odori, funghi e insalata
SPUNTINO FACOLTATIVO DI METÀ POMERIGGIO: Macedonia di frutta
CENA: Fonduta di formaggio con 2 cracker integrali

PROTEINE

Perché abbiamo bisogno delle proteine?

La parola proteina deriva dal greco proteus, che vuol dire "di primaria importanza". Le proteine sono esattamente questo: i mattoni con cui sono costruiti tutti i tessuti e gli organi e sono coinvolte in quasi tutte le reazioni chimiche del nostro corpo. Le proteine sono il collegamento tra le cellule e i nutrienti di trasporto. Gli alimenti ricchi di proteine animali sono il pesce, il pollame, le uova e la carne rossa. Le proteine animali sono essenziali nell'ottimizzazione della produzione di glucagone e dell'ormone della crescita, che contribuiscono anch'essi a dissolvere il grasso.

Il trucco sta nell'assumere proteine nella giusta quantità: nella Dieta Perfetta questa equivale all'incirca al 20% del vostro consumo giornaliero di alimenti. Perché questa quantità? Una dieta povera di proteine porta all'aumento di peso causato dalla compromissione dell'equilibrio nella produzione ormonale. D'altra parte, una dieta troppo ricca di proteine può portare alla gotta. È principalmente una questione di equilibrio.

La perdita di peso nelle diete povere di carboidrati è nota da oltre 150 anni, anche se queste diete hanno preso piede seriamente solo negli ultimi 20 anni. Le diete Atkins e Protein Power hanno fatto perdere peso a milioni di persone ma, seriamente, bisogna far parte di qualche tribù carnivora o provenire direttamente da un altro pianeta per pensare che mangiare proteine tutto il giorno sia salutare. Queste diete ricche di proteine e povere di carboidrati vi chiederanno alla fine un conto troppo salato per la vostra salute. Con le diete estreme a base di proteine si perde senz'altro peso, perché si eliminano gli zuccheri e i carboidrati cattivi e si compensa l'insulina. Ma quali sono gli effetti collaterali? Per prima cosa, se si utilizzano le proteine come prima fonte di energia, non si può fare a meno di ritrovarsi con stipsi e alito sgradevole. Converrete con me che non è molto piacevole. È possibile che stiate pensando che non vi importerebbe nulla dell'alito cattivo o della stitichezza, perché, pur di essere magri, potete sempre prendere lassativi e lavarvi i denti più spesso. Questo può anche essere vero, ma una dieta troppo ricca di proteine può causare anche disturbi più seri, come calcoli renali, gotta e osteoporosi.

Come ho già anticipato sopra, le diete ricche di proteine e povere di carboidrati non sono salutari per la tiroide, poiché le proteine in eccesso impediscono la conversione dell'ormone tiroideo alla sua forma attiva. Una tiroide lenta può causare pelle arida, perdita dei capelli, depressione e infine un metabolismo lento. A differenza della Dieta Perfetta, che potenzia il livello di HGH e può farvi apparire più giovani, le diete iperproteiche e povere di carboidrati causano invecchiamento precoce dovuto alla diminuzione dei livelli di HGH. Queste diete sono inoltre troppo ricche di grassi, e questa caratteristica non fa altro che bloccare la produzione di HGH, fonte principale degli ormoni della giovinezza. Se si consumano troppi grassi (50 o 60% delle calorie) si compromette la secrezione della somatotropina, o ormone della crescita. Si sviluppano inoltre, immancabilmente, altri effetti spiacevoli come le rughe precoci, le borse sotto gli occhi, il doppio mento, la pelle cadente e il metabolismo pigro. Essendo anche diete troppo povere di fibre hanno tra le conseguenze non desiderate anche un aumento nelle donne del livello di estrogeno. Lo squilibrio del rapporto estrogeno-progesterone può causare a sua volta effetti non desiderati come mal di testa e irregolarità del ciclo mestruale.

Dunque, cosa pensate ora di questo tipo di diete? Desiderate ancora seguire una dieta iperproteica a basso tenore di carboidrati? In fatto di diete, ormai lo avrete capito, non si tratta solo di ottenere risultati immediati, ma di mantenere per prima cosa una buona salute, per poi diventare soggetti *Perfect 10*, sia all'interno che all'esterno del vostro corpo.

Quante proteine si possono mangiare?

Secondo la mia raccomandazione il quantitativo di proteine da consumare dovrebbe essere all'incirca pari al 20% dell'assunzione totale di alimenti, in particolare se fate regolarmente esercizio fisico; l'esercizio fisico è infatti una parte essenziale della Dieta Perfetta, in quanto potenzia la produzione dell'ormone della crescita. Per la verità, la maggior parte della gente necessita solo di un 15% di proteine nella dieta giornaliera.

La Dieta Perfetta prevede tuttavia alcune eccezioni. Per coloro che si dedicano ad attività anaerobiche intense, come body building o sollevamento pesi, la Dieta Perfetta può essere personalizzata in modo da includere maggiori quantità di proteine.

Un uomo che si dedica ad attività anaerobica intensa e desidera potenziare la muscolatura dovrebbe assumere almeno il 25 o anche il 30% di tutte le calorie giornaliere in proteine. Nel suo caso questa quantità non danneggerebbe la tiroide o la salute in generale, perché le proteine in eccesso verrebbero utilizzate per costruire i muscoli. La quantità restante di macronutrienti dovrebbe provenire da carboidrati e grassi. L'equazione di questo equilibrio può essere rappresentata dal 40% di carboidrati, 25% di proteine e dal 35% di grassi, perché comunque potrebbe non essere sufficiente ottenere il 20% di calorie dalle proteine soltanto.

In altre parole, il fabbisogno di proteine della Dieta Perfetta dipende da voi, dalla vostra costituzione fisica e dal livello di attività che svolgete. Ecco come deve essere una dieta flessibile come la Dieta Perfetta, vale a dire, versatile e personalizzata, perché il livello di attività è diverso per ognuno di noi e potrebbe, di volta in volta, variare anche per ogni singola persona in base alle abitudini e all'esercizio fisico. Questa dieta è perfetta tanto per un body builder quanto per una persona anziana sedentaria.

La Dieta Perfetta prevede due spuntini facoltativi in caso di esercizio fisico regolare o se volete concentrarvi sulla costruzione dei muscoli.

Esistono svariate formule per determinare il fabbisogno di proteine del corpo e possono essere alquanto complicate. Io preferisco usare una formula semplice e pratica: se siete tipi sedentari consumate proteine in 1 o 2 dei vostri 3 pasti giornalieri. Se vi dedicate all'esercizio fisico o ad attività anaerobica, ad esempio se fate palestra 2 o 3 volte alla settimana, mangiate proteine in 2 o 3 dei pasti totali. Se fate sollevamento pesi, mangiate proteine nei 3 pasti ed eventualmente anche in uno degli spuntini. Facile vero? Per la maggior parte delle persone il fabbisogno giornaliero di proteine va da 50 a 160 grammi, mentre il resto delle calorie dovrebbe provenire dai carboidrati e dai grassi. Ricordate dunque che il vostro fabbisogno proteico nella Dieta Perfetta dipende dal vostro livello di attività fisica. Nella Dieta Perfetta, in combinazione ad un programma di esercizio fisico moderato, il fabbisogno medio per la maggior parte della gente è dunque pari al 20% delle calorie totali.

Fonti di proteine

Le fonti di proteine che io raccomando si basano sulla proteina stessa, anziché sulla quantità di grasso o di colesterolo che possono contenere i cibi. La ragione di questo deriva dal fatto che gli alimenti ricchi di grassi saturi e colesterolo non hanno relazione con le malattie cardiache. Malgrado non sia strettamente proibita alcuna fonte di proteine, penso che alcune proteine siano più salutari di altre. In fatto di proteine animali, sarebbe più opportuno mangiare alimenti più vicini al fondo della catena alimentare, come il pollame, anziché per esempio il manzo. Per quale ragione vi dico questo? Negli animali di taglia grande e a vita di allevamento lunga si accumulano tossine ambientali; tutti conosciamo i danni, sotto forma di squilibrio, che possono apportare le tossine al nostro sistema endocrino e ormonale.

Fonti di proteine consigliate

Le fonti di proteine consigliate sono le uova, il pollame, incluse anatra e oca, il pesce, i molluschi e i crostacei, i funghi e il fegato. Queste fonti di proteine possono migliorare la vostra salute e supportare il vostro sistema ormonale.

UOVA

Le uova sono un alimento perfettamente sano. Parlo di vere uova fresche e non di surrogati a base di oli vegetali. Una volta le uova erano considerate un prodotto molto salutare. Purtroppo alcune ricerche inadeguate negli anni Ottanta hanno conferito alle uova una fama negativa. Le ricerche più recenti indicano invece che mangiare uova anche a frequenza giornaliera non fa affatto male, perché la maggior parte del colesterolo viene prodotto all'interno del nostro corpo. Se si mangiano cibi ricchi di colesterolo come le uova, il corpo utilizza il colesterolo ingerito con la dieta per la riparazione dei tessuti e per produrre gli ormoni sessuali essenziali (estrogeno, progesterone e testosterone) che ci mantengono giovani e in forma.

I medici continuano a consigliare di evitare il tuorlo dell'uovo per il timore di malattie cardiache, ma si tratta di una raccomandazione incompleta e imprecisa. Infatti è meglio mangiare il tuorlo anziché il bianco, perché i tuorli contengono vitamine salutari e acidi grassi omega-3 che prevengono le malattie cardiache. Nelle uova grandi il tuorlo contiene anche 245 UI (unità internazionali) di vitamina A, 18 UI di vitamina D e la luteina, essenziale per la salute degli occhi. Nelle uova è contenuto anche il cromo che favorisce la funzione dell'insulina.

Oggi la maggior parte dei polli di allevamento viene trattata con ormoni e antibiotici. Il pollame viene alimentato con granturco, responsabile della maggior quantità di acidi grassi omega-6 contenuti nelle uova rispetto ai più salutari omega-3. Per questa ragione è decisamente meglio acquistare uova deposte da galline allevate a terra o libere. Le uova così ottenute contengono più acidi grassi omega-3 e vitamine, perché la dieta delle galline include piante verdi e insetti. Le uova da galline allevate a terra o libere si trovano nei negozi di prodotti biologici, dagli agricoltori e si possono acquistare anche online.

Mangiate le uova come più vi piacciono. Ogni tanto bollitene alcune e conservatele nel frigorifero per consumarle come spuntino o per una colazione sana e veloce. Se fate una frittata, usate il burro (avete capito bene, il burro) anziché olio vegetale polinsaturo, perché quando si riscaldano troppo questi tipi di olio il colesterolo subisce ossidazione che porta alla formazione di radicali liberi dannosi per le cellule. Nella Dieta Perfetta, potete mangiare uova ogni giorno ed essere certi di aver compiuto una scelta sana e del tutto salutare.

POLLAME

La carne di pollo è una eccellente fonte di proteine. Molti culturisti giurano che si fanno muscoli più potenti con carne magra di pollo e tacchino. Questo potrebbe derivare dall'effetto delle proteine di buona qualità sulla produzione di HGH e testosterone.

Il pollame contiene anche vitamine e minerali, come fosforo e rame, essenziali per una buona salute. In particolare, la parte scura di questa carne contiene zinco, essenziale per la produzione degli ormoni sessuali femminili e maschili (estrogeno, progesterone e testosterone). Lo zinco è importante perché migliora anche il colorito e la carnagione della pelle. Per tutte queste ragioni io raccomando di acquistare pollame allevato a pastura o a terra. I polli allevati a pastura sono disponibili nei supermercati di alimenti naturali, presso aziende agricole e si possono acquistare online. Il pollame biologico è disponibile nei supermercati (in appendice a questo libro, un elenco dei principali fornitori). L'alimentazione regolare a base di pollame sembra avere una relazione inversamente proporzionale all'incidenza del cancro del colon, rispetto al consumo di carne rossa. Nella Dieta Perfetta io raccomando di mangiare carne di pollo, tacchino, fagiano e anatra. La carne di pollame, sia magra come quella di pollo, sia grassa come quella di anatra, ha un impatto decisamente positivo sulla vostra salute. Cucinate le carni di pollame e affini nel modo che preferite, con esclusione della frittura in immersione ad olio.

PESCE

Il pesce è una eccellente fonte di proteine e grassi. Contiene i salutari acidi grassi omega-3, che svolgono un ruolo importante nella prevenzione delle malattie cardiovascolari e nell'ottimizzazione degli ormoni sessuali. Gli studi confermano che chi mangia pesce regolarmente ha meno probabilità di subire ictus perché il pesce, come l'aspirina, aumenta la fluidità del sangue.

Il consumo regolare di pesce è stato dimostrato inversamente proporzionale allo sviluppo di cancro del colon e di altri tipi di cancro, tra cui quello dello stomaco e dell'esofago. Gli studi epidemiologici mostrano che questo vantaggio rende le proteine del pesce una opzione altamente favorevole nella Dieta Perfetta. Mangiare regolarmente pesce aiuta anche nel controllo dei valori della leptina, vale a dire dell'ormone della sazietà. E questo porta direttamente alla perdita di peso.

Quando si tratta di scegliere il pesce però, preferite il pesce di mare pescato anziché il pesce allevato o il pesce di lago, per evitare l'ingestione di mercurio e di altre sostanze contaminanti che possono arrecare squilibrio al vostro metabolismo. Non scartate le teste dei pesci perché sono ricche di nutrienti, ma utilizzatele per fare il brodo. Il brodo di pesce è un cardine della dieta giapponese ed è ricco di minerali e iodio, essenziali per la salute della tiroide.

Figura 4.7: Contenuto di Omega-3 per porzioni di circa 150 g.

Sgombro 3,5
Salmone dell'atlantico allevato nell'oceano 2,9
Salmone selvaggio del Pacifico* 1,8
Pesce spada 0,9
Tonno Bluefinn 0,3
Passera di mare 0,3
Tilapia 0,2

Database delle sostanze nutrienti della USDA per riferimento normativo, Edizione 19 (2005)
EPA e DHA Media di 5 specie*

IL PESCE DI ALLEVAMENTO CONTIENE GLI ACIDI GRASSI OMEGA-3?

Tutto il pesce, sia quello selvaggio, sia quello allevato, contiene i salutari acidi grassi omega-3. Alcuni allevamenti, tuttavia, aggiungono al salmone dei coloranti per conferire il tipico colore arancione del pesce selvaggio. Il pesce allevato viene alimentato con la soia. Acquistate il pesce venduto come selvaggio o congelato, perché così viene indicato il pescato, ed evitate di acquistare pesce senza provenienza o etichettato semplicemente come "fresco", perché si tratta di pesce allevato. Il pesce pescato è reperibile in quasi tutti i supermercati. In appendice a questo libro un elenco di principali fornitori.

CROSTACEI E MOLLUSCHI

Crostacei e molluschi sono alimenti importanti nella vostra dieta. I crostacei includono granchi, gamberi, gamberetti e aragoste. Sono molluschi le vongole, le ostriche, le cozze, le capesante, la piovra e i calamari. Crostacei e molluschi forniscono proteine di buona qualità e contengono minerali e vitamine importanti per la salute. Entrambi contengono anche acidi grassi omega-3, sebbene in quantità minori rispetto ad altri tipi di pesci.

Le ostriche sono ricche di zinco, che svolge un ruolo importante nella fertilità, preservando gli ormoni maschili e femminili (estrogeno, progesterone e testosterone). Non fa meraviglia il fatto che le ostriche siano considerate afrodisiache in molte culture. Le ostriche contengono anche il vanadio, che migliora il controllo dello zucchero.

IL PESCE E LA SALUTE DELLA TIROIDE

Nella Dieta Perfetta, pesce e frutti di mare sono un'eccellente scelta di proteine che possono essere consumate tutti i giorni. Sono ottimi per la salute della tiroide. Chi soffre di ipotiroidismo non dovrebbe però mangiarne più di 3 volte a settimana. Come dimostrato in uno studio giapponese, il consumo eccessivo di pesce e frutti di mare può avere impatto negativo sul funzionamento della tiroide. In questo studio, il 50% dei pazienti con ipotiroidismo che hanno interrotto il consumo di pesce ha manifestato un aumento del valore dell'ormone tiroideo in poche settimane. Questo aspetto è collegato alla possibilità di assorbire troppo iodio attraverso il cibo: dunque è vero che l'abuso di un alimento buono può anche risultare nocivo. Anche in questo caso possiamo dire che la ricerca del giusto equilibrio ottimizza la produzione dell'ormone tiroideo.

Lei raccomanda il pesce come proteina di elezione, ma cosa pensa del mercurio?

Il mercurio è dannoso per lo sviluppo cerebrale in gestazione e dei bambini molto piccoli. Per questa ragione si raccomanda ai bambini e alle donne in stato di gravidanza, e anche alle donne che stanno programmando una gravidanza o che allattano, di consumare pesce con cautela. Per questi soggetti, il governo degli Stati Uniti raccomanda di non superare i 300 grammi alla settimana di una unica varietà di pesce, per limitare il rischio. La Environmental Protection Agency (EPA) suggerisce linee guida ancora più rigide, limitando la quantità di pesce ad 1 porzione alla settimana (ca. 170 grammi di pesce cotto per le donne e ca. 60 grammi per i bambini piccoli).

Per tutti gli altri, i benefici del consumo regolare di pesce superano ampiamente i rischi. L'esposizione al mercurio può essere ridotta mangiando pesci che ne sono poveri, vale a dire pesci di piccola taglia. Evitate dunque il pesce di taglia grande come il pesce spada, lo squalo e gli sgombri reali. Il pesce è una componente molto salutare della vostra dieta, fornisce infatti tutti gli acidi grassi essenziali (omega-3) che contribuiscono a prevenire le malattie cardiache, il cancro e il morbo di Alzheimer.

Il tonno in scatola contiene molto mercurio?

Questo dipende dal tipo di tonno in scatola che si acquista. Le specie usate per l'inscatolamento tendono a essere di taglia più piccola di quelle che si vendono al banco del pesce, più grandi e a vita più lunga. Scegliete il tonno chiaro in scatola, perché tende a contenere meno mercurio del tonno "bianco" Alalunga in tranci; chi è a rischio non dovrebbe consumarne più di 170 grammi. Alcuni gruppi di consumatori ritengono che le donne in stato di gravidanza non dovrebbero consumarne affatto.

Figura 4.8: Pesce da mangiare liberamente e da evitare, per limitare l'esposizione al mercurio

DA MANGIARE LIBERAMENTE		DA EVITARE
Abalone	Capesante	Pesce persico
Gamberi	Branzino	Pesce azzurro
Granchio	Gamberetti	Pesce gatto
Eglefino	Sogliola	Merluzzo
Halibut	Aragosta	Salmone
Mahimahi	Calamaro	(dei Grandi Laghi)
Marlino	Tilapia	Trota di lago
Piovra	Tonno striato	Aragosta del Maine
Salmone del Pacifico	Wahoo	Sgombro
(selvaggio)	Tonno Pinna Gialla	Persico dell'oceano
Dentice		Squalo
Sardine		Spigola
		Storione
		Pesce spada
		Tile Gibboso
		Tonno (fresco
		e congelato)

FUNGHI

I funghi non sono da considerarsi né vegetali né piante. Sono classificati in un regno biologico a parte, più vicino a quello animale. In effetti la loro polpa, una volta cotta, assomiglia più al tessuto animale che a quello vegetale. I funghi offrono vantaggi importanti per la salute come la riduzione del colesterolo, una migliorata immunità e una certa protezione dal cancro. I funghi contengono un quantitativo rispettabile di proteine e tracce di vitamine e minerali.

I funghi comunemente venduti nei supermarket sono la varietà di funghi champignon bianchi o scuri oppure la qualità Portobello, leggermente più grande. Nei supermercati si trovano anche le varietà asiatiche più diffuse come il lentinula edodes (shiitake), il pleurotus e la grifola frondosa (maitake). Nella Dieta Perfetta, potete consumare i funghi come contorno, come aperitivo e come spuntino.

LEGUMI

I legumi, tra cui i comuni fagioli, sono una buona fonte di proteine e carboidrati. Contengono anche calcio, essenziale per la salute delle ossa. Possono essere consumati freschi o secchi. Nella Dieta Perfetta avete i fagioli in zuppa o potete consumarli insieme nell'insalata. Sono ammessi tutti i legumi, ad eccezione della soia geneticamente modificata.

FEGATO

Vi piace la cucina francese, vi piace il foie gras? Il fegato è scartato da molti perché alcuni medici affermano che contenga tossine e colesterolo. Tossine e pesticidi, tuttavia, si trovano generalmente nel grasso animale e non nella carne degli organi. Il colesterolo che si trova nel fegato viene utilizzato per la produzione degli ormoni sessuali e per la riparazione dei tessuti. Mantenere buono il livello degli ormoni sessuali vuol dire restare più giovani a lungo. Il fegato è anche una buona fonte di ferro e di altri minerali di cui il nostro corpo necessita. È ricco di vitamina A, essenziale per la salute della pelle e della vista. Alcuni scienziati hanno esternato la preoccupazione che la vitamina A in quantità elevata possa essere tossica e causare una sorta di overdose, ma questo non è vero. Può essere tossica la vitamina A sintetica in quantità elevata, non la vitamina A naturale che si trova negli alimenti, a meno che non sia consumata in quantità superiori a 100.000 TU al giorno. Potete mangiare tranquillamente un piatto di fegato anche tutti i giorni, senza alcun pericolo. Non tralasciate dunque un cibo così denso di sostanze nutrienti. Il fegato è oltretutto una buona fonte di niacina, che contribuisce ad abbassare il colesterolo.

Fonti di proteine da consumare con moderazione

Queste fonti di proteine devono essere incluse con moderazione nella vostra dieta. Anche qui si ragiona in base alla proteina stessa, e non in base alla quantità di grasso. In questo elenco sono compresi agnello, maiale, manzo e soia.

AGNELLO, MAIALE E MANZO

La carne di agnello, maiale e manzo contiene proteine salutari. Ricca di vitamina B12, questa carne contribuisce a ridurre il cortisolo, o l'ormone dello stress, responsabile dell'aumento del giro vita. Se volete mangiare carne rossa restate fedeli alla carne proveniente da fonti biologiche. La carne prodotta da animali allevati a pascolo si trova soprattutto nei negozi biologici e naturali, come i Whole Food e Trader Joe. È importante notare che non tutta la carne di manzo è uguale. La carne che viene da mucche alimentate al pascolo è migliore per noi di quella che proviene dagli allevamenti. Le mucche degli allevamenti sono spesso trattate in modo disumano, confinate in spazi ristretti e trattate con iniezioni di ormoni della crescita rBST per aumentarne la produzione di latte; vengono poi macellate non appena ne cessano la produzione.

Negli allevamenti vengono alimentate anche a mais e trattate con altri ormoni artificiali, per incrementarne il peso. A causa di questo, gli animali sono più grassi ed è nel grasso che sono contenute le tossine e le sostanze inquinanti ambientali dannose per la vostra salute e le ghiandole endocrine. Devo aggiungere anche che gli ormoni artificiali aggiunti interferiscono con il dimagrimento e possono causare il cancro. In alcuni allevamenti le mucche vengono alimentate addirittura con carni di altri animali. In alcuni casi questa pratica ha causato la malattia della mucca pazza, notoriamente mortale per l'uomo.

Le mucche di allevamento, come del resto i maiali, vengono spesso macellate brutalmente, prima colpite con scariche elettriche, poi lasciate morire dissanguate appese per le zampe. A nessun animale dovrebbero essere mai inflitti questi trattamenti. Non pensate che il trattamento disumano, le stalle sovraffollate, gli ormoni artificiali e gli antibiotici non abbiano un impatto negativo sulla vostra salute, perché non è vero. Tutti dovremmo reagire con fermezza e fare il possibile per arrestare le pratiche disumane di allevamento, boicottando questi prodotti.

Indipendentemente dalla loro fonte, biologica o meno, nella letteratura medica è già stato sollevato il collegamento tra queste proteine e il cancro del colon. È interessante notare che questa affermazione può essere a volte controversa: ad esempio l'incidenza del cancro del colon tra i Mormoni è più bassa, malgrado la loro dieta includa la carne rossa. Dunque il discorso si fa più complesso, poiché sappiamo che la fibra da sola non protegge da questa malattia. Numerosi studi epidemiologici hanno rilevato tuttavia che il consumo di carne rossa è stato collegato allo sviluppo di questo tipo di cancro. Anche in questo ambito la correlazione si basa sulla proteina stessa e non sul grasso. Per questa ragione, limitate il consumo di carne rossa più o meno ad una volta al mese. La relazione tra carne rossa e cancro del colon è stata associata in particolare alle preparazioni grigliate o ben cotte, dunque questo può essere correlato alle ammine eterocicliche che si formano quando la carne viene grigliata a temperatura elevata.

Per questa ragione, nella Dieta Perfetta, la carne rossa è inclusa negli alimenti da consumare con moderazione. Quando mangiate carne rossa, preparatela bollita, al vapore o saltata in padella. Se proprio dovete mangiare carne alla griglia, preferite la cottura media o al sangue e mai la cottura totale. C'è una sola eccezione: nella Dieta Perfetta chi soffre di ipotiroidismo può mangiare carne rossa biologica al sangue anche più di una volta ogni 3 settimane. La ragione di questa eccezione è il ferro, di cui la carne rossa è ricca, che accelera la conversione dell'ormone tiroideo alla sua forma attiva.

SOIA

Per anni gli esperti ci hanno parlato dei vantaggi della soia, descritta come un vero e proprio superalimento. La soia è invece un alimento da consumare con moderazione nella Dieta Perfetta, purché non geneticamente modificata (non OGM). La soia fa parte della famiglia dei legumi. Tofu, tempe e latte di soia dovrebbero abbassare il colesterolo, proteggere le ossa, alleviare i sintomi sgradevoli della menopausa, e proteggere perfino dal cancro. Molte di queste affermazioni non sono affatto vere. Il ruolo della soia nella prevenzione del cancro non è dimostrato e la ricerca è contraddittoria.

Il consumo eccessivo di soia può essere dannoso perché la soia dei raccolti presenta grosse quantità di insetticidi. La soia contiene isoflavoni. Gli isoflavoni sono importanti interferenti endocrini. In altre parole, se volete mangiare una piccola quantità di prodotti di soia, come il tofu o l'edamame, potete farlo. Ma se consumate troppa soia, il vostro organismo non saprà che fare di una quantità tre o quattro volte superiore al fabbisogno di isoflavoni.

La relazione tra la soia e la salute della tiroide è complicata. Alcuni studi hanno visto che i bambini allattati con latte artificiale di soia hanno sviluppato ipotiroidismo, a differenza degli adulti, dove questo non sembra essere altrettanto vero. I giapponesi del resto consumano soia e non presentano una incidenza maggiore di malattie tiroidee. In Asia però non si avvicinano nemmeno lontanamente al consumo di soia degli Statunitensi, perciò il problema sembra essere ancora irrisolto.

La soia contiene elevate quantità di acido fitico che ostacola l'assimilazione da parte dell'organismo dei minerali essenziali come il calcio, il magnesio, il ferro e lo zinco. Alcuni studi sui livelli di testosterone hanno indicato che gli uomini che consumano frequentemente la soia tendono ad avere livelli di testosterone più bassi rispetto agli uomini che mangiano prodotti animali. La soia è considerata un alimento gender-bender. Contiene più estrogeni naturali di qualsiasi altro alimento. Per questa ragione, le donne affette da alcuni tumori del seno dovrebbero evitare completamente la soia perché potrebbero causare il progredire della malattia.

Fonti di proteine non consigliate

Alcune fonti proteiche possono compromettere l'equilibrio ormonale e non dovrebbero essere mangiate affatto. Le fonti proteiche da escludere completamente dalla dieta includono le proteine isolate della soia e la carne conservata.

PROTEINE ISOLATE DELLA SOIA

La moderna tecnologia ha reso possibile l'estrazione dalla soia di isolati proteinici che si trovano ora in numerosi prodotti dietetici poveri di carboidrati, come i cosiddetti beveroni, nelle barrette al cioccolato senza grassi, nel formaggio di soia, nella carne di soia e in alcune marche di latte di soia. Questi prodotti tossici si sono diffusi a seguito della mania delle diete a basso tenore di carboidrati che ha travolto il paese negli ultimi due decenni. Si tratta di un alimento sottoposto a eccessiva elaborazione. Le proteine isolate dalla soia sono prodotte con altre sostanze chimiche, quindi essiccate a temperatura elevata per la trasformazione in polvere. Durante il processo si formano i nitriti, potenti promotori del cancro e la proteina ne risulta denaturata e contaminata. Per mascherare il gusto spiacevole viene inoltre aggiunta anche la neurotossina MSG. Se avete l'abitudine di mangiare i popolari snack poveri di carboidrati, prodotti con questa soia ipertrattata, dovreste seriamente prendere in considerazione l'idea di smettere.

CARNE CONSERVATA

Per carne conservata si intende il bacon, la salsiccia, gli hot dog e gli insaccati. La carne conservata presenta livelli elevatissimi di sodio, non salutare per la pressione sanguigna. La carne di riempimento usata in alcuni prodotti conservati potrebbe contenere componenti allergizzanti.

Dunque, scartate il bacon, gli affettati e le carni conservate che non rientrano mai, in nessuna quantità o momento nella Dieta Perfetta. Lo stesso dicasi per la carne affumicata, se volete conservare la vostra buona salute. Questo tipo di carne conservata è stata inventata prima della refrigerazione per non esporre la carne agli effetti nocivi di pericolosi microrganismi.

Spesso i termini "affumicato" o "maturato" possono confondere. Diamo per scontato che un alimento affumicato sia stato esposto a fumo, ma questo non è vero. È possibile addirittura che prodotti alimentari disponibili in commercio come "affumicati" non siano mai stati a contatto con fumo vero. Per insaporire la carne viene usato spesso fumo chimico liquido. Il fumo chimico liquido contiene centinaia di sostanze chimiche nocive, alcune note come cancerogene.

Nella carne insaccata vengono aggiunti con uno speciale processo i nitriti, decisamente nocivi per l'equilibrio ormonale e la salute in generale.

Ho già spiegato che le diete a basso tenore di carboidrati favoriscono l'equilibrio dell'insulina e aiutano a perdere peso. Questo va bene, ma bisogna considerare che il miglioramento è solo temporaneo. A lungo termine, le diete a basso tenore di carboidrati compromettono l'equilibrio dello stesso ormone che inizialmente aiutano a compensare, esattamente come le diete povere di grassi.

Secondo uno studio del 2002 pubblicato dal Diabetes Care Journal, i ricercatori hanno osservato che una dieta composta da hot dog, mortadella e bacon (alternative spesso proposte dalle diete low-carb) hanno aumentato circa del 48% il rischio di diabete di tipo 2 negli uomini. Il progetto, iniziato nel 1986, ha monitorato 40.000 uomini di età compresa tra i 40 e i 75 anni, sani e non affetti da diabete o cancro, per un periodo di 12 anni. Alla fine dello studio, è risultato evidente che la carne lavorata costituiva un fattore indipendente di rischio per il diabete, e leggete questo con attenzione, l'American Diabetes Association (ADA) ha promosso il suo supporto alle diete low-carb nella gestione del diabete! Questa dimostrazione di consenso faceva parte delle Raccomandazioni di Pratica Clinica dell'ADA del 2008, intese come linee guida per i diabetologi. Questo sostegno da parte dell'ADA mi lascia del tutto senza parole.

Con o senza consenso ufficiale, le diete Atkins, Zona e South Beach sono ora più popolari che mai. Ma, attenzione, queste diete sono per voi una specie di Titanic; non vi porteranno da nessuna parte perché destinate ad affondare. Se state seguendo una di queste diete, dovreste ascoltare il mio consiglio e interromperla immediatamente, prima che sia troppo tardi. Il consumo di carni lavorate è associato ad una maggiore mortalità totale, secondo numerosi studi.

Uno studio molto ampio pubblicato negli Archives of Internal Medicines del mese di marzo 2009 ha dimostrato l'aumento della mortalità totale, del cancro e di malattie cardiovascolari. Alcuni tipi di cancro associati alle carni lavorate includono il cancro dell'esofago, dello stomaco, del colon e della prostata. Questo potrebbe essere causato dai nitriti, che vengono convertiti nello stomaco in nitrosamine carcinogene.

A differenza delle diete a bassi carboidrati, che possono abbreviare la vostra vita e aumentare il rischio di cancro, la Dieta Perfetta può prolungare la vita e prevenirne il rischio.

Non lasciatevi tentare a provare queste diete solo per il fatto che bandiscono lo zucchero e vi fanno perdere qualche chilo. Siate intelligenti.

Esistono altre fonti di proteine animali?

In varie parti del mondo si consumano altri tipi di proteine animali. Le informazioni della letteratura medica su queste fonti alternative di proteine non sono disponibili. Tuttavia le proteine provenienti da queste carni non contengono grassi nocivi o mortali grassi insaturi che dovreste evitare. Carne di coniglio, rane e lumache, comuni nella cucina francese, sono buone opzioni e anche voi potrete avvalervi di questa fonte di proteine senza alcun timore per la salute.

Queste proteine possono essere infatti utilizzate per la produzione degli ormoni. Per quelli di voi che amano la cucina alternativa, ho incluso nel capitolo finale un piatto a base di coniglio. Anche un'altra prelibatezza come la carne di struzzo è povera di calorie e alquanto sana.

Nella Dieta Perfetta dovrà essere completamente evitato il cervello di bue, dall'elevato contenuto di grassi. Il rischio di encefalopatia bovina spongiforme (o sindrome della mucca pazza, malattia mortale per l'uomo) è troppo alto, per quanto rara possa essere la malattia.

Una dieta strettamente vegetariana è salutare?

Una domanda facile a cui rispondere: no. Le diete vegetariane sono spesse ad alto tenore di carboidrati, con secrezioni insuliniche troppo elevate. Un livello insulinico alto equivale a ingrassare. La dieta vegetariana è inoltre troppo povera di grassi.

Il vantaggio di un'adeguata assunzione di grassi è il suo impatto sugli ormoni sessuali. Una dieta ricca di colesterolo produce più ormoni sessuali di una dieta vegetariana.

Recenti ricerche indicano, per gli uomini, che una dieta con 40% delle sue calorie tratte da grassi produce più testosterone rispetto ad una con il 30% delle calorie tratte da grassi. Le ultime ricerche sostengono chiaramente il mio piano alimentare. I vegetariani stretti possono sviluppare ipotiroidismo perché la loro dieta può essere povera di proteine, e una deficienza della tiroide equivale ad aumento del peso. Una dieta ipoproteica potrebbe non favorire la produzione di HGH, l'ormone che mantiene giovani e in forma.

Se state cercando di potenziare la muscolatura, lasciate che ve lo dica: davvero credete di poter scolpire il vostro corpo e potenziare i muscoli mangiando pane e riso? Per quale ragione pensate che le bevande energetiche che si bevono in palestra siano a base di proteine? La proteina incorpora l'HGH e vi aiuta a costruire i muscoli.

So che da ogni parte si dice che i vegetariani vivono più a lungo di chi mangia carne, ma in realtà questo non è altro che un mito. La vitamina B12, presente nei prodotti animali, è una vitamina importante e indispensabile per abbassare la omocisteina, marcatore delle malattie cardiache.

Che cosa pensa della eccessiva quantità di colesterolo in alcune delle proteine consigliate?

Malgrado ciò che ci dicono continuamente i medici, la ricerca più autorevole non indica alcuna relazione tra il colesterolo negli alimenti e i valori del sangue. La maggior parte del colesterolo è prodotta dal nostro corpo. Il colesterolo che ingeriamo con il cibo viene usato principalmente per produrre gli ormoni sessuali e riparare i tessuti.

In realtà quando mangiate alimenti ricchi di colesterolo il vostro corpo interrompe la produzione autonoma. Il mito del colesterolo negli alimenti e la sua relazione con le malattie cardiache può essere smentito prendendo in esame la dieta giapponese.

I giapponesi mangiano più colesterolo del resto del mondo, a partire dai crostacei alla carne di altri organi, ma l'aspettativa di vita dei giapponesi è tra le più lunghe al mondo. Non vi è collegamento tra il colesterolo degli alimenti e l'insorgenza di malattie cardiache: non dovete credere ciecamente alle pubblicità dei cereali.

La sua preferenza delle carni grasse sulle carni magre non contraddice le linee guida attuali?

Il grasso animale non ha niente a che vedere con le malattie cardiache. Sono i grassi elaborati, non quelli naturali, i veri responsabili. È vero che ci hanno indotti a pensare, con un vero lavaggio del cervello, che la carne bianca sia più sana di quella rossa, o che il vitello sia più salutare dell'anatra. Non è affatto vero. Non vi sono studi che provino che la carne bianca sia più sana di quella scura o che il pollo sia più salutare dell'anatra.

Ai miei pazienti consiglio addirittura di non scartare la pelle, il grasso e le ossa dai prodotti animali biologici. Consiglio invece di metterli in acqua bollente e farne un buon brodo.

Il brodo fatto con carne di pollo, agnello e manzo contiene calcio, magnesio e potassio. Il calcio è essenziale per la salute delle ossa. Il sapore ricco di gelatina di un buon concentrato animale è un toccasana per i disturbi digestivi, tra cui l'iperacidità, la colite e la malattia di Crohn. Malgrado la gelatina non sia una fonte completa di proteine, favorisce l'utilizzo delle proteine provenienti da altri alimenti.

Nella Dieta Perfetta assumere il corretto tipo di proteine non è un optional.

Fermatevi un attimo a pensare alle diete ipolipidiche che avete provato. Probabilmente vi hanno detto di mangiare più carne magra (soia, maiale e vitello), più sostituti delle uova o solo l'albume. Vi hanno detto di evitare le uova intere, il fegato, i gamberi e l'aragosta. E voi avete seguito tutti questi consigli. Poi è arrivata la mania delle diete a basso tenore di carboidrati che consigliavano di mangiare prosciutto, bacon e salsiccia, e anche allora ne avete seguito le indicazioni. Nella Dieta Perfetta è proprio il consumo del corretto tipo di proteine a fare una enorme differenza. A voi la scelta: io spero di aver sufficientemente chiarito quali tipi di proteine sono buoni per la vostra salute, in modo che possiate iniziare ad apportare immediatamente gli opportuni cambiamenti.

La storia di Carmen raccontata con le sue parole

Ho 40 anni. Sono alta circa 1,65 m e sono in sovrappeso da quando, parecchi anni fa, ho subito lesioni alla schiena in un incidente automobilistico. Da qualche anno ho abbandonato le diete senza grassi e ho seguito una delle più famose diete povere di carboidrati. Non ero molto convinta di mangiare uova e bacon a colazione, ma ho continuato a farlo perché la dieta sembrava funzionare e sono dimagrita parecchio: salsicce, bacon, uova, oppure albumi con salmone affumicato erano diventati routine.

Un giorno ho sentito forti dolori alla schiena e ho pensato fossero ritornati i dolori dovuti all'incidente, ma scoprii in seguito che si trattava di calcoli renali. L'urologo che mi ha seguito ha attribuito i calcoli alla dieta iperproteica/ipocarboidratica.

Avevo sentito il Dr. Aziz alla radio in una trasmissione molto popolare trasmessa da New York e l'ho contattato. Al momento di incontrarlo pesavo 86 chili. I principi della Dieta Perfetta erano per me completamente nuovi e diversi da tutto quello che sapevo in fatto di diete.

Durante la Dieta Perfetta ho consumato meno proteine rispetto alla precedente dieta ipocarboidratica, ma ho continuato a perdere peso. Ho iniziato anche a capire che la mia dieta doveva essere più equilibrata. Ho smesso di mangiare snack alle proteine e ho iniziato a consumare più frutta e verdura. Mangiavo avocado, uova e frutta al posto di bacon e salsicce. Ho scartato i beveroni e le barrette al cioccolato povere di carboidrati quando ho capito che contenevano proteine isolate di soia. Ora mangio solo alimenti non trattati, leggo attentamente le etichette, anche quello che è stampato in piccolo nei prodotti che acquisto, perché non voglio farmi indurre a comprare con l'inganno prodotti pieni di sostanze chimiche e grassi insaturi. Ho iniziato a nuotare, per migliorare la schiena e la forma fisica in generale. Ho perso quasi 30 chili in poco più di un anno e non mi sono mai sentita meglio. Oggi ho 4 taglie in meno! La Dieta Perfetta è davvero un miracolo!

Una giornata tipo della Dieta Perfetta

COLAZIONE: 3 parti di salmone selvaggio con 2 cucchiaini di crema di formaggio tipo Philadelphia e 1 albicocca
SPUNTINO FACOLTATIVO DI METÀ MATTINA: 1 o 2 uova sode
PRANZO: Gamberi alla griglia con asparagi al vapore
SPUNTINO FACOLTATIVO DI METÀ POMERIGGIO: ½ melone
CENA: Zuppa di zucca

La storia di John raccontata con le sue parole

Per anni ho mangiato solo la carne più magra e ho bevuto latte scremato. Mi sono impegnato al massimo per seguire i consigli degli esperti e ho mangiato il pane, la pasta e i cereali prescritti.

Dopo i 40 anni è diventato tutto più difficile. Malgrado la cosiddetta dieta sana e salutare e l'esercizio fisico, la pressione del sangue ha cominciato ad aumentare. Stava diventando difficile mantenere l'aspetto snello che è sempre stato fonte di orgoglio per me. Ero stanco, pigro e avevo sempre fame. Ho sentito parlare della Dieta Perfetta da un amico e così sono andato dal Dr. Aziz, il quale mi ha diagnosticato ipoglicemia reattiva. Testosterone basso e insulina a digiuno ferma a 40, troppo alta. È stato solo quando ho abbandonato la dieta ipolipidica che ho cominciato a sentirmi molto meglio.

Sono passato alle insalate con olio e al formaggio intero. Ho iniziato a mangiare crostacei, fegato e anatra, tutti cibi che avevo evitato per anni. La pressione è migliorata e il testosterone è aumentato e ho cominciato a sentirmi pieno di energie. Avevo meno appetito perché il livello di insulina a digiuno si era molto ridotto e sono dimagrito molto. Ora che mi avvicino ai 50 anni mi sento più sano e più in forma che mai.

Una giornata tipo della Dieta Perfetta

COLAZIONE: Fragole con fiocchi di latte o ricotta
SPUNTINO FACOLTATIVO DI METÀ MATTINA: Sedano con guacamole
PRANZO: Anatra all'arancia
SPUNTINO FACOLTATIVO DI METÀ POMERIGGIO: Una coppetta di frutta
CENA: Capesante saltate in padella con i funghi

Grassi

È essenziale incorporare nella dieta grassi "naturali" nella corretta quantità per stabilizzare il livello di insulina e degli altri ormoni. Qual è la giusta quantità? Nella Dieta Perfetta, almeno il 40% deve provenire dai grassi, ma in genere è meglio non superare questa quantità. L'eccesso di grassi nella dieta, vale dire al 50%, non è salutare, a causa dell'ormone della crescita HGH. Mantenendo il livello al 40% o appena inferiore, sentirete meno appetito e avrete più energie, sarete più dinamici e perderete peso.

Incorporare di nuovo i grassi nella dieta non significa usare oli vegetali o la margarina descritta come "senza colesterolo". È vero che il colesterolo del sangue può sembrare più basso, ma sarete maggiormente soggetti al rischio di malattie cardiache e di cancro.

Nella Dieta Perfetta dovrete aumentare l'assunzione di grassi naturali sani. La parola chiave a questo punto è "naturale." Contemporaneamente, per bilanciare la dieta, dovrete eliminare i carboidrati raffinati. Mangerete più noci e noccioline anziché biscotti o patatine, e olive al posto dei cracker. La secrezione di insulina sarà drasticamente ridotta, il glucagone risulterà più basso e, infine, perderete peso.

La Dieta Perfetta si basa sull'equilibrio dei nutrienti anziché sull'esclusione o la preferenza di uno rispetto all'altro. Dovrete imparare di nuovo ad amare la parola che avete fino ad ora imparato a odiare, ovvero grassi. Mangiando più grassi "buoni" e meno carboidrati "cattivi", perderete peso e migliorerete di salute. Il grasso è il macronutriente essenziale che deve essere adeguatamente incluso nella dieta, per ottenere una ottimale salute *Perfect 10*.

La mancanza di grassi naturali nella vostra dieta può portare solo a disfunzioni. I grassi favoriscono la creazione delle cellule cerebrali nei bambini, la crescita delle cellule nervose, e contribuiscono all'assorbimento delle vitamine solubili K, E, D e A. I grassi forniscono energie e resistenza, e riducono l'appetito. Ai grassi si attribuisce spesso la responsabilità dell'obesità, in quanto forniscono il doppio delle calorie rispetto ai carboidrati e alle proteine per grammo, ma questo non è affatto vero. È vero invece che il grasso risparmia l'uso delle proteine come energia, quindi contribuisce al potenziamento dei muscoli.

Tre tipi di grassi

- Saturi
- Monoinsaturi
- Polinsaturi

I grassi sono composti da una serie di molecole dette trigliceridi. La classificazione dei grassi in saturi o insaturi si basa sulla loro struttura chimica.

Tutti i grassi sono composti da catene di atomi di carbonio e idrogeno, collegati alla fine con atomi di ossigeno. Se tutti gli atomi di carbonio sono legati alla maggior parte degli atomi di idrogeno che possono supportare, i grassi sono detti saturi.

Se agli atomi di carbonio mancano le connessioni all'idrogeno, i grassi sono considerati insaturi. I grassi insaturi sono ulteriormente suddivisi in monoinsaturi (con un legame di idrogeno mancante) e polinsaturi (con più di un legame mancante).

I grassi saturi, come il burro, sono solidi a temperature ambiente o inferiore, mentre i grassi monoinsaturi, come l'olio di oliva, sono liquidi a temperatura ambiente ma solidi se refrigerati.

Gli oli polinsaturi, come l'olio di mais e di soia, sono liquidi sia a temperatura ambiente sia refrigerati. Quando prendiamo peso, il corpo umano produce sia grassi saturi sia monoinsaturi per stoccarli come energia e per usarli nella riparazione delle cellule. Si tratta di un processo metabolico basilare per la nostra sopravvivenza.

1. Grassi saturi (Eccellenti)

I grassi saturi si trovano nell'olio di cocco e di palma, nei latticini e, in certe quantità, anche nei prodotti animali. Quasi certamente il singolo elemento nutritivo più importante, i lipidi si portano dietro dai decenni passati la fama di nutrienti nocivi per la salute. Un'incredibile quantità di ricerche moderne pubblicate nelle riviste mediche più autorevoli indica esattamente l'opposto. Purtroppo la maggioranza delle persone non ne ha mai sentito parlare in questo senso.

Il consumo di alimenti ricchi di grassi saturi, come uova e burro, potenzia la produzione e dunque ottimizza gli effetti degli ormoni, la cui struttura è costruita sul colesterolo. Sono gli ormoni steroidei che includono gli ormoni sessuali maschili e femminili, ovvero l'estrogeno, il progesterone e il testosterone. Gli ormoni sessuali sono quelli che ci mantengono giovani, valorizzano la pulsione sessuale e prevengono la comparsa di rughe e l'osteoporosi.

I grassi saturi sono necessari anche per la produzione degli ormoni sessuali surrenali come il DHEA, l'ormone che previene le malattie autoimmuni. È collegato alla longevità e valorizza la pulsione sessuale. Non sentitevi in colpa a integrare di nuovo i grassi saturi nella vostra dieta e non sorprendetevi se il vostro partner inizia a lamentarsi della vostra intensa pulsione sessuale: sono segni di perfetta funzionalità a livello degli ormoni sessuali.

I grassi saturi sono necessari anche per il corretto funzionamento delle cellule. Migliorano l'assorbimento e la conversione degli acidi grassi essenziali quali gli omega-3. Sono indispensabili anche per il calcio che viene fissato nelle ossa.

Prevedo la vostra obiezione: "Avremo pure un buon equilibrio ormonale, ma così facendo prepareremo il terreno per un infarto". Buone notizie: non esiste relazione tra grassi saturi e malattie cardiache. Dopo tutto, le epidemie di malattie cardiache non sono iniziate nel nostro paese fino a che la margarina o i grassi alimentari semi-vegetali, che contengono idrogenati, non sono stati introdotti nella nostra dieta durante il secolo scorso. Prima di allora si usavano lardo e burro in gran quantità e l'infarto era alquanto raro. Posso addirittura spingermi a dire che molti studi e ricerche indicano che i grassi saturi possono proteggervi dalle malattie cardiache. Avete capito bene, i grassi saturi possono aiutare a prevenire l'infarto. Questo non è un dato nuovo, infatti è noto da decenni in varie culture, ma la lobby dell'industria alimentare ha fatto in modo che il pubblico non ne venisse mai a conoscenza.

I Masai del Kenya

Negli anni Sessanta, il ricercatore Dr. George Mann osservò che la popolazione Masai del Kenya, che consumava una delle diete più ricche di grassi animali del mondo, non mostrava alcuna incidenza di malattie cardiache. I Masai sono noti anche per bere litri di latte al giorno e mangiare carne in quantità, ma sono forti e snelli. Malgrado il grande consumo di grassi animali, anche l'incidenza di aterosclerosi tra di loro, come risultò dalle ricerche eseguite anche con le autopsie sui defunti, sembrerebbe essere pressoché nulla.

I Samburu

Gli appartenenti ad un'altra etnia africana, i Samburu, consumano anche più grassi animali dei Masai, spingendosi fino a 400 grammi al giorno di grassi. Stando a questo dovrebbero presentare un'incidenza astronomica di infarti e ictus, ma anche per loro i ricercatori hanno rilevato esattamente l'opposto: i Samburu presentano infatti valori di colesterolo del sangue incredibilmente bassi e una pressoché totale assenza di malattie cardiache.

I Fulani della Nigeria

Anche i Fulani della Nigeria praticano una dieta ad elevato tenore di grassi animali e presentano una bassa incidenza di malattie cardiache. È interessante notare che quando queste popolazioni hanno migrato nei paesi occidentali e hanno adottato una dieta moderna composta di carboidrati raffinati, oli vegetali parzialmente idrogenati e simili, il rischio di malattie cardiache è aumentato drasticamente anche per loro.

I Francesi

Il cosiddetto paradosso francese illustra l'incidenza relativamente bassa di aterosclerosi e di infarto in questa popolazione, malgrado le grandi quantità di grassi saturi assunte nella loro dieta. I Francesi sono famosi per i loro antipasti ricchi di grassi, i succulenti piatti a base di burro e i gustosi formaggi per dessert, eppure hanno un'aspettativa di vita più lunga di qualsiasi altro paese del mondo. Dunque, come possiamo vedere, il paradosso francese non è affatto un paradosso. Il basso rischio di infarto che caratterizza il popolo francese è associato ai grassi saturi, che non si ossidano quando vengono riscaldati. Al contrario, gli oli polinsaturi che consumiamo in quantità gigantesche nel nostro paese, tendono più a danneggiare il colesterolo creando radicali liberi e causando rotture delle placche nelle arterie. Gli infarti cardiaci sono attribuiti molto più alla rottura di placche aterosclerotiche che alla stenosi.

I grassi saturi sono classificati in grassi saturi a catena piccola, a catena media e a catena lunga, in base alla lunghezza della molecola di grasso. Quando si mangiano grassi saturi a molecola con catena piccola e media, come per esempio quelli che si trovano nel burro e nel cocco, il corpo utilizza più grassi per l'energia che per lo stoccaggio. Per questa ragione il consumo di burro e olio di cocco non ha alcun impatto negativo sul livello di colesterolo. I grassi saturi derivati da piante, come l'olio di cocco e di palma, sono stati usati per cucinare per secoli. Sono stabili se soggetti a riscaldamento e non si ossidano facilmente. Inoltre non contengono pericolosi grassi trans o sostanze chimiche aggiunte durante il processo di estrazione.

Cocco

Il cocco è stato ampiamente usato nell'industria alimentare negli Stati Uniti prima che venisse sostituito dai grassi idrogenati, ad opera dell'industria degli oli alimentari e delle sue lobby.
L'olio di cocco è il grasso preferito per la cottura in molti paesi asiatici, inclusi la Tailandia e lo Sri Lanka. È responsabile infatti del 50% delle calorie della dieta dei singalesi, che consumano circa in media 120 noci di cocco per persona all'anno. Considerato che il cocco è al 90% composto da grassi saturi, ci si dovrebbe aspettare un'incidenza altissima di malattie cardiache. Eppure questa incidenza nello Sri Lanka, secondo la OMS, è la più bassa del mondo: 1 su 1.000. Anche la Tailandia, dove il cocco rappresenta una larga parte dell'alimentazione quotidiana, ha un'incidenza bassissima di malattie cardiache.

Il cocco è composto soprattutto da un trigliceride a catena media chiamato acido laurico, un grasso saturo che il corpo umano non può produrre o stoccare autonomamente. È usato per fornire l'energia e può velocizzare il metabolismo, vale a dire può aiutare il vostro corpo a consumare le calorie in modo più efficiente, contribuendo così a farvi perdere peso. La ricerca sulla perdita di peso è tuttavia contraddittoria su quest'argomento. Alcuni studi hanno mostrato che si verifica perdita di peso, mentre altri non hanno mostrato alcun cambiamento. Una cosa è certa: i grassi dell'olio tratto dal cocco sono sicuri e sani.

L'acido laurico presente nel cocco, inoltre, si trasforma nell'organismo in monolaurino, dalle proprietà antimicrobiche. Queste proprietà aiutano l'organismo nella lotta contro le infezioni da batteri e virus, incluso l'herpes e l'HIV. Alcune ricerche che nel passato denunciavano le cattive proprietà dell'olio di cocco erano state eseguite su varietà idrogenate, e i risultati non erano pertanto corretti. L'aggiunta di cocco alla dieta può in effetti abbassare addirittura il valore del colesterolo. Il consumo di cocco fresco o non lavorato è sempre un beneficio per la vostra salute. Il cocco è uno dei grassi preferiti nella Dieta Perfetta ed è eccellente per cucinare.

Il latte di cocco è disponibile nella maggior parte dei negozi di cibi naturali. Riscaldatelo per pochi minuti e aggiungete un frutto a scelta, per uno spuntino delizioso e nutriente (se il gusto del latte di cocco è troppo intenso per voi, potete anche allungarlo con un po' di acqua). Il latte di cocco è ottimo anche dopo l'esercizio fisico perché contiene il giusto mix di minerali.

Olio di Palma

Anche l'olio di Palma è un'alternativa salutare per la vostra dieta. Come l'olio di cocco, è un trigliceride a catena media che non ha influenza negativa sul vostro livello di colesterolo. L'olio di palma è stato usato per secoli sia in Africa, sia in Asia. È un'ottima fonte di beta-carotene e vitamina E, elementi preziosi per mantenere la fluidità e la funzionalità delle membrane. Questo può ridurre il rischio di ictus.

Nuovi studi hanno dimostrato, inoltre, che l'olio di palma ha effetti benefici sui lipidi del sangue.

È estremamente stabile ed eccellente per la cottura. Malgrado io stesso non incoraggi la frittura in generale, se dovete friggere in immersione di olio usate l'olio di palma perché ha un punto di fumo molto alto ed è uno dei grassi veramente salutari. Entrambi vengono estratti senza l'uso di sostanze chimiche e non contengono idrogenati nocivi. L'olio di cocco e l'olio di palma hanno un punto di fumo molto alto e resistono all'ossidazione quando vengono riscaldati. Attualmente la ricerca scientifica ha dimostrato che sia l'olio di cocco che l'olio di palma sono alternative alimentari salutari. Tuttavia entrambi continuano ad essere banditi da autorevoli organismi medici. L'olio di cocco e l'olio di palma non sono sempre disponibili nei grandi supermercati, ma li troverete sicuramente nei negozi e nei supermercati di alimenti naturali e biologici.

Burro di cacao (componente del cioccolato)

Il burro di cacao è un grasso saturo che si trova nelle fave di cacao e viene usato principalmente per fare il cioccolato. Ha un punto di fusione appena inferiore a quello della temperatura del corpo ed è per questo che la cioccolata si scioglie in bocca. Il burro di cacao non ha effetto sul colesterolo, ma continua ad essere condannato dalla American Heart Association come grasso aterogenico!

Volete perdere peso? Mangiate un quadretto di cioccolata fondente con burro di cacao. Vi aiuterà a sentirvi sazi. Il cioccolato è fatto principalmente con il burro di cacao e con il frutto della pianta del cacao.

Nella Dieta Perfetta procuratevi del cioccolato biologico fondente, composto da almeno il 70% di cacao. Maggiore è il contenuto di cacao, migliore è la cioccolata per la vostra salute cardiovascolare. Nella dieta è necessario soltanto essere attenti al contenuto di zucchero del cioccolato.

Alcuni scienziati della Cornell University hanno scoperto che il cacao ha quasi il doppio degli antiossidanti del vino rosso e fino a tre volte gli antiossidanti che si trovano nel tè.

Il cacao grezzo, infatti, presenta il valore più elevato di antiossidanti di tutti gli alimenti naturali del mondo. Sono sicuro che avrete sentito parlare dei risultati delle numerose ricerche pubblicate sui benefici del consumo di cioccolato fondente. Il cacao contiene flavonoidi, dalle proprietà antipiastriniche, che prevengono i coaguli del sangue. Gli scienziati trovano continuamente nuovi benefici derivanti dal cioccolato.

È importante notare tuttavia che nella lavorazione il cioccolato perde i flavonoidi, pertanto non comportatevi come bambini nei negozi di dolciumi, ma cercate marche di cioccolato superfondente senza o con una minima percentuale di zuccheri aggiunti. Uno studio olandese ha rilevato che il cioccolato fondente può ridurre il rischio di malattie cardiovascolari del 21% e allungare l'aspettativa di vita in termini di anni. Meno male. Per entrare in un campo più effimero, il cioccolato è ritenuto persino afrodisiaco, grazie al suo contenuto di tritofani che hanno un effetto positivo anche sull'umore.

Purtroppo molta della cioccolata che si vende negli Stati Uniti contiene molti zuccheri aggiunti, è lavorata e costituita da oli parzialmente idrogenati e non da burro di cacao. Questo non è il tipo di cioccolato da usare nella Dieta Perfetta. Il cioccolato al latte non offre gli stessi benefici del cioccolato fondente, perciò attenzione a quanto ne mangiate. Il cioccolato bianco è simile al cioccolato al latte ma senza la base di cacao. Se non ha nessun contenuto di semi di cacao, il cioccolato bianco non è da considerarsi cioccolato affatto.

Nella Dieta Perfetta deve essere preferito il cioccolato biologico con zuccheri ridotti e vero burro di cacao, che non ha impatto sull'insulina e non contiene idrogenati che disturbano i livelli di leptina. Per ridurre le calorie, provate ad aggiungere qualche cucchiaio di frutti di bosco alla cioccolata tiepida, invece di mangiare una barretta intera di cioccolato: sarà un delizioso dessert o una merenda nutriente e sana.

Burro

Ricominciate a mangiare burro ricco e cremoso se volete diventare una sinuosa dea dell'amore o un vero macho. Il burro è molto importante per gli ormoni sessuali. Sarete d'accordo con me che è meglio essere una bomba di sensualità da 10 e lode con ormoni sessuali dai valori perfetti, piuttosto che avere nelle arterie una bomba ad orologeria pronta ad esplodere, costituita da quei finti grassi presenti nei vari prodotti che pretendono di essere uguali al burro. Il burro ha meno calorie ed è più sicuro per cucinare rispetto agli oli vegetali. Composto principalmente da acidi grassi a media e breve catena, contiene numerosi composti salutari tra cui la lecitina, che contribuisce alla suddivisione del colesterolo. È ricco inoltre di vitamina A e C e di selenio. Il burro protegge dai radicali liberi che possono indebolire e distruggere le pareti arteriose.

La maggior parte delle persone trova difficile credere che mangiare burro possa far diminuire il valore di colesterolo eppure la lipoproteina (a), un'altra suddivisione del colesterolo cattivo, LDL, si riduce mangiando burro. Il burro è ricco di acido linoleico coniugato, dalle proprietà anticancro e contiene anche acido butrico, un grasso saturo a catena corta, anch'esso dalle eccellenti proprietà anticancro e anti fungine.

Malgrado numerose ricerche scientifiche dimostrino che il burro è sano, continua a essere bollato dalla classe medica come aterogenico. E i francesi? Non vorreste condividere con loro lo stesso paradosso? I francesi non hanno, almeno la maggior parte di loro, i problemi di obesità che abbiamo negli Stati Uniti. Il burro è ricco di acido linoleico coniugato, dalle proprietà brucia grassi.

La moda di Chanel e Gaultier sarà anche costosa, ma se vi ispirate ai francesi otterrete anche voi il corpo da 10 e lode che è essenziale per indossare quegli abiti.

Il burro non interferisce con la comunicazione cellulare e non causa secrezioni di insulina anomale, come invece fa la margarina. L'idea che il consumo di burro a tavola possa favorire l'infarto cardiaco non è altro che una sciocchezza. Una dieta equilibrata dovrebbe contenere grassi saturi, come quelli che si trovano nel burro. Usate il burro per cucinare e spalmatelo sul pane integrale per una colazione deliziosa, ricca e saziante.

Ghee

Lo straordinario ghee, o tipo di burro chiarificato, usato da secoli per la cottura in molti paesi africani e asiatici, ha gli stessi vantaggi salutari del burro ed è ottimo per gli ormoni sessuali. Poiché le parti solide di acqua e latte sono state rimosse è resistente ai batteri e alla rancidità. È eccellente per la cottura perché non brucia alle alte temperature. Come il burro, non interferisce sulla comunicazione cellulare e dunque non interferisce con la secrezione degli ormoni. È reperibile nei migliori negozi di alimenti naturali.

Latticini

Bevete latte? Probabilmente sì, visto che il consumo di latte è molto alto negli Stati Uniti. I ricercatori di Harvard hanno trovato che gli adulti, per la loro salute ottimale, non hanno alcuna necessità di consumare latticini. Purtroppo questo è in contraddizione diretta con le campagne pubblicitarie effettuate dall'industria casearia che promuovono un elevato consumo di latte e derivati, addirittura nell'ordine di 3 porzioni al giorno. A dire il vero, alcuni ricercatori hanno persino collegato il consumo pesante di latticini all'acne, all'asma, alle allergie e al cancro della prostata e delle ovaie. Quantità eccessive di latte e latticini nella dieta possono renderla iperproteica, con un riflesso negativo sulla salute della tiroide.

Immagino la vostra reazione: se il latte è un alimento naturale, perché non dovrebbe essere salutare per noi? Il latte è certamente un alimento naturale. Pensate però che un vitellino di 35 kg, in soli due anni, si trasforma con il latte della mucca in un animale di 700 kg. Ma noi non siamo mucche, siamo di razza umana: pensate davvero di poter assumere 3 porzioni di latte o derivati al giorno e mantenere un fisico da *Perfect 10*?

Dietro alla mania del latte c'è un'industria multimiliardaria che è riuscita a convincere consumatori, medici e agenzie governative del fatto che il latte è eccellente per la salute delle ossa.

Questo non è affatto vero. In realtà nei paesi ad alto tasso di osteoporosi, come gli Stati Uniti, si consuma latte in abbondanza. Gli adulti hanno la necessità di bere latte? Decisamente no!

Non chiedo ai miei pazienti di non bere più latte né di non consumare i suoi prodotti.

Un consumo moderato di latte e latticini - vale a dire una porzione anche scarsa, al giorno, per chi non ha problemi associati come l'intolleranza al lattosio - può offrire dei vantaggi, in quanto latte e latticini sono una buona fonte di carboidrati, proteine e grassi.

In fatto di prodotti caseari molti pensano che il latte intero non sia salutare, perciò bevono latte scremato (contenuto di grassi 1 o 2%). Anche questo è del tutto errato. Il grasso naturale presente nel latte fa bene. Ironicamente, quando bevete latte o yogurt scremati scegliete prodotti privati dei nutrienti, a cui per di più sono stati aggiunti zuccheri. Una porzione di latte senza grassi può portare ad una secrezione di insulina maggiore rispetto al latte intero.

Il rischio non si ferma qui. I ricercatori della Harvard University hanno osservato che le donne che consumano 2 porzioni di latte e derivati senza grassi al giorno hanno più probabilità di non essere fertili. L'ovulazione diminuisce del 28%. L'eliminazione del grasso dal latte ne modifica radicalmente l'equilibrio, e questo porta a sfavorire la produzione dell'ormone sessuale. Le donne che cercano di concepire un bambino dovrebbero consumare solo latte intero.

Chi è attento alla propria salute spesso bandisce il latte intero per timore di assumere calorie in eccesso, ma le nuove ricerche suggeriscono che gli adulti che preferiscono latte e latticini interi prendono meno peso sul lungo periodo. Questi nuovi risultati indicano che il grasso svolge un ruolo nel controllo del peso, a differenza del latte e derivati ipolipidici. Il grasso del latte e dei derivati contiene acido linoleico coniugato (CLA) che promuove la perdita di peso.

Il CLA è anche un potente inibitore del cancro e svolge un ruolo importante nella prevenzione dell'infarto. I latticini contengono un certo tipo di grasso che fa aumentare i livelli di lipoproteina ad alta densità (C-HDL) e questo "colesterolo buono" ha elevate qualità protettive. Tutti questi ingredienti salutari, tra cui le vitamine, vengono eliminati quando il latte e i derivati vengono privati del grasso.

Ho già illustrato prima come il latte crudo abbia più nutrienti del latte pastorizzato. Il latte crudo è tuttavia molto difficile, se non impossibile, da trovare e in molte città degli Stati Uniti è addirittura fuori legge. Ma non preoccupatevi, non vi chiederò cose impossibili. La Dieta Perfetta è innanzitutto una dieta facile e praticabile. Scegliete latte pastorizzato e biologico intero, che non contenga pesticidi, antibiotici o ormoni come l'rBST. Il latte biologico è disponibile ovunque.

La stessa cosa si può dire del latte di capra, acquistabile presso i supermercati di alimenti naturali. Il latte di capra è meno allergenico del latte di mucca.

Se siete intolleranti al lattosio, dovreste trovare più tollerabili i prodotti latticini fermentati. I batteri usati per il formaggio e lo yogurt trasformano il lattosio, difficile da digerire per molta gente, in uno zucchero che si chiama galattosio. Anche il formaggio crudo, dal valore nutrizionale più elevato del formaggio pastorizzato, è reperibile nei negozi di alimenti naturali.

Il kefir, un tipo di yogurt la cui origine risale a 2.000 anni fa, è un altro alimento salutare per la vostra dieta. Versate il kefir sul muesli a colazione o gustatelo insieme ai frutti di bosco, per uno smoothie come spuntino, oppure mangiatelo così com'è, semplicemente delizioso. Ma ricordate che quando io raccomando i latticini in piccolo quantità, non intendo dire che ne vadano consumate 3 porzioni al giorno.

I grassi insaturi si suddividono ulteriormente in grassi monoinsaturi e grassi polinsaturi.

2. Grassi monoinsaturi (buoni se naturali, dannosi se lavorati)

I grassi monoinsaturi si trovano soprattutto nell'olio di oliva, negli avocado, nelle noci e nel grasso animale.

GRASSO ANIMALE

Che lo si creda o meno, il grasso animale è collocato erroneamente nella categoria dei grassi saturi. Il grasso animale è soprattutto monoinsaturo. Per questa ragione ha un'influenza positiva sul colesterolo, proprio come l'olio di oliva. Il grasso animale presenta altri benefici, tra cui l'attività antimicrobica. L'acido stearico che si trova nel grasso animale è il migliore carburante per il muscolo cardiaco. Tra l'altro, i grassi saturi che si trovano nei prodotti animali, favoriscono anche l'assorbimento dei minerali.

La maggior parte della gente fatica a credere che il grasso animale sia salutare, ma è bene ricordare che l'uomo ha mangiato grassi animali per migliaia di anni. Il grasso animale viene usato per la cottura in molte culture asiatiche e africane, dove l'incidenza di malattie cardiache è bassa. Non ha nemmeno alcuna relazione con il cancro del colon. È uno spettatore innocente, accusato senza giusta causa, mentre invece mangiamo troppa carne rossa.

GRASSI DEL POLLAME

La percentuale di saturazione dei grassi della carne di pollame dipende da come sono stati alimentati gli animali. I grassi di pollame sono ricchi di composti antimicrobici, eccellenti nel combattere il raffreddore e le infezioni virali. (Per generazioni intere il brodo di pollo è stato considerato un toccasana ed eccellente rimedio per l'influenza e il raffreddore). Il grasso di anatra e di oca si trova nei negozi di gastronomia.

GRASSO DI LARDO

Il lardo è il grasso che si ottiene dal maiale. È un grasso saturo al 40% e insaturo al 60%. Viene usato per la cottura in molte aree della Cina e in numerosi paesi europei. Come i grassi del pollame anche i grassi del lardo contengono sostanze antimicrobiche.

SEGO

Il sego è il grasso tratto dai ruminanti, bovini e ovini, ed è stato usato per secoli per la cottura in numerose culture. Non si ossida né forma radicali liberi se riscaldato, quindi è eccellente per cucinare.

I soggetti colpiti da infarto cardiaco devono evitare i grassi animali?

Numerosi studi sui modelli dietetici e sul rischio di infarto non hanno riscontrato consumi diversi di grasso animale nelle persone colpite da infarto rispetto agli altri. Purtroppo, le industrie farmaceutiche e altri che propongono la teoria del colesterolo hanno fatto in modo che molti degli studi che rifiutavano questa ipotesi non venissero pubblicizzati. Dunque siamo tutti convinti che dovremmo evitare i grassi animali.

Non vorrei essere frainteso, infatti non sto per dirvi di ritornare all'età della pietra o ricominciare a mangiare grasso animale. Affatto. Nella composizione dei grassi delle carni si sono verificati cambiamenti drastici nell'ultimo secolo, dovuti all'alimentazione degli animali allevati. Oggi, il grasso animale contiene meno acidi grassi omega-3 e più tossine, pesticidi e ormoni artificiali (gender bender) HAH che sono dannosi per il nostro organismo e le ghiandole endocrine, e possono portare a squilibri ormonali anche gravi.

Scartate pure il grasso dalla carne che consumate, ma ciò che voglio farvi capire è che il grasso animale proveniente da fonti organiche non è nocivo. Potete usare il grasso animale proveniente da fonti biologiche per cucinare, se lo preferite al burro, ed essere sicuri che il cibo sia più gustoso e contenga meno calorie rispetto alla cottura con oli vegetali raffinati, come l'olio di mais o di soia.

Altri esempi di grassi monoinsaturi sono l'olio di oliva, di avocado e le noci. Sono stati ampiamente dimostrati gli effetti benefici sul colesterolo di questi grassi salutari, con il risultato dell'abbassamento del colesterolo cattivo, della lipoproteina a bassa densità (LDL) e l'aumento della lipoproteina buona a densità elevata (HDL).

Avocado

Vi piace la cucina Tex-Mex? Va bene, ma naturalmente evitate le tortillas e non lasciatevi spaventare dal tenore di grassi di un avocado (30 grammi), perché è ciò che lo fa diventare uno dei migliori alimenti dimagranti nella Dieta Perfetta. È salutare per il cuore, ricco di grassi monoinsaturi e aumenta il senso di sazietà stabilizzando l'insulina. Gli avocado sono ottimi promotori degli ormoni sessuali sia maschili sia femminili, sono ricchi di fibre e poveri di zuccheri. Sono l'alimento virtualmente perfetto. Includete senz'altro l'avocado nella vostra dieta come spuntino o come contorno vegetale. Se volete uno spuntino davvero sfizioso mescolate alla polpa di un mezzo avocado un po' di succo di lime. Aggiungete un pizzico di sale e pepe e servitelo con verdure crude. Vi farà sentire piacevolmente sazi.

Olio di oliva

Adone e Venere, fate posto ai nuovi seguaci della Dieta Perfetta. Finalmente svelato il segreto degli dei romani e greci. Come quello di avocado, anche l'olio di oliva soddisfa il vostro appetito e vi aiuta a produrre ormoni sessuali. Livelli ormonali ottimali contribuiscono a farvi apparire giovani più a lungo. Questa non è l'unica caratteristica positiva dell'olio di oliva, largamente usato in Grecia, Italia e Spagna. Ha infatti eccellenti proprietà antiossidanti, ed è una delle ragioni principali per cui la dieta mediterranea promuove un'eccellente salute cardiaca.

Più l'olio è verde, più è migliore. L'olio di oliva extravergine è quello che deriva dalla prima spremitura a pressione delle olive. Contiene più nutrienti dell'olio estratto con altri mezzi. Non acquistate olio di oliva "chiaro" perché viene sbiancato con perossido e durante il processo vengono usati dei solventi. Se trovate il gusto dell'extra-vergine troppo intenso, potete miscelarlo con olio di mandorle o un po' di olio di noci macadamia.

La cottura con olio extravergine di oliva è preferibile rispetto agli oli raffinati polinsaturi, però è consigliabile nella cottura a fuoco basso, perché alle alte temperature può ossidarsi, oppure come condimento nell'insalata invece dei generici condimenti ai quali viene spesso aggiunto zucchero, che sono dannosi per i vostri valori di insulina.

Noci e mandorle/Burro di noci

Sono composte soprattutto dall'acido oleico, che presenta un impatto decisamente positivo sulla salute cardiovascolare. Nella Dieta Perfetta, potrete includerle come uno spuntino sano e salutare, ma servitevi di una coppetta per impedirvi di mangiarne in abbondanza. Noci e nocciole in quantità compromettono lo sforzo di dimagrimento, a causa del loro elevato tenore di calorie. Parecchi studi di ampia portata hanno mostrato che se si mangiano noci e simili più di 4 volte alla settimana si riduce il rischio di malattie cardiache del 40-50%. Le noci macadamia contengono selenio, che le ricerche scientifiche indicano come importante per la prevenzione del cancro. Comprate i vari tipi di noci in confezione sottovuoto o in scatola perché irrancidiscono facilmente.

Vi esorto anche a comprare il burro di noci di macadamia e il burro di mandorle presso i negozi di alimenti naturali. Il burro di noci di macadamia o il burro di mandorle spalmato sul pane integrale costituiscono una eccellente colazione ricca di grassi salutari e lasciano il senso di sazietà per ore.

Le arachidi sono considerate legumi e pertanto sono incluse in quella categoria. Mangiate le noccioline in quantità limitate poiché contengono molti acidi grassi omega-6 che, assunti in eccesso, possono risultare dannosi.

Oli di noci e simili

Comprendono mandorle, noci di macadamia, nocciole, noci e altre varietà. Malgrado questi grassi monoinsaturi siano abbastanza stabili, possono subire ossidazione se soggetti a temperature elevate. Acquistate sempre questi oli ottenuti con pressione a freddo (vale a dire estratti senza l'uso di calore o altre sostanze chimiche).

Questi oli sono l'ideale per la cottura a fuoco basso e sull'insalata. Devono essere conservati in contenitore ermetico o in bottiglia di vetro scuro e al buio, per proteggerli dall'aria e dalla luce che favoriscono l'ossidazione. Non è necessario refrigerarli o congelarli, a meno che non vengano usati di rado.

Olio di canola (lavorato)

L'olio di canola, il cui nome deriva da "Canada oil" viene estratto dalle rape. È un olio prodotto artificialmente. È tratto da rape geneticamente modificate e contiene acido erucico, ossia un acido grasso tossico che viene rimosso per estrazione meccanica o tramite solventi. L'olio è considerato una buona fonte di omega-3, ma la maggior parte di questi va perduta durante il processo di raffinamento. L'olio di canola può anche essere parzialmente idrogenato per divenire più stabile. Che cosa significa questo per chi segue la Dieta Perfetta? Inutile dirlo, evitate questo prodotto. Se proprio dovete usarlo, acquistate quello biologico, pressato, non idrogenato, disponibile presso i negozi di prodotti naturali. La presenza di grassi idrogenati nella dieta può compromettere il vostro sforzo di dimagrimento e arrecare danno alla vostra salute.

Olio di arachidi

L'olio di arachidi è un olio monoinsaturo. Per la produzione di olio di arachidi si usano arachidi di scarsa qualità, che non vengono usate per il burro. Per alcuni soggetti le arachidi possono essere allergeniche; a volte vengono usati solventi nel processo di estrazione dell'olio. L'olio contiene molti acidi grassi omega-6, collegati allo sviluppo di malattie cardiache. Non si dimentichi che alla radice di molte delle nostre malattie moderne si trova uno squilibrio del rapporto tra acidi grassi omega-6 e omega-3. Nella Dieta Perfetta è consigliabile evitare l'olio di arachidi o usarlo con parsimonia.

3. Oli polinsaturi (Essenziali al naturale)

Gli oli polinsaturi sono quelli che mancano di numerosi atomi di idrogeno. Sono essenziali per la salute perché il nostro organismo non è in grado di produrli autonomamente. Gli oli polinsaturi sono necessari per la produzione degli ormoni e per regolare le funzionalità dell'organismo. Esistono due tipi di oli polinsaturi: gli acidi grassi omega-3, presenti nel pesce, nelle uova o nell'olio di semi di lino, e gli acidi grassi omega-6, presenti nei semi e negli oli di semi.

Acidi grassi omega-3

Uova, noci, pesci di acqua corrente, come salmoni e sgombri, contengono acidi grassi omega-3, hanno effetti positivi dimostrati sul colesterolo e proprietà di prevenzione delle infiammazioni, marchio di fabbrica per l'aterosclerosi. Per questa ragione, l'aggiunta di pesce alla dieta contribuisce a prevenire gli infarti.

Un piccolo suggerimento: l'assunzione di acidi grassi omega-3 in pillole può ridurre l'appetito e farvi sentire sazi anche ore dopo il pasto, poiché aiuta a controllare il rilascio di insulina e di leptina. Gli acidi grassi omega-3 supportano la produzione degli ormoni sessuali e svolgono un ruolo nella prevenzione del cancro, nella fertilità maschile, nella salute delle ossa e nei disordini dell'umore, tra cui la depressione.

Gli acidi grassi omega-3 hanno benefici antinfiammatori e possono ridurre i sintomi della malattia di Crohn. Sono quelli che si trovano nelle uova, nelle noci e nell'olio di semi di lino, che viene conservato in bottiglie di vetro scuro per impedire l'ossidazione, e devono essere refrigerati. Possono essere usati sull'insalata e sui cibi cotti, ma non devono essere mai riscaldati o usati per la cottura. Assumete un cucchiaino di olio di semi di lino 2 o 3 volte la settimana.

Acidi grassi omega-6

Mi avete già sentito dire e ridire che troppi acidi grassi omega-6 non fanno bene, ma non dovreste escluderli completamente dalla vostra dieta. Gli acidi grassi omega-6 possono essere inclusi nella dieta, ma solo con moderazione. Sono reperibili nel mais, nelle arachidi e nei semi, come i semi di girasole.

Come calcolare la giusta quantità? Ogni tanto mangiate una manciata di semi di girasole come spuntino. Gli acidi grassi omega-6 si trovano anche nell'olio di primula e di borraggine, i quali possono alleviare l'artrite e i sintomi premestruali.

Nella Dieta Perfetta gli acidi grassi omega-6 si possono assumere mangiando cibi naturali e semi, come usavano fare i nostri nonni. Gli omega-6 sono presenti anche negli oli vegetali estratti dai semi, come per esempio l'olio di zafferano non raffinato e l'olio di semi di girasole, disponibili nei negozi di alimenti naturali.

Potete consumare questi oli senza riscaldarli, in quantità ridotta sull'insalata, purché non siano raffinati o idrogenati. Il consumo eccessivo pone rischi alla vostra salute. Anche questo tipo di olio deve essere conservato nelle bottiglie di vetro scuro per prevenirne l'ossidazione.

Grassi killer (Grassi lavorati)
Oli vegetali polinsaturi raffinati e oli idrogenati

Questi grassi sono gli stessi grassi contenuti negli oli polinsaturi (mais, semi di cotone, zafferano, girasole e soia) ma in forma raffinata, che continuano, stranamente, ad essere promossi dalle organizzazioni mediche tra cui l'American Heart Association! Questi oli sono anche sostenuti dai guru delle diete ipolipidiche e di alcune diete ipocarboidratiche e sono usati in modo intenso nell'industria del fast-food. Sono spiacente di deludervi ma i menu MacDonald e altri menu da fast-food non sono inclusi nella Dieta Perfetta. Sono sicuro che non vi occorra un medico che vi dica questo, si tratta infatti di oli nocivi per la tiroide; i ricercatori indicano inoltre che una dieta ricca di oli vegetali raffinati può portare allo sviluppo di cancro e di malattie cardiache.

Il processo di produzione di questi oli prevede l'uso di sostanze chimiche. Una volta estratti, vengono miscelati con ossido di nichel e quindi riscaldati. Dopo l'aggiunta di emulsionanti alla miscela questa viene ripulita per eliminare l'odore sgradevole. Per migliorare il gusto vengono poi aggiunti coloranti e aromi artificiali, quindi il prodotto viene confezionato nelle bottiglie trasparenti ed esposto alla luce negli scaffali dei negozi. Gli oli polinsaturi raffinati sono spesso idrogenati per prolungarne la vita e resistono a ripetuti riscaldamenti nella preparazione delle croccanti patatine fritte dei fast-food.

Come già illustrato, i grassi idrogenati sono dannosi per molti degli ormoni discussi nella Dieta Perfetta, tra cui l'insulina, la leptina e gli ormoni sessuali. La maggior parte dei prodotti lavorati, ipolipidici e ipocarboidratici, contengono questi grassi killer.

In fatto di grassi trans non fidatevi delle etichette

Non fidatevi delle etichette che dichiarano "0 grammi di grassi idrogenati". Non scherzo. Quasi ogni singolo alimento confezionato o imbustato che trovate al supermercato contiene in certe quantità grassi idrogenati o grassi trans, eppure la legge consente che vi si possa applicare un'etichetta che dichiara la mancanza di grassi idrogenati.

I grassi idrogenati si trovano in numerosissime marche di cioccolato, condimenti per insalata, alcuni tipi di pane a fette, nelle barrette di muesli, nei dolci, nelle merendine, nei cracker e nelle patatine chip, in alcune marche di gelato, nei pasti pronti, nei prodotti a basso tenore di grassi e in quelli a basso tenore di carboidrati, nei pranzi pronti e negli antipasti surgelati, e per finire persino nel cibo per il vostro cane o per il vostro gatto. Io sono un amante degli animali, pertanto vi raccomando di essere attenti e di escludere i grassi trans anche dalla dieta dei vostri animali domestici. I grassi trans sono ovunque: nei fast-food, nelle popolari catene di caffé e ciambelle, perfino nella vostra stessa cucina.

Come può succedere questo? Possiamo ringraziare le lobby dell'industria alimentare per questo vero disastro dei tempi moderni. Negli alimenti lavorati si fa un uso intenso di grassi idrogenati per aumentarne la vita a scaffale. Non si possono produrre con il burro snack e merendine che possano restare sugli scaffali per mesi.

Gli industriali alimentari ci rimetterebbero molto denaro. Il burro infatti si fonde a temperatura ambiente, il prodotto risulterebbe oleoso e per questo avrebbe una vita a scaffale molto breve. I grassi parzialmente idrogenati invece sono invece molto più opportuni per i produttori alimentari, perché sono economici e possono essere aggiunti ai prodotti senza che ne restino residui oleosi.

I grassi parzialmente idrogenati rimangono solidi alle temperature elevate e gli alimenti prodotti con questi grassi restano confezionati a lungo senza subire alcuna modifica.

Si tratta di puro veleno ma il 70% di tutti gli alimenti elaborati in vendita nei supermercati contengono grassi parzialmente idrogenati. I grassi trans che si assumono con gli alimenti vengono incorporati nelle cellule e qui interferiscono con le comunicazioni cellulari. La buona notizia per voi è data dal fatto che assumendo solo grassi naturali potete purificare le cellule da tutti i grassi trans. Con il tempo, le cellule risponderanno correttamente all'insulina e agli altri ormoni.

Per essere consumatori attenti ed escludere i grassi nocivi, dovrete indagare con cautela, leggendo attentamente tutto il testo stampato anche in caratteri molto piccoli, nelle etichette in cui sono riportati gli ingredienti degli alimenti, senza fermarvi a leggere le dichiarazioni essenziali dei produttori stampate sulla confezione. Non fatevi ingannare da un'etichetta che dichiara "0 grammi di grassi idrogenati". In realtà questa dovrebbe essere un'etichetta rossa, un segnale di allarme.

Lasciate che vi spieghi. Supponiamo che solo per un giorno vogliate barare sulla Dieta Perfetta e comprare una scatola di dolciumi presso il vostro supermercato abituale. L'etichetta dichiara chiaramente "Questo prodotto contiene zero grassi trans" ma un'occhiata più attenta rivela che i dolci sono prodotti con oli parzialmente idrogenati o condensati vegetali (Fig. 4.9). Sono sicuro che ora siete confusi. Secondo la FDA, i prodotti alimentari possono essere etichettati come esenti da grassi trans anche se contengono fino a 0,5 grammi di grassi idrogenati per porzione. Questo è decisamente ridicolo! Un dolcetto può contenere, secondo la FDA, zero grassi idrogenati, ma mangiatene 2 e avrete consumato 1 grammo di grassi trans, che possono disturbare l'equilibrio dei vostri ormoni e intasare le vostre arterie. E ora fate un po' i vostri conti: esiste qualcuno, in vena di trasgressione, in grado di fermarsi a due dolcetti?

L'American Heart Association raccomanda sul suo sito web di limitare i grassi trans all'1% delle calorie totali, ma la ricerca indica che non esiste un limite di sicurezza. Nella Dieta Perfetta il numero limite è lo zero. Se volete includere cibi lavorati nella vostra dieta, esaminate l'elenco degli ingredienti sulla confezione e controllate la presenza degli oli parzialmente idrogenati, senza accontentarvi di leggere soltanto le informazioni relative ai grassi idrogenati trans.

Figura 4.9: Controllate sulle etichette gli oli vegetali idrogenati o parzialmente idrogenati e non solo i grassi idrogenati trans.

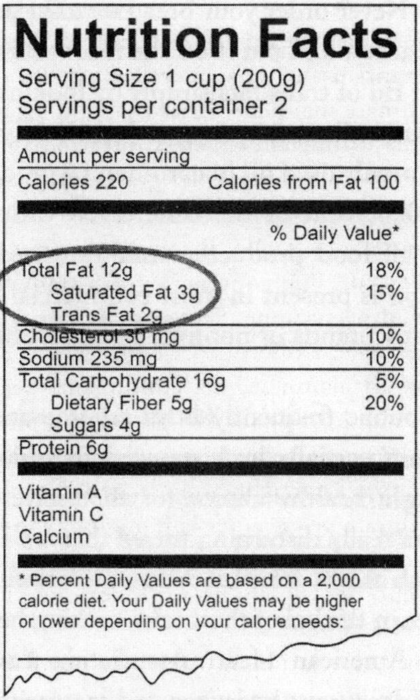

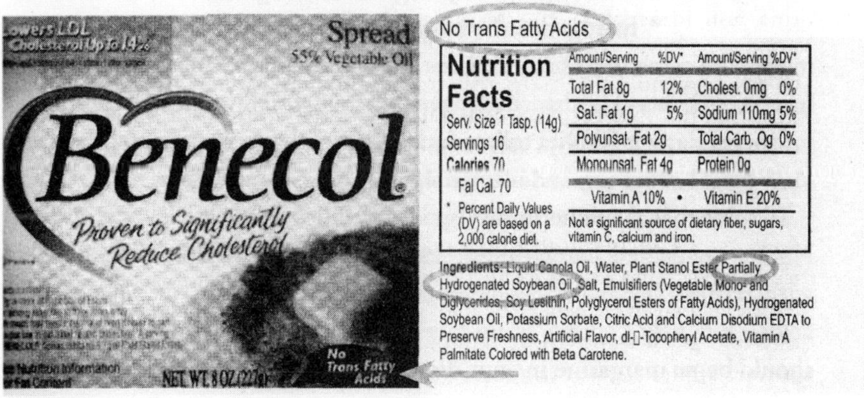
Lowers LDL Cholesterol Up to 14%
Spread
55% Vegetable Oil
Benecol
Proven to Significantly Reduce Cholesterol
NET WT. 8 OZ (227g)
No Trans Fatty Acids
No Trans Fatty Acids
Nutrition Facts
Serv. Size 1 Tasp. (14g)
Servings 16
Calories 70
Fal Cal. 70
* Percent Daily Values (DV) are based on a 2,000 calorie diet.
Amount/Serving %DV* Amount/Serving %DV*
Total Fat 8g 12% Cholest. 0mg 0%
Sat. Fat 1g 5% Sodium 110mg 5%
Polyunsat. Fat 2g Total Carb. 0g 0%
Monounsat. Fat 4g Protein 0g
Vitamin A 10% • Vitamin E 20%
Not a significant source of dietary fiber, sugars, vitamin C, calcium and iron.
Ingredients: Liquid Canola Oil, Water, Plant Stanol Ester, Partially Hydrogenated Soybean Oil, Salt, Emulsifiers (Vegetable Mono- and Diglycerides, Soy Lecithin, Polyglycerol Esters of Fatty Acids), Hydrogenated Soybean Oil, Potassium Sorbate, Citric Acid and Calcium Disodium EDTA to Preserve Freshness, Artificial Flavor, dl-[]-Tocopheryl Acetate, Vitamin A Palmitate Colored with Beta Carotene.

Shutterstock

In quali altri alimenti possono trovarsi grassi idrogenati e grassi trans?

I termini "idrogenati" e "parzialmente idrogenati" sono spesso usati in modo intercambiabile. Entrambi sono tuttavia pessimi elementi per la vostra salute. Per essere dei veri *Perfect 10*, dovrete stare molto attenti ad escludere completamente questi elementi dalla vostra dieta. Ad esempio, per risparmiare, alcuni ristoranti usano una miscela di burro che non è altro che margarina. Non ordinate mai pane o toast già imburrati, ma fatevi portare al tavolo vero burro e spalmatelo voi stessi sul pane.

Credevate di liberarvi per sempre dei grassi idrogenati controllandone i valori sulle etichette?

Ripensateci un momento. L'olio di soia è l'olio più comunemente usato nei prodotti commerciali. Può contenere grassi trans fino al 50% dei prodotti, anche senza idrogenazione. Dovreste evitare i prodotti contenenti olio di soia e non è facile. L'olio di soia è presente nella maggior parte dei marchi commerciali di maionese, nei condimenti per l'insalata, in molti brand di margarina non idrogenata e di oli vegetali misti.

Il pubblico, mal consigliato, acquista prodotti alimentari lavorati senza grassi che contengono oli parzialmente idrogenati o olio di soia, credendo di fare una scelta salutare per sé e per la famiglia. Non lasciatevi ingannare. È davvero sconsolante vedere che ci siamo dati al consumo di alimenti tossici come i condimenti light, i cibi pronti ipocalorici, i surrogati del burro, pensando di fare scelte salutari.

L'American Heart Association si scusa ora per il precedente supporto fornito alla margarina idrogenata, ma consiglia di usare marche di margarina non idrogenata. Queste margarine sono state commercializzate con nomi tipo Smart Balance, ovvero "Equilibrio Intelligente". Smart Balance ha molti meno grassi trans rispetto alle marche di margarina idrogenata. Ma i ben informati seguaci della Dieta Perfetta sanno che quel tipo di margarina apporta squilibrio agli ormoni e, in ultima analisi, mette in pericolo la salute.

Va bene che l'American Heart Association si scusi, ma è indiscutibile il fatto che sia ancora in torto. La margarina non idrogenata è comunque un rischio per la vostra salute in quanto è composta da oli vegetali raffinati, contiene quantità eccessive di acidi grassi omega-6 e potrebbe contenere addirittura grassi trans, anche se non idrogenati. La margarina non dovrebbe entrare affatto nella vostra dieta.

Ecco un esempio di quantità di grassi idrogenati contenute negli alimenti con olio parzialmente idrogenato o olio di soia:

	Grammi di acidi grassi idrogenati
Brioche preparata con olio vegetale	4.0
Confezione grande patatine fritte tipo fast-food	7.0
Ciambelle glassate	4.0
Biscotti Buttermilk confezionati	3.0
Antipasto surgelato a basso tenore di grassi	3.0
5 cracker	1.5
2 cucchiaini di addensante in polvere	1.0
2 waffle congelati	2.0
Panino hamburger	1.0
Maionese con olio di soia	Tracce
Latte in polvere	Tracce
Condimento insalata con olio di soia	Tracce

Quali sono i grassi migliori per la cottura?

I grassi saturi come il burro, il ghee (o burro chiarificato) e l'olio di cocco sono i grassi migliori da usare in cottura perché sono estremamente stabili alle temperature elevate, non si ossidano e non formano radicali liberi, né interferiscono con la produzione degli ormoni. Possono essere usati anche i grassi polinsaturi, come l'olio extravergine di oliva, ma a temperature molto più basse. Gli oli polinsaturi raffinati non devono essere mai usati per cucinare, perché riscaldati producono radicali liberi!

Il consumo del giusto tipo di grassi è la chiave per dimagrire e restare in buona salute

Solo mangiando il tipo giusto di grassi potrete perdere peso, stabilizzare l'insulina e gli altri ormoni, prevenire le malattie. I grassi naturali preferiti nella Dieta Perfetta possono disattivare gli ormoni della fame per ore. È sorprendente, vero? Se state ancora pensando - "Perché tutti dicono l'esatto opposto?" - sappiate che le raccomandazioni dietetiche non sono state scritte dagli scienziati, ma dai politici.

Figura 4.10: Classificazione di grassi e oli per acidi grassi a catena lunga C14-22

(Magg.) Saturi	(Magg.)Monoinsaturi		(Magg.)Polinsaturi		
	ω-9	ω-6	ω-6	ω-3	ω-3
	Oleico	Linoleico	y-Linoleico	a-Linoleico	EPA & DHA
Burro di cacao	Canola*	Mais**	Ribes nero	Semi di lino	Pesce**
Grassi latticini	Grasso di pollo	Cotone*	Borragine		
Burro di noce moscata	Grasso di anatra	Soia*	Primula		
Palma	Grasso di oca**	Zafferano** (puro)			
Sego	Lardo	Girasole** (puro)			
(Stearina)	Macadamia				
	Olive				
	Arachidi				
	Zafferano (ibrido)				
	Girasole (ibrido)				
	Grasso di tacchino				
		Idrogenazione o parziale idrogenazione			
		Grassi idrogenati, grassi alimentari/ margarine			

Perché nomi e simboli greci? L'estremità della catena dell'acido grasso più lontana dall'acido è chiamata omega end. La struttura chimica contata a partire dall'omega end denota che se un acido grasso appartiene alla famiglia degli omega-4, omega-3 o altro.
**Solitamente parzialmente idrogenati*
***A volte parzialmente idrogenati*
Fonte: "Know Your Fats: The Complete Primer for Understanding thè Nutrition of Fats, Oils and Cholcsterol, Mary G. Enig, PhD

La storia di Jim raccontata con le sue parole

Ho 60 anni e ho avuto recentemente un infarto cardiaco. Non ho mai seguito alcuna dieta particolare. Dopo la diagnosi, il cardiologo e il nutrizionista mi hanno consigliato di seguire una dieta ipolipidica e a basso tenore di colesterolo. Ho iniziato a mangiare ogni giorno cereali per colazione, mia moglie ha cominciato a cucinare con la margarina e con altri oli vegetali raffinati. Ho evitato di mangiare uova, gamberi e formaggio. A casa abbiamo iniziato ad acquistare esclusivamente prodotti senza grassi, come i condimenti per le insalate o i cracker. Il cardiologo mi ha aumentato il dosaggio dei farmaci per il colesterolo perché i trigliceridi erano aumentati e ha aggiunto alla terapia il farmaco per l'ipertensione. Sono ingrassato anche perché dopo l'infarto non ho più potuto fare molto esercizio fisico.

Mi sono informato sulla Dieta Perfetta dopo aver visto il Dr. Aziz in televisione. Ero sbalordito a sentire che una dieta senza grassi potesse addirittura aumentare il rischio di un altro infarto. La sorpresa più grande fu quando appresi che i grassi killer che bloccavano le arterie erano proprio quegli oli vegetali raffinati che mia moglie usava per cucinare, e non i grassi saturi che avevo eliminato dalla dieta. Controllai più a fondo i prodotti senza grassi che mangiavo regolarmente e scoprii che quasi tutti contenevano oli parzialmente idrogenati, zucchero, e sciroppo di mais ad alto tenore di fruttosio. Mi sono indignato per la quantità di informazioni ingannevoli e fuorvianti rilasciate dall'industria alimentare.

Dopo aver appreso quanto fossero pericolosi i grassi trans, mia moglie ha eliminato dalla cucina tutti gli oli vegetali misti e la margarina liquida che usava per cucinare. Ho iniziato a mangiare vegetali e verdure biologiche, usando solo olio di oliva extravergine sull'insalata. Il valore del colesterolo si è abbassato di molto. Io sono alto quasi 1,90 m e pesavo quasi 110 kg prima di iniziare la Dieta Perfetta; ora ho perso almeno 25 chili. Anche il livello di insulina a digiuno è passato da 44 a 4 in soli 2 mesi. I trigliceridi sono diminuiti. Ora mi sento meglio e ho molte più energie.

Una giornata tipo della Dieta Perfetta

COLAZIONE: croissant integrale al burro
SPUNTINO FACOLTATIVO DI METÀ MATTINA: una coppetta di frutti di bosco
PRANZO: Molluschi belgi al vapore e puré di cavolfiori
SPUNTINO FACOLTATIVO DI METÀ POMERIGGIO: un succo di verdure
CENA: Zuppa ai frutti di mare

La storia di Diane

Diane è una insegnante di 42 anni che mi ha consultato per trovare un rimedio ai suoi dolori muscolari e alla stanchezza. Diane è alta circa 1,70 m e pesava circa 70 kg. Il suo valore di colesterolo era alto e prendeva farmaci antilipidici da 3 anni. Seguiva una dieta ipolipidica e mangiava raramente cibi con colesterolo come i crostacei; confessò che la sua unica debolezza era il cioccolato al latte, che mangiava regolarmente. Le piaceva anche la pasta e cucinava solo con margarina.

Ho diagnosticato a Diane la rabdomiolisi, una condizione di danno muscolare che si presentava nelle persone che assumevano farmaci anticolesterolo. Anche il valore di insulina era elevato e gli ormoni sessuali praticamente inesistenti. Il dolore muscolare era causato dalla rabdomiolisi e la stanchezza derivava dai valori ormonali bassissimi.

Le ho consigliato di smettere di prendere i farmaci per la riduzione del colesterolo fino a che non avessi ottenuto un esame del sangue a conferma della diagnosi. Confermata la diagnosi, ho richiesto un profilo lipidico avanzato per Diane. L'analisi delle suddivisioni del colesterolo indicava che il problema era associato al consumo intenso di carboidrati e grassi trans.

Si è stupita quando ha capito che il colesterolo così alto fosse dovuto alla sua scelta di alimenti a basso tenore di grassi. Le ho prescritto la Dieta Perfetta, consigliandole di mangiare più grassi naturali e di evitare i carboidrati raffinati, lo zucchero e la margarina. Poteva continuare a mangiare sicuramente la cioccolata, ma avrebbe dovuto limitarsi alla cioccolata fondente con zuccheri ridotti e che non contenesse grassi parzialmente idrogenati. Con la Dieta Perfetta Diane ha perso 14 kg in 3 settimane. I livelli del colesterolo si sono normalizzati senza la necessità di farmaci. In poco tempo, appena smessa la terapia per il colesterolo, sono migliorati anche i livelli degli ormoni.

Una giornata tipo della Dieta Perfetta

COLAZIONE: Smoothie allo yogurt con frutti di bosco
SPUNTINO FACOLTATIVO DI META' MATTINA: Verdure crude
PRANZO: Pasta integrale con gamberetti
SPUNTINO FACOLTATIVO DI META' POMERIGGIO: Noccioline miste
CENA: Zuppa di zucchine e insalata di contorno

Micronutrienti

Esaminiamo ora i micronutrienti di cui il nostro corpo necessita per funzionare correttamente. Sono le vitamine, i minerali e l'acqua.

Vitamine

Vitamine e minerali sono i composti essenziali che agiscono come cofattori per numerose funzioni dell'organismo. Una dieta ricca di carboidrati raffinati è spesso in difetto di vitamine e di minerali.

Le vitamine contribuiscono a combattere la formazione di radicali liberi causata dal fumo, dal consumo di zuccheri e dagli oli polinsaturi. La mancanza di più vitamine può condurre allo sviluppo precoce di malattie cardiache e di disordini ormonali.

Minerali

I minerali vengono classificati in base alla loro presenza in percentuale sul peso corporeo totale. I minerali responsabili dello 0,01% o più sono noti come macrominerali, mentre quelli responsabili di percentuali inferiori sono classificati come tracce. Tra i macrominerali abbiamo il calcio. La dieta giornaliera media dell'americano standard fornisce solo 1/3 del calcio di cui necessita il nostro corpo. Questa percentuale è troppo bassa. Il calcio è essenziale per la salute delle ossa, dei denti e della pelle. È importante anche nella regolazione della pressione sanguigna. Dove ottenere il calcio che ci serve senza consumare troppi latticini? Non è un problema perché il calcio è presente nelle verdure a foglia verde, nei broccoli, nel salmone e nelle sardine, nelle mandorle. Il mio consiglio è anche quello di assumere integratori supplementari di calcio.

I minerali in tracce ufficialmente riconosciuti dal nostro corpo come necessari per una salute ottimale sono dieci e includono il boro e il cromo. Tutti svolgono un ruolo importante nella nostra salute.

Assumiamo nutrienti a sufficienza?

La maggior parte dei vegetali oggi sono coltivati in terreni troppo sfruttati. Dovremmo mangiare una quantità di frutta e verdura dieci volte superiore a quella che mangiavano i nostri nonni per ingerire lo stesso valore nutrizionale.

La mia raccomandazione è di consumare, per quanto possibile, alimenti biologici, al fine di mitigare il pericolo costituito dai pesticidi e di assumere vitamine che forniscano il fabbisogno giornaliero di base di minerali e vitamine. Non vi consiglio di assumere vitamine sintetiche perché potrebbero arrecare più danni che benefici.

Acqua

È così importante? Lo è senz'altro. L'attività minerale del cortisolo e degli ormoni sessuali migliora se si beve molta acqua, poiché il processo dipende sia dai sali sia dall'acqua stessa. Scegliete acqua minerale in bottiglia o acqua di rubinetto filtrata. Se vi chiedete la ragione del filtro, sappiate che il fluoro contenuto nell'acqua corrente è dannoso per la tiroide, mentre il cloro favorisce l'ossidazione del colesterolo, la quale ossidazione contribuisce a sua volta all'insorgere delle malattie cardiache.

Malgrado il confezionamento dell'acqua in bottiglie di plastica sia pratico e conveniente per il trasporto, il bisfenolo A (BPA) è un componente chiave usato nella produzione di una grande varietà di bottiglie di plastica. Gli studi compiuti sull'acqua hanno rilevato che il BPA (gender bender) è una tossina particolarmente pericolosa perché può interagire con il sistema endocrino del nostro corpo. Nel corso dell'ultimo decennio una ricerca molto estesa ha indicato il BPA come un potente distruttore ormonale che può danneggiare gli organi di riproduzione. Gli studi di laboratorio condotti su animali hanno mostrato che l'esposizione al BPA durante la gestazione può portare ad anomalie dello sviluppo, a ridotta sopravvivenza e al ritardo della pubertà. Ecco perché si dovrebbero usare sempre bottiglie di vetro. L'acqua corrente filtrata dovrebbe essere sempre contenuta in bottiglie di vetro o contenitori privi di BPA.

La quantità di acqua giornaliera che si dovrebbe bere dipende dalla taglia corporea e dal livello di attività. Otto bicchieri al giorno possono andare bene per una persona di costituzione piccola o inattiva. Una persona più attiva o di taglia corporea più grande necessita di almeno 11 o anche 12 bicchieri al giorno. Per essere certi di bere acqua a sufficienza, bevete uno o due bicchieri di acqua appena prima di ogni pasto o spuntino.

Bere acqua a sufficienza presenta molti benefici, oltre a quello di riempire lo stomaco. Consente alle cellule di ricevere i nutrienti. La sete è spesso scambiata per fame ed ecco perché bere acqua è molto importante. Se sentite fame, bevetene un bicchiere o due e aspettate alcuni minuti. Se sentite ancora fame, fate uno spuntino o il pasto in programma. Bere acqua in buone quantità riduce anche il rischio di cancro alla vescica.

Io raccomando di tenere sempre una bottiglia di acqua a portata di mano. Particolarmente importante è bere acqua quando si fa esercizio fisico perché il corpo richiede maggiore idratazione.

Convengo con voi che bere solo acqua è abbastanza noioso. Se volete un po' più di gusto aggiungete succo limone o d'arancia. Vale anche la pena sottolineare che contrariamente a ciò che si pensa di solito, le bevande decaffeinate possono essere comprese nella quantità di acqua giornaliera da bere. Si può persino perdere peso solo aggiungendo ghiaccio all'acqua: solo per riscaldarsi il vostro organismo può bruciare fino a 80 calorie.

CAPITOLO 5

I principi chiave della Dieta Perfetta

Una volta distrutti alcuni dei più grandi miti in fatto di diete, siete finalmente pronti ad intraprendere la Dieta Perfetta. Quello che segue è un questionario che ho preparato personalmente per aiutarvi ad iniziare. Rispondete sì o no alle domande.

- La vostra alimentazione prevede un apporto bilanciato di carboidrati, proteine e grassi?
- Assumete, ogni giorno, almeno 5 porzioni di frutta e verdura?
- Assumete grassi in quantità sufficiente ad assimilare le vitamine liposolubili?
- La vostra alimentazione comprende gruppi di alimenti contenenti acidi grassi essenziali, come ad esempio i semi, le uova ed il pesce?
- Assumete proteine in quantità sufficiente a supportare le vostre funzioni fisiologiche quotidiane?
- Assumete ogni giorno cibi verdi?
- State alla larga dai cibi trattati chimicamente?
- Assumete ogni giorno verdure di colore diverso?
- Evitate gli zuccheri ed i carboidrati raffinati?
- State attenti ad escludere i grassi transgenici dalla vostra dieta?

Se avete risposto sì a tutte le domande siete già sulla strada giusta. Diversamente, la Dieta Perfetta vi riporterà sulla strada che conduce alla buona salute.

La Formula della Dieta Perfetta

Il segreto della Dieta Perfetta sta nell'equilibrio nutrizionale: 40% di carboidrati, 40% di grassi, 20% di proteine. Bilanciando l'apporto di nutrienti secondo queste percentuali, stabilizzerete il vostro livello di zuccheri nel sangue, offrendo al vostro corpo le fonti di energia più appropriate.

Seppure sia certamente possibile perdere peso seguendo una dieta povera di grassi che riduca l'apporto di calorie, in questa maniera si rischia di danneggiare la propria salute, aumentando i livelli d'insulina e sviluppando una carenza di grassi (situazione assolutamente non raccomandabile). Per questa ragione desidero che voi assumiate una maggiore quantità di grassi naturali ed eliminiate i carboidrati dannosi: per perdere peso e raggiungere l'equilibrio perfetto dei dieci ormoni chiave e, con esso, il benessere.

Siate certi che con la Dieta Perfetta non patirete la fame, perché consumerete cibi veri, in grado di farvi sentire sazi come solo i grassi naturali sono in grado di fare.

Iniziando ad introdurre i grassi naturali nella vostra alimentazione, perderete peso. Sto parlando di mangiare più pesce, frutta a guscio, avocado e cioccolata preparata col vero burro di cacao. Quello che vi chiedo non dovrebbe rappresentare un grosso sacrificio, ma, in cambio, vi chiedo di eliminare lo zucchero in tutte le sue forme, comprese le bevande gassate, i succhi di frutta, i dolciumi, il gelato, i cibi light, i cibi senza grassi e tutti i carboidrati raffinati. Perderete peso man mano che i vostri ormoni riacquisteranno il giusto equilibrio.

La nuova piramide alimentare dello USDA (United States Department of Agriculture)

Diversamente dalla piramide dello USDA (Fig. 5.1), sempre in fase di revisione, la piramide della Dieta Perfetta è solida quanto le antiche piramidi egizie: invecchiano, ma sono ancora qua.

Vi chiedo di ricominciare tutto dall'inizio, seguendo una piramide capace di farvi diventare davvero un *Perfect 10*. Perché possiate abituarvi a questo nuovo modo di mangiare, ho elaborato la piramide alimentare della Dieta Perfetta. Sicuramente noterete che la mia è l'esatto opposto della piramide USDA della vostra infanzia, con i carboidrati alla base, ed i grassi all'apice. I grassi naturali, infatti, costituiscono la base della piramide alimentare della Dieta Perfetta, ed i carboidrati raffinati, l'apice. È questo il modo migliore per bilanciare gli ormoni e perdere peso. La piramide alimentare della Dieta Perfetta differisce anche dalla nuova piramide USDA: quest'ultima raccomanda che metà dei farinacei che consumiamo siano integrali. Significa forse che l'altra metà devono essere raffinati? Che confusione! E che dire del fatto che le proteine sono poste tutte sullo stesso livello? Significa forse che carni rosse, pesce e fagioli possiedono gli stessi benefici per la salute? Non credo proprio. Come ho già detto, le carni rosse, il maiale e l'agnello, a causa delle loro potenzialità cancerogene, andrebbero consumate non più di una volta ogni tre settimane.

Secondo la piramide USDA, poi, tre porzioni al giorno di latticini senza grassi rappresentano una scelta sana. In realtà, tale raccomandazione non trova riscontro sul piano pratico. Piuttosto, un abbondante consumo di latticini light può portare ad un'eccessiva secrezione d'insulina. La nuova piramide USDA, così come la vecchia, è talmente piena di errori e contraddizioni da essere assolutamente inutilizzabile.

Figura 5.1: La nuova piramide alimentare USDA

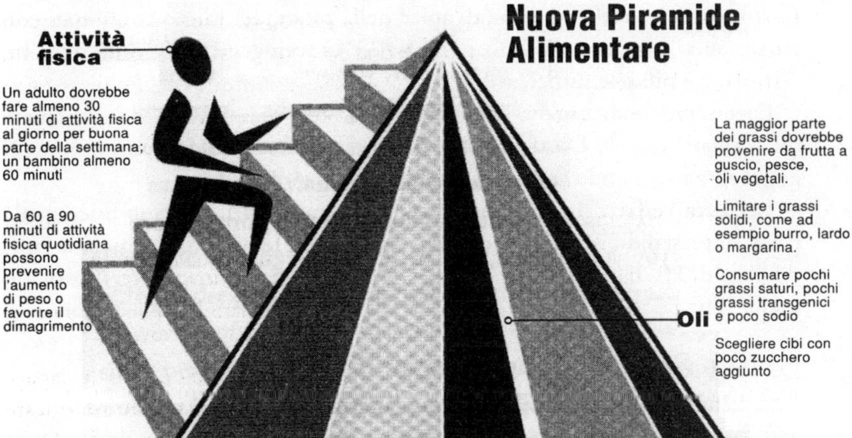
Nuova Piramide Alimentare
Attività fisica
Un adulto dovrebbe fare almeno 30 minuti di attività fisica al giorno per buona parte della settimana; un bambino almeno 60 minuti
Da 60 a 90 minuti di attività fisica quotidiana possono prevenire l'aumento di peso o favorire il dimagrimento
La maggior parte dei grassi dovrebbe provenire da frutta a guscio, pesce, oli vegetali.
Limitare i grassi solidi, come ad esempio burro, lardo o margarina.
Consumare pochi grassi saturi, pochi grassi transgenici e poco sodio
Scegliere cibi con poco zucchero aggiunto
Oli

CATEGORIA	Farinacei	Verdure	Frutta	Latte	Carne e fagioli
RACCOMANDAZIONE	la metà di quelli assunti dovrebbe essere integrale	variare i tipi di verdure	variare i tipi di frutta Pochi succhi	Consumare latticini light o senza grassi	Consumare carni magre, frutti di mare e fagioli Evitare le fritture
QUANTITA' GIORNALIERA (stimata per una dieta di 2.000 calorie)	170 gr	circa 700 gr	circa 450 gr	irca 700 gr	Circa 150 gr

Fonte: Sito Web Usda

La piramide alimentare della Dieta Perfetta

La piramide alimentare della Dieta Perfetta (fig. 5.2) vi aiuterà ad effettuare scelte alimentari salutari insegnandovi un nuovo modo di mangiare che vi accompagnerà per tutta la vita.

La base della vostra alimentazione, innanzitutto, dovrebbero essere le verdure ricche di fibre, piuttosto che i carboidrati raffinati. I grassi naturali dovrebbero rappresentare una larga parte del vostro apporto calorico quotidiano, circa il 40%, o poco meno, delle calorie che consumate ed anche la frutta dovrebbe rappresentare una parte importante della vostra dieta.

Le proteine che assumete dovrebbero provenire dal pollame, dal pesce o altri frutti di mare; inoltre, almeno tre o quattro volte a settimana, dovreste mangiare frutta a guscio e legumi.

Il ricorso agli integratori di calcio sarebbe da preferire ad un abbondante consumo di latticini. Se proprio non potete fare a meno di latte e derivati, consumatene soltanto modeste quantità.

È permesso consumare farinacei integrali, ma anche questi in quantità ridotte. I carboidrati raffinati quali pane, pasta, cereali e dolciumi, andrebbero eliminati definitivamente dalla vostra dieta, in quanto sinonimo di zuccheri. Carni rosse, maiale e agnello (all'apice della piramide) vanno consumati con parsimonia, per via delle loro potenzialità cancerogene. Una volta ogni tre settimane è più che sufficiente.

Diversamente da quanto consigliato dalla piramide USDA, non assumete oli vegetali. Con la Dieta Perfetta, vi garantirete la giusta quantità di acidi grassi sgranocchiando frutta a guscio e semi di girasole.

La Dieta Perfetta prevede anche una certa quantità di esercizio fisico quale parte imprescindibile di uno stile di vita sano. Il movimento stimola la produzione di HGH (ormone della crescita), essenziale per mantenervi giovani e snelli. Infine dovrete assumere dagli otto ai dieci bicchieri d'acqua al giorno.

Le Tre Fasi della Dieta Perfetta

Una dieta sana deve comprendere verdure ricche di fibre, frutta e farinacei integrali, ma nessuna dieta può dirsi perfetta se non raggiunge tutti i suoi obiettivi. Se pensavate che questa dieta avesse a cuore soltanto il vostro equilibrio ormonale, vi sbagliavate. La Dieta Perfetta mira proprio a farvi perdere i chili di troppo. Per raggiungere i suoi obiettivi, la Dieta Perfetta si divide in tre semplici fasi, pensate appositamente per venire incontro alle esigenze di tutti. Le Fasi Uno e Due sono state pensate per quanti vogliono perdere peso e liberarsi dei chili di troppo. La Fase Tre, invece, nasce per accontentare quanti desiderano mangiar sano e tenere lontane le malattie.

Figura 5.2: La piramide alimentare della Dieta Perfetta

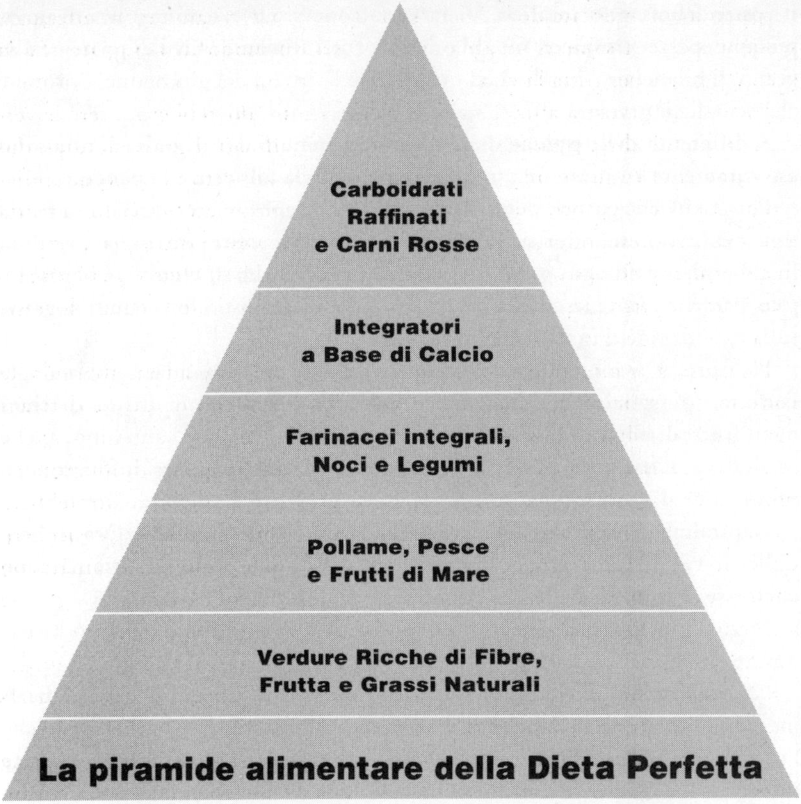
Carboidrati
Raffinati
e Carni Rosse
Integratori
a Base di Calcio
Farinacei integrali,
Noci e Legumi
Pollame, Pesce
e Frutti di Mare
Verdure Ricche di Fibre,
Frutta e Grassi Naturali
La piramide alimentare della Dieta Perfetta

Attività fisica quotidiana e 8/10 bicchieri d'acqua al giorno

Fase Uno (Inizio)

La Fase Uno della Dieta Perfetta dura tre settimane e la maggioranza delle persone, in questo lasso di tempo, perderà dai 4,5 Kg ai 7 Kg. Si tratta di un bel po' di peso da perdere in così poco tempo, ma non preoccupatevi: per buona parte si tratterà di liquidi. Proseguendo, i chili caleranno più lentamente.

In questa prima fase, consumerete tre pasti al giorno, potendo aggiungere due spuntini nei giorni in cui farete attività fisica o, semplicemente, quando vi sentirete affamati.

La Fase Uno è relativamente breve essendo troppo impegnativa da sostenere nel lungo termine. È solamente pensata per dare il via al vostro dimagrimento e rendervi meglio conto di come funzioni il vostro metabolismo e di quale sia il vostro fabbisogno calorico. Vi saranno concesse porzioni regolari di uova, pollame, pesce, crostacei, funghi e fagioli, tutti alimenti ricchi di proteine e in grado di bilanciare l'insulina ed ottimizzare l'attività del glucagone, l'ormone che scioglie il grasso.

A differenza delle tipiche diete a basso contenuto di carboidrati, non sono assolutamente ammesse le carni elaborate quali la salsiccia e la pancetta.

Potrete invece gustare delle ottime insalate insaporite con vari tipi di frutta a guscio (pecan, mandorle e noci sono tutte ottime scelte) e mangiare verdura in abbondanza ad ogni pasto. In ogni caso vi consiglio di eliminare barbabietole, patate e carote in questa prima fase della dieta, visti i loro effetti negativi sulla produzione d'insulina.

La frutta è assolutamente consentita, se non raccomandata, nella Dieta Perfetta. Personalmente amo molto i frutti a basso contenuto di zuccheri quali frutti di bosco, i kiwi, il melone d'inverno e il melone cantalupo, anche se, di fatto, il fruttosio contenuto in qualsiasi tipo di frutta non influisce sulla produzione d'insulina.

Naturalmente berrete acqua in abbondanza, meglio se contenuta in bottiglie di vetro. Limonata senza zucchero e bevande prive di caffeina sono anch'esse accettabili.

Mettersi in forma richiede qualche sforzo, è vero, quindi vediamo a cosa dovete rinunciare in questa breve fase della vostra dieta.

Per perdere peso dovrete innanzitutto ridurre le calorie. Si tratta essenzialmente di tornare ad un'alimentazione di tipo "preistorico". Considerando che l'organismo ha bisogno di proteine e di grassi per funzionare bene, dovrete impegnarvi a ridurre il consumo di carboidrati. Nelle tre settimane della Fase Uno dovrete quindi rinunciare ai cereali, al pane, alla pasta e al riso. Se siete una persona del tipo "Dottore, aspetti un attimo. Non posso rinunciare al pane", oppure "Mamma mia Dottore, sono Italiano, cosa mi sta chiedendo", non preoccupatevi, tornerete al pane e alla pasta in men che non si dica. In fin dei conti, i farinacei non hanno fatto parte del nostro regime alimentare per gran parte del passato. E l'agricoltura non è esistita per il 99.9% della nostra esistenza sulla terra. La Dieta Perfetta non è fatta di inutili privazioni. Piuttosto, si basa sulla libertà e sulla varietà. Provatela, rimarrete stupefatti dai risultati.

Chiaramente, in epoca preistorica non esistevano i latticini; comunque prometto che non vi farò aspettare due milioni di anni, e nemmeno tre settimane. Ve ne lascerò consumare un po'.

Inutile dirlo, niente alcool durante la Fase Uno della Dieta Perfetta.

Nonostante la Fase Uno sia la fase più pesante della Dieta Perfetta, vi garantisco che non patirete la fame e che non vi sentirete privati di nulla durante questo periodo.

Fase Due (Ancora più magri)

La Fase Due della Dieta Perfetta si regge sui principi base della Fase Uno, e richiama l'alimentazione del genere umano dopo l'avvento dell'agricoltura. Assumerete una maggior quantità di calorie rispetto alla Fase Uno, e vi farete un'idea ancora più precisa del vostro metabolismo e del vostro fabbisogno calorico.

Verdura, frutta, uova, pollame, frutti di mare e frutta a guscio sono ancora consigliati. Avrete ancora tre pasti al giorno, con la possibilità di consumare due spuntini se vi sentite affamati. Potrete tornare a consumare il pane e la pasta (integrali, naturalmente). I farinacei verranno reinseriti poco alla volta in questa fase, per scongiurare il senso di privazione che tipicamente si accompagna alle diete. Aggiungete pure da una a tre porzioni giornaliere di farinacei integrali: una tazza di fiocchi d'avena, una fetta di pane di segale, una ciotola di riso o, perché no, un piatto di pasta integrale. Il reinserimento dei farinacei eviterà che cediate alla tentazione di consumare cibi "proibiti", compromettendo in questo modo l'intero esito della dieta. I farinacei integrali, comunque, manterranno i vostri ormoni in equilibrio, dandovi allo stesso tempo un piacevole senso di sazietà. Qualora il vostro peso in questa fase della dieta non dovesse diminuire, eliminateli, oppure fate semplicemente più esercizio fisico. La Fase Due, in ogni caso, è stata pensata per farvi dimagrire in modo facile e veloce, senza troppi sacrifici.

Se vi piace concedervi una bevanda alcolica ogni tanto, potete consumarne una, massimo due, alla settimana. La maggior parte di voi, attenendosi alle regole esposte, dovrebbe continuare a perdere peso.

Quanto deve durare la Fase Due della Dieta Perfetta? Tutto dipende da una serie di fattori quali: il vostro peso iniziale, il peso che desiderate raggiungere, il vostro metabolismo, i vostri livelli ormonali, la quantità di attività fisica svolta e la vostra dedizione alla dieta. Potete restare nella Fase Due tutto il tempo necessario a raggiungere il vostro peso forma. Potrebbe volerci qualche giorno o qualche anno: nulla di male in nessuno dei due casi.

Fase Tre (Mantenimento)

Potete seguire la Fase Tre della Dieta Perfetta fin da subito, se desiderate migliorare il vostro stato di salute generale, riequilibrare i vostri ormoni, tenere lontane le malattie, e non siete interessati a perdere peso.

La Fase Tre rispecchia l'alimentazione moderna, anche se con molta più disciplina; assomiglia alla Fase Due, ma con un po' più di libertà, dal momento che, a questo punto, avete già perso il peso in eccesso. È pensata per mantenervi sulla strada giusta per il resto della vostra vita.

Durante questa fase continuerete a consumare tre pasti al giorno, con la possibilità di aggiungere uno o due spuntini se vi sentite affamati. Potrete anche assumere più farinacei rispetto alla Fase Due (fino a quattro porzioni al giorno). Le patate tornano ad essere consentite con l'unica avvertenza che, consumando tuberi o altre verdure a base di amidi, dovrete contemporaneamente ridurre i farinacei. Anche i dolci non sono più vietati, pur senza esagerare.

Abbiamo detto che la Fase Tre rispecchia l'alimentazione moderna; come comportarsi allora con la pizza e con i dolci? Senza dubbio è necessaria molta disciplina, dal momento che la Dieta Perfetta non si basa sul conto delle calorie. Lasciate che vi faccia qualche esempio. Se proprio morite dalla voglia di mangiare una pizza, allora sceglietene una con pasta sottile e tante verdure (in modo da limitare il consumo di carboidrati raffinati). Se invece volete mangiare un gelato, limitatevi ad una "pallina", ed assicuratevi che non sia di quelli senza grassi: questi, infatti, contengono molto più zucchero, e finireste per consumare l'equivalente di tre "palline" invece di una. Lo zucchero è uno sfizio, non un nutriente. State alla larga anche dai prodotti senza zucchero, perché preparati con dolcificanti artificiali, più dannosi dello zucchero vero e proprio.

Se avete comunque deciso di consumare cibi dolci o ricchi di amidi, correte subito in palestra per contrastare l'effetto negativo di questi alimenti sui vostri ormoni. Ad ogni modo, la ripetuta violazione delle regole non vi aiuterà a diventare un vero *Perfect 10*.

La Fase Tre è assolutamente indicata per quanti soffrono di diabete, di patologie tiroidee, per le donne in menopausa, gli uomini con un basso livello di testosterone, i culturisti e, in generale, chiunque voglia garantirsi un ottimo stato di salute, ma non abbia interesse a perdere peso.

Il più grande pregio della Dieta Perfetta è rappresentato dalla sua versatilità. Ricordate: potrete sempre tornare alla Fase Uno se il vostro peso comincia ad aumentare. Poniamo il caso che siate andati in vacanza ed abbiate ceduto a qualche tentazione. Che fare? Tornate subito alla Fase Uno (niente farinacei).

Imparare a districarsi tra le varie fasi della dieta è molto importante. Quando ne sarete capaci, potrete fare della *Perfect 10* un vero e proprio stile di vita.

Figura 5.3: Le Tre Fasi della Dieta Perfetta

Fase Uno

Durata: 3 Settimane

Questa fase fa riferimento all'alimentazione dell'era primitiva (verdura, frutta, pollame, frutti di mare, fagioli, frutta a guscio e semi).

Fase Due

Durata: Variabile

Questa fase fa riferimento all'alimentazione dell'uomo dopo l'avvento dell'agricoltura (verdura, frutta, pollame, frutti di mare, fagioli, frutta a guscio, semi e farinacei integrali).

Fase Tre

Durata: Tutta la vita

Questa fase fa riferimento all'alimentazione dell'era moderna seppur con qualche modifica (verdura, frutta, pollame, frutti di mare, fagioli, frutta a guscio, semi e più farinacei integrali). Se volete consumare zuccheri o carboidrati raffinati, fatelo con parsimonia.

I latticini dovrebbero essere ridotti al minimo. L'alcool andrebbe consumato, con moderazione, soltanto nelle Fasi Due e Tre.

CAPITOLO 6

Iniziare la Dieta Perfetta

Ora che avete capito in che modo i grassi naturali vi faranno perdere peso, e come l'assunzione di cibi integrali ricchi di nutrienti possano contribuire significativamente a mantenere il giusto equilibrio ormonale, siete pronti ad iniziare la Dieta Perfetta e a mettere in pratica quanto avete imparato.

Le Tre Fasi della Dieta Perfetta

- Fase Uno: Consumerete 3 pasti al giorno. Niente farinacei e niente alcool.

- Fase Due: Consumerete 3 pasti al giorno, e potrete aggiungere da 1 a 3 porzioni di farinacei integrali alla vostra dieta. Se non potete fare a meno dell'alcool, assumetene soltanto modeste quantità.

- Fase Tre: Consumerete 3 pasti al giorno e potrete aumentare i farinacei integrali fino a 3 o 4 porzioni giornaliere. Se non potete fare a meno dei dolci, consumateli con parsimonia.

Nelle Fasi Due e Tre, eliminate del tutto i farinacei se iniziate a prendere peso.

I Carboidrati

La Dieta Perfetta vi permette di introdurre nella vostra dieta generose quantità di carboidrati, fino al 40% di quanto consumate ogni giorno. Ricordate, la Dieta Perfetta non vuole essere una dieta povera di carboidrati, ma vuole semplicemente guidarvi a consumare la quantità più appropriata di macronutrienti. Consumando i carboidrati giusti, infatti, vi assicurerete anche fibre in abbondanza. Nella Fase Uno della dieta, i carboidrati vi verranno assicurati dalle verdure, dai fagioli e dalla frutta. Nelle Fasi Due e Tre, li troverete anche nei farinacei integrali, quali il riso bruno, il pane e la pasta integrali.

Verdure da consumare liberamente

- Asparagi
- Carciofi
- Rucola
- Germogli di bambù
- Peperoni (gialli, rossi, verdi, arancioni)
- Broccoli
- Cavolini di Bruxelles
- Cavolo
- Sedano
- Bietole
- Erba cipollina
- Coriandolo
- Cetriolo
- Cicoria
- Melanzane
- Verdure a foglia verde (bietole, verza, foglie di senape, cime di rapa)
- Peperoncino
- Cavolo riccio
- Lattuga (tutte le varietà)
- Porri
- Gombo
- Cipolle
- Prezzemolo
- Pomodoro
- Radicchio
- Ravanelli
- Rapa svedese
- Scalogno
- Spinaci
- Germogli (tutte le varietà)
- Fagiolini
- Zucchine

Verdure da consumare con moderazione

- Carote (da assumere soltanto in piccole quantità, e da consumare crude: una volta bollite si trasformano in alimenti ad alto indice glicemico)
- Patate dolci

Verdure da evitare
- Patate
- Barbabietole

Frutta da consumare liberamente
- Mele
- Avocado
- Banane
- More
- Mirtilli
- Melone
- Ciliegie
- Mirtilli rossi
- Uva
- Kiwi
- Mango
- Arance
- Pere
- Ananas
- Lamponi
- Fragole

Frutta da evitare
- Tutti i tipi di succhi di frutta
- Frutta secca

Legumi da consumare liberamente
- Tutti i tipi di legumi (tranne la soia geneticamente modificata)

Quando potrò iniziare a consumare farinacei?

Nonostante quanto vi è sempre stato detto riguardo ai farinacei, questi non entrarono a far parte della nostra alimentazione fino a tempi relativamente recenti. Il pane, la pasta e il riso sono consentiti nella Dieta Perfetta, tuttavia potrete consumarne soltanto il tipo integrale, e non prima della Fase Due. La quantità di farinacei integrali, poi, dovrebbe essere limitata ad in questa fase ad un massimo di 3 porzioni, ricordando che la quantità che il corpo riesce a sostenere dipende dall'attività fisica svolta dalla persona. Qualora nella Fase Due della Dieta Perfetta smettiate di perdere peso, riducete le porzioni di farinacei integrali da 3 a 2, oppure da 2 a 1.

Potete consumare 4 porzioni di farinacei nella Fase Tre della Dieta Perfetta se fate molto esercizio fisico, o se non vi interessa dimagrire. Ad ogni modo, attenzione ai possibili lati negativi, dal momento che potreste riprendere i chili di cui vi eravate sbarazzati. Io preferirei vedervi consumare più verdura che pane o pasta. Facendolo, riguadagnare il peso perduto sarà molto più difficile.

Farinacei ammessi

- Orzo
- Pane (di segale o integrale)
- Mais (piccole quantità)
- Avena (non solubile)
- Riso (integrale o selvatico*)
- Cereali integrali senza zuccheri aggiunti o additivi chimici
- Pasta integrale

* *Il riso selvatico è preferibile in quanto maggiormente ricco di fibre*

Si possono consumare fino a tre porzioni di farinacei nella Fase Due. Ma quante ne posso mangiare davvero?

Personalmente il mio consiglio è di non superare 1 porzione di farinacei durante il primo mese della Fase Due. Così facendo, inizierete ad avere la meglio sul vostro metabolismo. Se state perdendo troppo peso, potrete aumentare di 1 o 2 porzioni la settimana. Se invece state ingrassando, potrete scendere da 3 a 2, oppure da 2 a 1 porzione.

Voi stessi, infatti, siete gli unici in grado di stimare con precisione quanto effettivamente serva al vostro corpo, basandovi sulla vostra velocità di dimagrimento e sulla quantità di esercizio fisico da voi svolto.

Farinacei da evitare

- Farinacei raffinati (pane, pasta e riso non integrali)
- Prodotti di pasticceria preparati con farina bianca
- Prodotti light o prodotti senza grassi contenenti zuccheri aggiunti o sciroppo di fruttosio

Le Proteine

È molto importante assumere la giusta quantità di proteine, che dovrebbero corrispondere a circa il 20% dei nutrienti consumati dalla maggior parte di noi durante una giornata. Qualora siate persone particolarmente atletiche, e pratichiate attività anaerobiche come il sollevamento pesi, potete assumerne un po' di più. Se invece l'attività fisica da voi svolta è piuttosto limitata, il 15% dell'apporto giornaliero dovrebbe essere più che sufficiente.

Ricordate, la Dieta Perfetta è una dieta estremamente flessibile, pensata per adattarsi alle vostre esigenze. La maggior parte delle persone può mantenersi in perfetta salute con una quantità di proteine compresa tra i 50 e i 160 gr al giorno, da distribuire equamente nel corso della giornata per mantenere stabili i livelli di zucchero nel sangue. Assumere troppe proteine – così come assumerne troppo poche – può rivelarsi estremamente dannoso per il vostro equilibrio ormonale, e per la vostra salute in generale.

Proteine da consumare liberamente

- Tutti i crostacei
- Pesce (halibut, aringhe, tonno, sardine, salmone selvaggio)
- Legumi (esclusa la soia)
- Fegato
- Funghi
- Struzzo
- Volatili (pollo, galletto, anatra, tacchino e fagiano)
- Coniglio

Proteine da consumare con moderazione

- Hamburger di carne di bisonte
- Carne rossa biologica, maiale, agnello (da assumere con parsimonia, vista la presunta correlazione con il cancro del colon)
- Soia (tofu, tempè)

Proteine da evitare

- Tonno in scatola in olio di soia (contiene grassi transgenici)
- Cervello di mucca (per il rischio di contrarre il morbo della mucca pazza)
- Cibi contenenti nitriti, compresi hot-dog, pancetta, prosciutto, salsiccia (da evitare assolutamente per la stretta correlazione con il cancro del colon)
- Proteine di soia isolate (trattate chimicamente con i nitriti)
- Hamburger di soia (preparati con proteine di soia isolate)

Reintrodurre i grassi naturali nella vostra dieta

Imparare a nutrirsi in modo nuovo può rappresentare una sfida, oggi che gli scaffali dei supermercati sono pieni di cibi senza zucchero, senza grassi, e di panetti di margarina. Voi, comunque, dovete assolutamente eliminare questi alimenti dalla vostra dieta, perché trattati chimicamente, pieni di zucchero e di grassi transgenici.

Mangiare questa spazzatura, infatti, sconvolgerà il vostro metabolismo, e vi farà prendere peso in men che non si dica. Iniziate a comprare verdura, abituatevi a fare la spesa nei supermercati forniti di alimenti biologici, e ad acquistare burro di noci (come il burro di macadamia o il burro di mandorle) da utilizzare al posto di marmellate e gelatine a base di sciroppo di fruttosio.

Consumare noci con una certa regolarità, fra l'altro, aiuta a prevenire diverse patologie cardiache. Comprate l'avocado invece dei biscotti. Ricordate che la Dieta Perfetta vi consente di consumare anche grassi saturi, come il burro ed il cocco.

Usate olio d'oliva extra-vergine, e non le salse, per condire l'insalata. Guarnitela con la frutta a guscio anziché con i crostini. Mangiate pesce ed altri frutti di mare almeno tre o quattro volte la settimana. Infine, coccolatevi con un pezzo di cioccolato fondente una volta ogni tanto.

I Grassi

Latticini da consumare liberamente

Mettere un po' di panna o di latte intero nelle bevande decaffeinate è consentito dalla Dieta Perfetta ma, in generale, cercate di limitare i latticini.

- Formaggio cheddar
- Fiocchi di latte
- Formaggio di capra
- Feta
- Mozzarella
- Parmigiano
- Ricotta
- Emmenthal
- Kefir
- Yoghurt

Frutta a guscio da consumare liberamente

- Mandorle
- Noci del Brasile
- Anacardi
- Nocciole
- Noci macadamia
- Noci pecan
- Noci

Oli da consumare liberamente

- Olio di mandorla (crudo sull'insalata)
- Olio di avocado (crudo sull'insalata)
- Olio di macadamia (si può utilizzare anche per cucinare)
- Olio extra-vergine di oliva (da utilizzare per cucinare alla basse temperature e crudo sull'insalata)

- Oli non raffinati e pressati a freddo come l'olio di cartamo e l'olio di girasole (da usare per condire l'insalata; da non riscaldare)

Grassi da consumare liberamente

- Burro
- Cocco
- Ghee (burro indiano chiarificato; usatelo per cucinare se non amate il sapore del burro classico)
- Olio di palma

Grassi da evitare

- Oli vegetali raffinati (mais, cartamo, girasole, soia, oli vegetali misti)
- Grassi animali di provenienza non biologica (possono contenere tossine, ormoni e pesticidi)
- Margarina
- Oli e grassi parzialmente idrogenati (olio dei fast-food e certi tipi di margarina)
- Grassi vegetali per pasticceria

Dessert e Dieta Perfetta

Se pensate che i dessert siano proibiti dalla Dieta Perfetta vi sbagliate di grosso. La nostra dieta, infatti, ammette il consumo di tanti, gustosissimi dolci. La maggior parte dei dessert, di norma, contiene molti zuccheri, e per questa ragione influenza in maniera negativa il livello dell'insulina e di molti altri ormoni. I dolci vietati dalla Dieta Perfetta sono soltanto quelli preparati con farina bianca e zucchero, comprese torte e merendine light. Ricordate gente, se volete essere mangiati con gli occhi, non dovete mangiare dolciumi. In conclusione, la Dieta Perfetta permette di consumare soltanto desserts sani, come mandorle o frutti di bosco ricoperti di cioccolata a ridotto contenuto di zucchero, frutta fresca con yogurt intero, o magari un bel frullato preparato con frutta, yogurt -o kefir- e tanto ghiaccio, che non vi farà di sicuro rimpiangere il gelato. E perché non una banana ricoperta di cacao in polvere?

I desserts che vi ho elencato non sono soltanto sani, ma anche così golosi da riuscire a soddisfare la vostra voglia di dolce senza, naturalmente, compromettere l'equilibrio dei vostri ormoni. Consumare queste delizie vi aiuterà a non avvertire alcun senso di privazione e, di conseguenza, a seguire la dieta senza problemi.

Quali sono i dolcificanti migliori?

Avete già letto più volte in questo libro che lo zucchero fa male, dunque potreste pensare che i dolcificanti artificiali non creino problemi. In realtà i dolcificanti sono ancora peggio dello zucchero. Ne esistono diversi tipi in commercio. La lista comprende il saccarosio, l'aspartame e il sucralosio (conosciuto anche col nome di E955). È importante precisare che tutte queste sostanze sono sostanze artificiali. L'aspartame, negli studi effettuati sugli animali, è stato messo in relazione con la comparsa del cancro. Il sucralosio, infine, è stato identificato tra i fattori scatenanti dell'emicrania (e dell'ipotiroidismo). I dolcificanti artificiali non sono presenti in natura e sono stracolmi di additivi chimici. I loro effetti a lungo termine sull'organismo umano sono ancora sconosciuti, quindi è assolutamente consigliabile evitarli. Io personalmente preferisco la stevia e l'agave. La stevia, molto più dolce del comune zucchero, viene ricavata dalle foglie di Stevia Rebaudiana, un arbusto tipico del Sud America ed utilizzato dagli Indiani per centinaia di anni. Quando esco di casa ne porto sempre un po' con me per dolcificare il tè. Sfortunatamente, la FDA (Food and Drug Administration) ne ha bandito l'uso nel 1991 per sospetta tossicità, salvo poi ammetterlo come integratore dietetico.

Nella Dieta Perfetta è indicato anche l'agave, estratto da un cactus messicano. Assolutamente naturale, possiede un indice glicemico molto basso, ed esercita un effetto minimo sui livelli d'insulina, il che lo rende sicuro anche per chi soffre di diabete. È consigliato anche alla alte temperature.

Dolcificanti da evitare

- Sciroppo di fruttosio
- Miele*
- Sciroppo d'acero*
- Melassa
- Zucchero

** nonostante siano sostanze di origine naturale, il corpo le tratta allo stesso modo dello zucchero, dunque è meglio evitarle*

Le bevande

Sono molte le bevande consentite dalla Dieta Perfetta, ma sono diverse anche quelle da bandire completamente. Esaminiamo dunque "quelle buone, quelle brutte e quelle cattive".

Come comportarsi con le bevande gassate?

Tutte le bevande gassate andrebbero evitate durante la Dieta Perfetta. Uno studio recente ha infatti dimostrato che bere più di una bevanda gasata al giorno – anche se dietetica – compoperfect rta diversi rischi associati alla comparsa del diabete e di alcune patologie cardiache. Le comuni bevande gassate sono in grado di sconvolgere il vostro livello d'insulina e i vostri ormoni sessuali, dal momento che una sola lattina contiene l'equivalente di ben 10 cucchiaini di zucchero. E non è tutto. Alcuni studi hanno messo in relazione il consumo di bevande gassate con il cancro al pancreas, mentre il benzoato, usato per la loro conservazione, interagendo con la vitamina C, si trasforma in benzene, una delle sostanze più cancerogene in assoluto e ritenuta, fra l'altro, responsabile dello sviluppo della leucemia. Certamente la dose di benzoato contenuta in una bevanda gasata è davvero minima, ma bisogna pensare al numero di bevande che consumiamo in un giorno, se non in un'intera vita. Inoltre, una soda normale contiene massicce quantità di sciroppo di fruttosio, mentre una soda light è piena di aspartame: entrambe innescano il circolo vizioso del desiderio di zuccheri facendovi prendere peso.

Come comportarsi con i sostituti del latte vaccino (latte di soia, latte di riso, latte di mandorla)?

Molte persone, a causa dell'intolleranza al lattosio, iniziano a consumare bevande di origine vegetale, da tutti indicate come bevande sane. Ebbene, io non sono un ammiratore né del latte di riso, né del latte di soia. Il primo viene ricavato dal riso bianco, e può arrivare a contenere fino a 30 gr di zucchero per porzione. Il latte di soia invece, pur non contenendo grandi quantità di zucchero, è ricco di oli polinsaturi, seriamente dannosi per la salute. Se siete intolleranti al lattosio, e cercate un sostituto del latte vaccino, io vi consiglio il latte di mandorla (non zuccherato) generalmente disponibile nei supermercati che vendono prodotti biologici. Il latte di mandorla viene ricavato semplicemente immergendo nell'acqua le mandorle, contiene pochi zuccheri ed è una bevanda più che salutare.

Come comportarsi con il caffè e con il tè?

Le puntatine al bar dell'angolo per il caffè con amici e colleghi non vi aiuteranno a diventare un *Perfect 10*. Purtroppo, dovrete sbarazzarvi di quest'abitudine. Per quanto mi riguarda, preferirei vedervi consumare soltanto bevande decaffeinate, ma se proprio non resistete al richiamo della caffeina, almeno non superate la dose di un caffè al giorno. Alla troppa caffeina infatti segue la troppa insulina, e quindi la fame. So cosa potreste pensare adesso: "Ma la caffeina non contiene calorie, come può essere dannosa?". Ebbene, l'assunzione di caffeina stimolerà il vostro sistema nervoso facendovi sentire più "carichi"; le vostre ghiandole surrenali cominceranno a produrre adrenalina e noradrenalina, portando il fegato a rilasciare zuccheri nel sangue, dopo di che l'organismo sarà costretto a secernere insulina per ridurre il livello di zuccheri, e ben presto sentirete il bisogno di una sigaretta, di una caramella o di un cioccolatino.

Il caffè, inoltre, è in grado di influenzare negativamente sia l'ormone della crescita (HGH) che il testosterone. Un consumo eccessivo di caffeina può portare seri squilibri al livello di testosterone dell'organismo maschile, fino addirittura a trasformare il testosterone stesso in estrogeni, gli ormoni sessuali femminili. Come se non bastasse, la caffeina può dare dipendenza. I bevitori abituali di caffè, infatti, possono manifestare sintomi di astinenza come cefalea, vertigini, difficoltà di concentrazione ed irritabilità. Quest'ultimo sintomo, in particolare, può indurvi ad aver voglia di zuccheri. La dipendenza da caffeina non rappresenta, di per sé, un problema serio, sebbene il consumo di questa sostanza possa aumentare il rischio di aborti e le donne in gravidanza siano vivamente consigliate di evitarla.

Il tè è sicuramente meglio del caffè. Io adoro il tè verde. Il tè verde contiene meno caffeina del caffè e, soprattutto, contiene epigallocatechina gallato (EGCG), uno dei più potenti (e più studiati) antiossidanti. L'epigallocatechina si è dimostrata efficacissima contro diversi tipi di cancro; protegge il cuore e le arterie dal danno ossidativo e, mediante applicazione locale, è in grado di curare alcune lesioni precancerose della pelle. Una tazza al giorno di tè verde è sufficiente. Oppure potete consumarne di più, scegliendole tra le varietà senza caffeina.

Come comportarsi con le bevande energetiche?

Le bevande energetiche non sono consentite nella Dieta Perfetta. Queste bevande contengono dosi massicce di caffeina e di zucchero ed il loro consumo costante genera assuefazione.

Come comportarsi con l'alcool?

Ho già parlato degli effetti dannosi dell'alcool sugli ormoni al principio del libro. Smettete di consumarlo! Certo, è più facile a dirsi che a farsi, soprattutto per quanti sono abituati a bere tutti i giorni o tutti i fine settimana. Ad ogni modo è necessario rinunciarvi, dato che l'alcool fa balzare alle stelle il livello di zuccheri nel sangue, alterando il livello d'insulina e compromettendo la forma fisica. In realtà, un bicchiere al giorno può ridurre il rischio di patologie cardiache del 32%, ma i bevitori estremi sono a rischio di morte e di gravi problemi di salute. Un consumo eccessivo di alcool può causare patologie epatiche, ed alcune ricerche mostrano che le donne che bevono di frequente sono più propense della altre ad ammalarsi di cancro al seno. Inoltre, bere più di uno o due drink a settimana può significare ritrovarsi, in vecchiaia, con un cervello più piccolo, meno muscoli e più tessuto adiposo.

Ah, potete anche scordarvi dei vostri ormoni sessuali dopo una serata ad alto tasso alcolico. Sarete più disinibiti, ma le vostre prestazioni si riveleranno insoddisfacenti. E comunque, un ubriaco è sempre poco attraente, non importa quanto sia bello. Vi ho detto che bere molto vi farà ingrassare?

Naturalmente non vi chiedo di eliminare completamente l'alcool durante la Dieta Perfetta. L'alcool è ammesso, con moderazione, nelle Fasi Due e Tre della dieta, ma ricordate che un consumo esagerato può compromettere il funzionamento dell'intero organismo. L'aumento di peso correlato all'assunzione di alcool è dovuto al fatto che, di fatto, l'alcool rappresenta zucchero inutilizzato e quindi immagazzinato dal corpo sotto forma di grasso. In altre parole, se superate le dosi consentite, non perderete nemmeno un etto, nonostante seguiate alla lettera tutte le indicazioni della Dieta Perfetta. Ad ogni modo, io vi consiglio di eliminare del tutto l'alcool nel caso facciate fatica a perdere peso, abbiate un rapporto malsano con gli alcolici in generale, o soffriate di disturbi al fegato. Se invece godete di buona salute, non vi proibirò un bicchiere del vostro drink preferito dopo una giornata stressante o per accompagnare la cena (naturalmente, solo a partire dalla Fase Due).

Vi chiederò, comunque, di cercare di sostituire i classici cocktail con un bel bicchiere di vino biologico. Perché biologico? Perché quello normale contiene solfiti, sostanze in grado di provocare asma e reazioni allergiche, e perché ha un sapore decisamente migliore. Se lo bevete rosso, meglio ancora: il vino rosso, infatti, aiuta a prevenire le malattie cardiache grazie agli alti livelli di flavonoidi e, proprio come l'uva, è ricco di resveratrolo.

Ricordate di evitare beveroni supercalorici a base di succhi di frutta e zucchero aggiunto.

Quanto alla birra, essendo ricca di maltosio (uno zucchero ad alto indice glicemico) viene trattata dal corpo come un qualsiasi carboidrato raffinato, aumentando la secrezione d'insulina. Dunque, se proprio avete voglia di una birra, bevetene una a basso tasso alcolico.

Come ultimo consiglio, vi suggerisco di incrementare la vostra attività fisica di almeno mezz'ora per ogni drink consumato. Chissà, forse così facendo deciderete di darci un taglio!

Bevande da consumare liberamente

- Tutti i succhi di verdura (tranne quelli di barbabietola e di carote)
- Tè normale e tè verde

- Tè e caffè decaffeinati
- Limonata dolcificata con stevia o agave
- Acqua minerale
- Cioccolata biologica non zuccherata (in piccole quantità)
- Latte o yoghurt intero biologico*
- Acqua gasata**
- Succo di pomodoro

** Ogni bevanda contenente calorie vale come spuntino*
***L'acqua gasata dovrebbe rappresentare una scelta secondaria, poiché contiene anidride carbonica*

Bevande da consumare con moderazione
- Alcool
- Caffè

Bevande da evitare
- Tutte le bevande gassate (normali e light)
- Tutti i succhi di frutta
- Cioccolata contenente zuccheri e oli idrogenati
- Bevande energetiche
- Latte magro e latte con 1% e 2% di grassi
- Latte di riso
- Latte di soia

Condimenti, spezie e aromi

Le spezie hanno un ruolo molto importante nella Dieta Perfetta. Mettete la cannella sullo yogurt, ed arricchite i vostri antipasti con curcuma, salvia ed aglio. Con l'aggiunta delle spezie tutti i piatti diventeranno dei "superpiatti".

- Basilico
- Pepe nero
- Pepe di Caienna
- Condimenti Cajun
- Peperoncino tritato
- Cumino
- Curry
- Aneto
- Finocchio
- Aglio (solo quello fresco)
- Maionese fatta in casa (con olio d'oliva e non con olio di soia)
- Limone
- Lime
- Noce moscata
- Cipolla
- Origano
- Paprika
- Sale marino
- Rosmarino
- Dragoncello
- Curcuma
- Timo
- Vaniglia
- Salsa Worcester

Che cos'ha l'aglio di così speciale?

Aggiungete tanto aglio ai vostri piatti. D'accordo, forse nessuno avrà voglia di baciarvi dopo, ma la vostra salute ne gioverà. L'aglio, infatti, possiede note proprietà antibatteriche, antifungine e anticoagulanti (quindi cardioprotettive). Attualmente, inoltre, i ricercatori stanno vagliando le sue proprietà anticancerogene.

Come comportarsi col sale?

Le giuste quantità di sale sono importanti per stimolare il corretto funzionamento della tiroide. La maggior parte degli Americani, però, consuma molto più sale del necessario e usare troppo sale può stroncare l'attività tiroidea. In ogni caso preferirei che usassimo il sale iodato piuttosto che il classico sale da cucina.

Il sale è necessario e consumando alimenti naturali lo è ancora di più, dato che assumerete molto meno sale di prima. Ciò detto, soprattutto se vivete in climi caldi, non eliminatelo.

Condimenti da usare con moderazione

- Senape (contiene aceto)*
- Aceto*

* *I prodotti fermentati favoriscono lo sviluppo dei lieviti, e i lieviti danneggiano l'equilibrio ormon*ale

Condimenti da evitare

- Condimenti per insalata contenenti zuccheri aggiunti, oli parzialmente idrogenati, olio di soia
- Salsa barbecue a base di sciroppo di fruttosio
- Marmellate a base di sciroppo di fruttosio
- Ketchup a base di sciroppo di fruttosio
- Maionese preparata con olio di soia

Gli alimenti biologici sono più sicuri?

Questa è una delle domande che mi vengono rivolte più di frequente. Non cercate di risparmiare a discapito della vostra salute. La verdura biologica generalmente costa di più di quella normale, ma gli alimenti non-biologici contengono pesticidi e tossine che vi impediscono di ricevere i segnali inviati dalla leptina (che, come forse ricorderete, regola la sensazione di sazietà). I pesticidi, poi, sono estremamente dannosi per molte ghiandole.

Dovreste anche stare alla larga da tutti gli alimenti geneticamente modificati, trattati per resistere al normale processi di deterioramento. In diversi studi, gli animali nutriti con alimenti ricavati da colture geneticamente modificate, si rifiutavano di consumarli e dovevano essere nutriti con la forza. Indovinate un po'? Le cavie svilupparono malattie autoimmuni, lesioni gastriche e cancro. Magari vi starete domandando come mai il Governo abbia approvato simili esperimenti. Un'analisi approfondita rivela che le pressioni del settore industriale e le sue collusioni col mondo politico (non l'interesse scientifico) siano state le vere forze motrici dell'intero processo.

Il digiuno è ammesso nella Dieta Perfetta?

Sì. Il digiuno è uno dei mezzi più efficaci per stimolare la produzione dell'ormone HGH. Il digiuno, ovvero l'astensione dal cibo, è uno strumento validissimo per disintossicare l'organismo. Quando non consumiamo, le nostre energie si concentrano sulle "pulizie di casa" piuttosto che sulla digestione. In questo modo, l'organismo può liberarsi delle sostanze chimiche e dei radicali liberi. Il digiuno può durare da qualche ora a qualche giorno. Ad ogni modo, digiunare bevendo solo acqua è impegnativo e può essere pericoloso, dal momento che si può essere soggetti a giramenti di testa o svenimenti. Non mi sento di raccomandarlo. Se poi, ogni tanto, volete provare a digiunare, iniziate con calma. Mescolate dell'acqua con del succo di limone, o lime, e dell'agave, aggiungendo un po' di cannella. Potete anche bere del succo di verdure, se si tratta di succo fresco, passato, e non pastorizzato o confezionato. È consigliabile documentarsi prima di praticare il digiuno e, comunque, non digiunare mai durante la gravidanza.

Gli alimenti vanno consumati crudi o cotti?

I sostenitori del cibo crudo sostengono che cucinare gli alimenti li privi delle vitamine e dei minerali, eppure gli uomini hanno cucinato i loro alimenti per generazioni senza soffrire, per questo, di carenze nutrizionali.

Cucinare ad alte temperature distrugge le vitamine, ma rende anche i minerali più assimilabili. Per questo motivo, ritengo che si possa consumare il cibo come si desidera, crudo o cotto, purché non troppo cotto o bruciacchiato.

Tuttavia, esistono delle precauzioni cui attenersi. Il pesce crudo dev'essere prima conservato in freezer per due settimane per distruggere eventuali parassiti. I crostacei devono essere cotti, soprattutto se destinati ad anziani o sieropositivi. Il consumo di crostacei crudi può causare l'epatite A, malattia mortale per un soggetto immunodepresso.

CAPITOLO 7

Mettere in pratica la Dieta Perfetta

Siete pronti per avere il corpo da 10 e lode di una star del cinema sul red carpet? Sicuramente lo potrete ottenere, ma dovete interpretare il vostro ruolo più importante - la vita - e dare la vostra migliore interpretazione. Siete pronti per accettare questo ruolo? Siete pronti ad affrontare le sfide che si presenteranno? Luci! Camera! Azione! La Dieta Perfetta ha ora inizio.

Ripulire la cucina

La via verso la salute inizia dalla vostra cucina. Perché nessuna dieta può essere di successo se non inizia con la pulizia della dispensa (Fig. 7.1). È importante infatti educare la vostra famiglia e includerla nei vostri propositi in modo tale che non possano danneggiare i vostri sforzi. Aprite il frigo e gettate via margarine e ogni altro tipo di surrogato del burro. Sbarazzatevi dei succhi di frutta e delle bibite gassate. Dopo di che passate ai condimenti, incluse tutte le gelatine, il ketchup, le salse barbecue e il condimento senza sale per insalata che contiene sciroppo di mais ricco di fruttosio. Buttate via la vostra farina bianca multiuso, i crostini conservati con grassi idrogenati e il pangrattato. I dolcificanti artificiali devono essere anch'essi buttati. I pasti pronti? È della Dieta Perfetta che stiamo parlando, non tentate neanche di tenerli.

Dopo di che, sbarazzatevi di tutti gli oli vegetali raffinati che contengono grassi insaturi compreso quello di mais, quello di cartamo e l'olio vegetale misto (anche se sull'etichetta vi è scritto il contrario).

Poi buttate via tutto ciò che porta un'etichetta con su scritto "senza-grassi", poiché questi prodotti sono pieni di zucchero (senza contare i conservanti e i coloranti), la lista include tutti i cereali dolcificati che contengono additivi chimici e coloranti.

Non preoccupatevi di pensare che buttar via quei cereali o il succo di frutta acquistati sia uno spreco. La vostra salute vale più di tutti i soldi del mondo. Resterete addirittura sorpresi del fatto di non poter più vivere con quella dieta tossica. Non auguratela neanche all'Esercito della Salvezza. Nessun essere umano merita di essere avvelenato perché povero.

Adesso, prima di rifornire le vostre dispense, aspettate di aver letto attentamente le etichette sui cibi al supermercato. Evitate sempre e comunque di acquistare cibi pronti. Riempite piuttosto il vostro frigo con verdura e frutta fresca, pollame e pesce. Comprate del burro per cucinare. Non dimenticate di assumere quotidianamente un integratore alimentare completo.

Figura 7.1: i cibi da rimuovere dalla vostra cucina

Dolcificanti artificiali	Margarina
Salsa barbecue	Latte liofilizzato
Torte	Cibi pronti
Crackers	Oli vegetali raffinati
Latticini senza grassi	Bibite gassate (anche dietetiche)
Cibi senza grassi	Zucchero
Patatine fritte	Cereali dolcificati
Succhi di frutta	Condimenti pronti
Marmellate	Pane bianco
Gelatine	Farina bianca
Ketchup	Pasta

Riducete le vostre calorie durante l'arco della giornata

Un antico proverbio afferma: "fai colazione come un re, pranza come un principe e cena come un povero". Recenti studi del 2009 hanno dimostrato che riducendo le calorie durante la giornata si può dimagrire più facilmente (Fig. 7.2). Questo percorso alimentare non solo è logico, ma è anche il mantra della Dieta Perfetta. Avete bisogno del maggior apporto calorico al mattino e la cena dovrebbe essere il vostro pasto più leggero.

Diminuire le calorie nell'arco della giornata vi permetterà di regolare il livello di serotonina, un neurotrasmettitore che gioca un ruolo rilevante nella regolazione dell'assunzione del cibo.

Figura 7.2: diminuire le calorie nel corso della giornata

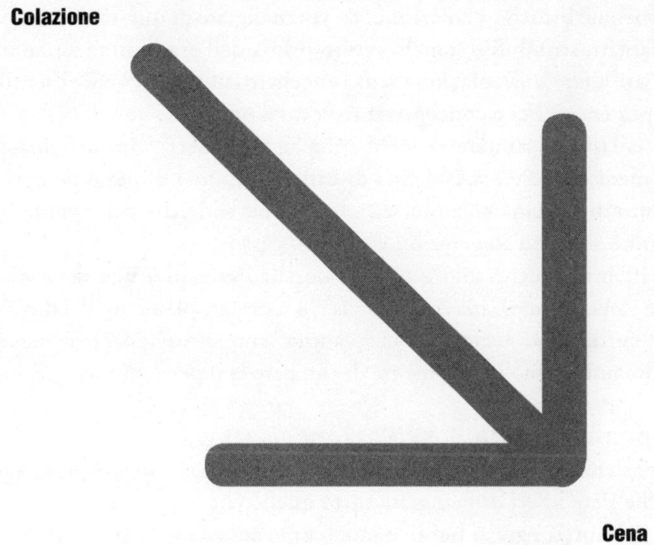

La Colazione: è fondamentale

Cominciate bene la vostra giornata con una colazione abbondante. Uno dei più grossi errori commessi da chi è a dieta è quello di saltare la colazione, ma la colazione è il pasto più importante della giornata. Una volta alzati iniziamo a consumare grosse quantità di energie, andiamo al lavoro o sbrighiamo le faccende e abbiamo bisogno di energia per fare tutto questo. Perciò è importante che voi forniate al vostro corpo il giusto carburante fin dalla partenza.

La colazione ideale comprende proteine (uova) e grassi salutari (avocado, burro e formaggio) in modo tale che il vostro corpo possa iniziare la giornata con il carburante giusto. Una colazione proteica, con o senza grassi, diminuirà sia i livelli di insulina sia il vostro appetito, così come le calorie che consumate. Mangiare proteine e grassi a colazione posticiperà il senso di fame dalle 5 alle 6 ore.

La mattina è molto d'aiuto perfino bere una bevanda calda (caffè decaffeinato o tè), in modo tale da riattivare il processo digestivo dopo la lunga pausa notturna del sonno. La vostra colazione non dovrebbe contenere né zucchero né carboidrati raffinati, perché questi alimenti favoriscono la maggiore produzione di insulina da parte del pancreas. Questo significa niente biscotti al burro, ciambelline, taralli, muffin con meno grassi o senza grassi, cereali zuccherati, né brioche a colazione. Se voi mangiate di queste robacce vi sentirete affamati, irritabili e stanchi molto prima dell'ora di pranzo. Se invece vi impegnate a fare una colazione senza zucchero, noterete come vi sentirete più calmi, più energetici e concentrati rispetto a prima.

Una colazione salutare dovrebbe anche contenere poca caffeina. L'Americano medio beve circa 105 litri di caffè e 120 litri di bevande con leggero contenuto di caffeina all'anno. 225 litri di bevande che contengono caffeina in un anno sono un'esagerazione!

La caffeina va bene solo a piccole dosi (ad esempio, una tazza di caffè la mattina va benissimo), ma troppa causa lo scombussolamento del metabolismo e sarete costretti ad assumerne in quantità sempre maggiori per sentirvi "su". Consiglio quindi molto vivamente di rompere la dipendenza da caffeina.

Cosa posso mangiare a colazione?

I miei pazienti mi pongono spesso questa domanda. La mia risposta a loro (e a voi) è che siete liberi di mangiare tutto quello che vi piace purché sia salutare per voi, compresi i grassi buoni e sani (come per esempio quelli dell'avocado), le proteine (le uova), i carboidrati più salubri (un piatto di verdure o una macedonia di frutta), e nelle Fasi Due o Tre anche i cereali integrali (una piccola ciotola di avena).

Stanchi delle uova? Provate qualche fetta di tacchino o del salmone con del formaggio spalmabile. I frutti di bosco accompagnati con la ricotta sono un'altra buona opzione. Incoraggio sempre i miei pazienti a "pensare fuori dagli schemi" al momento della colazione. Ricordate che un cereale che contiene pochi grassi con latte scremato non è molto diverso dal mangiare dello zucchero puro che però sarebbe un danno per la vostra salute. Nell'era paleolitica gli uomini non facevano alcuna distinzione tra i tipi di cibo da mangiare nei diversi pasti della giornata. Se l'idea di mangiare per colazione dell'insalata o le verdure avanzate dalla cena di ieri vi è inaccettabile, uno yogurt intero e della frutta possono essere un'alternativa soddisfacente.

Il Pranzo

Per pranzo vorrei che assumeste delle proteine, dei grassi e i carboidrati presenti nelle verdure ricche di fibre. Questo equilibrio dei macronutrienti abbrevierà il tempo necessario alla digestione e vi terrà lontani dai rapidi picchi di insulina.

Il pranzo deve essere leggero e non troppo calorico. Zuppe e insalate sono pietanze perfette per il pranzo. Queste pietanze sono nutrienti e contengono carboidrati salutari: la zuppa di verdura, la zuppa di fagioli bianchi e neri, la minestra di lenticchie e di pomodoro, il pollo con verdure. Le uniche zuppe da evitare sono quelle a base di amido o patate.

Provate le insalate greche, vietnamite e thailandesi. Optate per la lattuga romana, l'indivia e l'insalata di campo anziché la lattuga iceberg, che possiede meno nutrienti. Inoltre, la vostra insalata non dovrebbe contenere più di 5 o 6 ingredienti in modo da tenere sotto controllo le calorie.

Fate la vostra insalata a casa prima di andare al lavoro, oppure recatevi nei bar dove le preparano. Non comprate le insalate pronte, alcune di esse appaiono dietetiche e sane, ma sono ingannevoli – potrebbero contenere aggiunte di zucchero, sale, grassi idrogenati, crostini o cibi con conservanti. Avete il dovere di controllare quello che mangiate. Ovviamente insalate di pasta e patate non sono incluse nella Dieta Perfetta. Anche il condimento può aggiungere molte calorie, optate quindi per un cucchiaino di olio extra vergine d'oliva. State sempre lontani dalle insalate spacciate per poco grasse, perché sono addizionate con zucchero e sciroppo di mais ricco di fruttosio.

La Cena

La Dieta Perfetta prevede che la cena sia il pasto più leggero. La cena dovrebbe essere fatta a un orario ragionevole come le 19 o le 20, cercate di cenare almeno 2-3 ore prima di andare a letto. Voglio che vi godiate la vostra cena. Vorrei che spegneste la TV, che vi rilassaste e godeste così a pieno della vostra cena. Apparecchiate la tavola, mettete della musica e accendete delle candele. Prendetevi il tempo di gustare il cibo e godere della fine della giornata.

Per cena bisognerebbe sempre combinare le proteine con i grassi e i carboidrati, evitando però di combinare i carboidrati semplici con quelli raffinati. Se avete davvero molto appetito vi è consentita una cena leggermente più calorica del pranzo, a patto che questo non diventi un'abitudine.

Dopo cena non dovreste mangiare più nulla. Mai andare a letto a stomaco pieno. L'ideale sarebbe andare a letto con un leggero senso di appetito – ma non affamati, altrimenti i morsi della fame vi sveglieranno. Mangiate finché non vi sentite sazi, ma non così sazi da potervi a mala pena muovere. Fate passare almeno 11-12 ore tra la cena e la colazione.

Noterete voi stessi che nella Dieta Perfetta le scelte del menu sono ricche alle volte, ma non dovete mangiare ogni sera come se foste andati al ristorante. Anche un piccolo panino con tacchino e formaggio può andare bene. Le insalate sono una buona opzione per cena. Una ricca pietanza di pollo con una salsa è concessa, ma tenete conto che pasti del genere sono molto calorici e controproducenti se volete perdere peso. Mettete le salse da parte, aggiungetene solo una piccola quantità, solamente per dare un po' di gusto e aiutarvi a sentirvi su.

Dal momento che la Dieta Perfetta è un vero e proprio piano alimentare di vita, so che ci saranno giorni nei quali avrete voglia di un ricco dessert. Se siete ancora affamati dopo cena, e siete ancora nei primi due passaggi della dieta, scegliete la frutta.

Quali spuntini sono consentiti nella Dieta Perfetta?

Nonostante abbiate letto in questo libro che 1 o 2 spuntini possono essere assunti quotidianamente nella Dieta Perfetta, questi sono opzionali. Perché? Solitamente gli spuntini sono appropriati solo se siete molto affamati o molto sportivi. Questo è il contrario di quanto affermano molti dietologi e nutrizionisti che consigliano di mangiare ogni 3 ore, con i quali io mi trovo in disaccordo.

Se avete bisogno di mangiare ogni 3 ore significa che il vostro metabolismo o i vostri ormoni non sono in buona forma. Certamente all'inizio potrete perdere peso se fate 5 piccoli pasti al giorno, ma non durerà a lungo, il vostro peso si stabilizzerà. Perché avviene? Perché anche lo spuntino meno calorico accresce il vostro livello di insulina e questo inibisce la perdita del peso. Inoltre, l'ormone della crescita è soppresso dai pasti frequenti, e questo non è bene. Mantenendo un lasso di tempo di 5 ore tra un pasto e l'altro, potrete beneficiare del ciclo pasto-digiuno che incrementa la produzione di questo ormone.

Ho riservato alcuni giorni della Dieta Perfetta a pasti leggeri per coloro che amano fare spuntini, tuttavia 3 pasti al giorno partendo da un'abbondante colazione dovrebbero essere sufficienti e dovreste ridurre le calorie nell'arco della giornata. Aumentando il lasso di tempo tra i pasti si incrementa anche la perdita di peso. I Francesi, ad esempio, che non soffrono di problemi legati all'obesità come altri, tendono a fare solo 3 pasti al giorno e raramente mangiano fuori pasto durante la giornata. Più spesso mangiate e più spesso introdurrete calorie, ingrassando inevitabilmente.

È vero che pasti frequenti sono indicati per chi soffre di diabete, ipoglicemia o per gli sportivi, ma per tutti noi 3 pasti sono sufficienti. Personalmente ho iniziato questo stile alimentare dei 3 pasti al giorno anni fa, adesso mi sento più energico e ho meno appetito. Perché? Il mio livello di insulina si è così stabilizzato, invece di variare ogni 3 ore. Meno mangio e meno mi viene fame né penso al cibo. Mangio fuori pasto non più di 3-4 volte alla settimana e questo avviene soltanto quando sono fuori per lavoro. I miei pasti si abbassano nelle calorie durante il giorno, a meno che non sia davvero affamato.

Ciò significa che non dovreste mai fare uno spuntino? No di certo. Se l'idea di fare 3 pasti al giorno suona noiosa e vi sentite come chiusi in galera, ecco che gli spuntini possono esserci. Diciamo che stiate per incontrare degli amici dopo il lavoro o in un'occasione dove si mangia ma che non sia una vera e propria cena, potete fare sicuramente uno strappo. Siete davvero affamati? Avete avuto una giornata pesante? Fate uno spuntino. Sappiate solo che questi possono rivelarsi i tranelli di ogni dieta. Allora dimenticatevi gli snack confezionati, sono pieni di conservanti e di zucchero, non certo l'ideale per la vostra salute.

Optate per scelte salutari come:

- una banana con una spolverata di farina di cocco
- del sedano con del formaggio spalmabile
- del latte di cocco e frutta
- dei ceci tostati
- la frutta da sola, o accompagnata da formaggio
- uno yogurt intero e frutta fresca
- dell'uva ghiacciata (uva congelata per un'ora)
- dei piselli verdi
- delle olive accompagnate con feta greca
- un avocado schiacciato con succo di lime
- del burro di noce con un po' di verdure crude
- noci (non salate)
- ravanelli rossi
- verdure crude a fettine
- semi di girasole (non salati)

Prendetevi le misure

Prima di iniziare la Dieta Perfetta usate un metro per registrare le vostre misure. Pesatevi e misurate il vostro torace, la vita e i fianchi, scrivete le vostre misure.

Dividete la vostra altezza in centimetri per 2,5 e il risultato ottenuto dovrebbe essere vicino la misura ideale della vostra vita. Per esempio, se siete alti 1,90 m e consideriamo 190 cm da dividere per 2,5 otteniamo 76, si tratta soltanto di una media che si può arrotondare di qualche centimetro. Quando vi misurerete ancora dopo 3 settimane, sarete felici e orgogliosi della vostra scelta di adottare la Dieta Perfetta come piano alimentare per la vita.

Cosa devo aspettarmi appena inizio la Dieta Perfetta?

Ognuno è diverso dagli altri, e ognuno che prova con questa dieta avrà un inizio differente. Secondo la mia esperienza, ci si può aspettare in media una perdita di peso di circa 5-7 kg nelle prime 3 settimane. Noterete anche come aumenterà il vostro livello di energia e resistenza nel corso della giornata, nonostante abbiate ridotto le calorie assunte. Continuando la Dieta Perfetta la vostra carnagione, la vostra pressione sanguigna, la vostra concentrazione, gli ormoni e i rilevatori di malattie cardiache come il colesterolo, dovrebbero tutti mostrare un rilevante miglioramento.

La spesa per la Dieta Perfetta, Fase Uno

Prima che iniziate con la Fase Uno della Dieta Perfetta voglio che abbiate tutte le giuste scelte alimentari a portata di mano. Andate al supermercato e fate la spesa in modo nuovo. Adoro i prodotti integrali e sono quelli che dovreste scegliere anche voi. Scegliete i supermercati con grandi varietà di cibi freschi e con prezzi ragionevoli, se non vivete in città andate dal vostro agricoltore locale a rifornirvi – potreste trovare polli allevati a terra e latte non trattato.

Quanto cibo comprare? Per ogni giorno comprate almeno dalle 5 alle 9 porzioni di frutta e verdura. Consideriamo una porzione il contenuto di una tazza. Una banana, un mango e una mela valgono due porzioni. Comprate uova e altri alimenti ricchi di proteine in modo da soddisfare quotidianamente il giusto fabbisogno proteico. Se fate la spesa per la settimana acquistate una dozzina di uova, mezzo chilo o un chilo di gamberetti, due tranci di salmone (di mare, non allevato) e un pollo intero. Abbiate sempre noci, latte fresco, burro non salato, olio d'oliva e formaggio a portata di mano. Adesso siete pronti per la vostra trasformazione e il rinnovamento dei vostri ormoni, del vostro corpo e della vostra salute.

Figure 7.3: lista della spesa per la Dieta Perfetta, Fase Uno

VERDURE
Asparagi
Carciofi
Broccoli
Cetrioli
Melanzane
Indivia
Insalate verdi
Cipolla
Prezzemolo
Peperoni
Lattuga romana
Spinaci
Scalogni
Cipolline
Zucchine

FRUTTA
Mela
Avocado
Mirtilli
Melone cantalupo
Ciliegie
Cocco
Pompelmo
Uva
Melone giallo
Kiwi
Arancia
Mango
Pesche
Prugne
Melograno
Fragole
Pomodori
Anguria

PROTEINE
Fagioli
Pollo
Molluschi
Granchi
Anatra
Uova
Pesce
Aragosta
Fegato
Funghi
Ostriche
Gamberetti
Tacchino
Tonno (al naturale o sott'olio)

GRASSI
Burro
Latte di cocco
Ghee indiano
Grasso d'oca
Olio di semi di lino
Burro di noce
Noci
Olio d'oliva
Olio di palma
Olio di cartamo (non idrogenato)

LATTICINI
Formaggio
Panna
Metà panna e metà latte
Kefir (bevanda di latte acido)
Latte
Panna montata (non zuccherata)

BEVANDE
Tè deteinato
Tè verde
Tè classico
Acqua (in bottiglie di vetro)

Fase Uno

Date il benvenuto al vostro nuovo metabolismo. Ricordate: la Fase Uno durerà 3 settimane.

Ogni giorno farete 3 pasti. Avete anche l'opzione di fare da 1 a 2 spuntini, ma solo in caso siate davvero affamati. La Fase Uno non consente nessun cereale, il che significa che non è consentito nessun tipo di pane, riso o pasta. Nonostante possa sembrare difficile, potrete perdere considerevolmente peso in questa fase e sarete così contenti di aver eliminato i cereali. Ricordate che neanche le bevande alcoliche sono consentite.

GIORNO 1

Una giornata tipo della Dieta Perfetta, Fase Uno

COLAZIONE: Macedonia e Ricotta
SPUNTINO FACOLTATIVO A METÀ MATTINA: Succo di Verdura
PRANZO: Gamberetti Grigliati e Insalata
SPUNTINO FACOLTATIVO A METÀ POMERIGGIO: Lattuga con Guacamole
CENA: Petto di Pollo alla Griglia con Verdure Miste

GIORNO 2

Una giornata tipo della Dieta Perfetta, Fase Uno

COLAZIONE: Yogurt Intero con Fettine di Kiwi
SPUNTINO FACOLTATIVO A METÀ MATTINA: 1 Manciata di Ceci
PRANZO: Calamari al Forno con Verdure Verdi Miste
SPUNTINO FACOLTATIVO A METÀ POMERIGGIO: Sedano con 2 Cucchiaini di Formaggio Spalmabile
CENA: Zuppa di Zucca

GIORNO 3

Una giornata tipo della Dieta Perfetta, Fase Uno

COLAZIONE: Uova Sode e 2 Fette di Formaggio
SPUNTINO FACOLTATIVO A METÀ MATTINA: 2 o 3 Pezzi di Tacchino
PRANZO: Insalata di Rucola con Olio d'Oliva
SPUNTINO FACOLTATIVO A METÀ POMERIGGIO: ½ Tazza di Frutta con 2 Cucchiaini di Panna Montata Non Zuccherata
CENA: Tonno alla Griglia con Insalata Verde

GIORNO 4

Una giornata tipo della Dieta Perfetta, Fase Uno

COLAZIONE: 1 Tazza di Ceci Schiacciati su Lattuga
SPUNTINO FACOLTATIVO A METÀ MATTINA: 1 Manciata di Olive con 2 Cucchiaini di Feta Greca
PRANZO: Pollo al Marsala
SPUNTINO FACOLTATIVO A METÀ POMERIGGIO: ½ Melone Cantalupo
CENA: Gamberetti Grigliati con Peperoni Verdi e Pomodori

GIORNO 5

Una giornata tipo della Dieta Perfetta, Fase Uno

COLAZIONE: Yogurt Intero Biologico con Frutti di Bosco
SPUNTINO FACOLTATIVO A METÀ MATTINA: 1 Arancia
PRANZO: Pollo alla Griglia su Crescione
SPUNTINO FACOLTATIVO A METÀ POMERIGGIO: 1 Manciata di Semi di Girasole (Non Salati o Leggermente Salati)
CENA: Insalata di Tonno

GIORNO 6

Una giornata tipo della Dieta Perfetta, Fase Uno

COLAZIONE: Omelette di 1 Uovo e 2 Salsicce di Tacchino Senza Nitrato
SPUNTINO FACOLTATIVO A METÀ MATTINA: 1 o 2 Pezzettini di Cioccolato Fondente a Basso Contenuto di Zucchero
PRANZO: Dentice con Zucchine al Vapore
SPUNTINO FACOLTATIVO A METÀ POMERIGGIO: ½ Tazza di Noci Non Salate
CENA: Zuppa di Lenticchie

GIORNO 7

Una giornata tipo della Dieta Perfetta, Fase Uno

COLAZIONE: Frutti di Bosco Imbevuti in Latte di Cocco
SPUNTINO FACOLTATIVO A METÀ MATTINA: ½ Tazza di Ravanelli Rossi
PRANZO: Insalata Tropicale (½ Tazza su un Letto di Lattuga, Pomodori e Ananas)
SPUNTINO FACOLTATIVO A METÀ POMERIGGIO: Funghi Saltati in Padella
CENA: Pollo con Insalata

Fase Due

Finalmente pane e riso ritornano. Siete sopravvissuti alle prime 3 settimane di Dieta Perfetta senza cereali? Converrete che non era poi così difficile. Adesso potete aggiungere cereali integrali alla vostra dieta giornaliera, ma con moderazione (da 1 a 3 razioni). L'apporto di cereali dipenderà dal livello del vostro metabolismo.

Partite con una porzione di cereali al giorno per 4 settimane. Più andrete avanti più vi farete un'idea di quanto potete davvero mangiare. Un uomo muscoloso che svolge un lavoro fisico potrebbe aver bisogno di 2 o 3 porzioni al giorno, mentre per una donna di corporatura minuta e che conduce una vita sedentaria potrebbe essere sufficiente solo una porzione.

Continuo inoltre a incoraggiarvi a mangiare soltanto 3 volte al giorno, concedendovi 1 o 2 spuntini soltanto nel caso abbiate davvero fame tra un pasto e l'altro. Se volete bere bevande alcoliche, fatelo con molta moderazione – potete concedervi un bicchiere di vino rosso ogni tanto.

La durata di questa fase dipenderà dal vostro obiettivo di peso, dalla vostra dedizione alla dieta e dal vostro livello di esercizio. Non voglio che vi colpevolizziate se cadete in tentazione durante questa fase ritornando temporaneamente alle vostre vecchie abitudini alimentari. Gli errori si fanno e voi siete esseri umani. Scrivete i vostri obiettivi, non pesatevi più di una o due volte alla settimana. Non abbiate aspettative irrealistiche di rapide perdite di peso. Ci vogliono solo pochi secondi per mangiare un biscottino, e ci vuole mezzora di tapis roulant per bruciarne le calorie.

Per la Fase Due utilizzate la stessa lista della spesa della Fase Uno, ma ora potete aggiungere anche l'avena, i misti di cereali, il riso integrale, la pasta di grano integrale o un filone di pane. Considerando una porzione al giorno, un filone, due confezioni di avena o una di pasta sono sufficienti per un'intera settimana.

GIORNO 1

Una giornata tipo della Dieta Perfetta, Fase Due

(Un giornata tipo della Dieta Perfetta con 1 porzione di cereali)

COLAZIONE: 1 Tazza di Avena Cotta con ½ Bicchiere di Latte Intero Biologico

SPUNTINO FACOLTATIVO A METÀ MATTINA: 2 Pezzi di Salmone

PRANZO: Tonno e Insalata di Carciofi

SPUNTINO FACOLTATIVO A METÀ POMERIGGIO: ½ Tazza di Frutti di Bosco

CENA: Insalata Atenese (Lattuga, Pomodori, Scalogno e Feta)

GIORNO 2

Una giornata tipo della Dieta Perfetta, Fase Due

(Un giornata tipo della Dieta Perfetta con 1 porzione di cereali)

COLAZIONE: Crema di Ricotta alla Vaniglia

SPUNTINO FACOLTATIVO A METÀ MATTINA: 1 Mela

PRANZO: Gamberetti Salati e Insalata

SPUNTINO FACOLTATIVO A METÀ POMERIGGIO: 1 Manciata di Olive e 2 Cucchiaini di Ricotta

CENA: Zuppa di Fagioli con 1 Fetta di Pane di Segale

GIORNO 3

Una giornata tipo della Dieta Perfetta, Fase Due

(Un giornata tipo della Dieta Perfetta con 1 porzione di cereali)

COLAZIONE: Omelette con 2 Uova e 1 Fetta di Pane di Segale

SPUNTINO FACOLTATIVO A METÀ MATTINA: Mirtilli in Salsa di Cioccolato Fondente Biologico con Basso Contenuto di Zucchero

PRANZO: Zuppa Indiana (Lenticchie, Curry e Latte di Cocco)

SPUNTINO FACOLTATIVO A METÀ POMERIGGIO: Macedonia di Frutta

CENA: Pollo alla Griglia con Verdure Miste

GIORNO 4

Una giornata tipo della Dieta Perfetta, Fase Due

(Un giornata tipo della Dieta Perfetta con 2 porzioni di cereali)
COLAZIONE: Toast di Pane di Segale (2 Fette) con Burro di Macadamia
o Burro Non Salato
SPUNTINO FACOLTATIVO A METÀ MATTINA: ½ Melone Cantalupo
PRANZO: Coniglio alla Mediterranea
SPUNTINO FACOLTATIVO A METÀ POMERIGGIO: ½ Tazza di Piselli
CENA: Fegato di Pollo con Funghi e Cipolle Saltati in Padella

GIORNO 5

Una giornata tipo della Dieta Perfetta, Fase Due

(Un giornata tipo della Dieta Perfetta con 2 porzioni di cereali)
COLAZIONE: Frittata di Pomodori
SPUNTINO FACOLTATIVO A METÀ MATTINA: 1 Piattino di Frutta e Formaggio
PRANZO: Pollo, Verdure Miste e 2 Mestoli di Riso Integrale
SPUNTINO FACOLTATIVO A METÀ POMERIGGIO: Fragole e Yogurt
(½ Tazza di Fragole e ½ Tazza di Yogurt)
CENA: Tonno alla Griglia su Misto di Verdure Verdi

GIORNO 6

Una giornata tipo della Dieta Perfetta, Fase Due

(Un giornata tipo della Dieta Perfetta con 3 porzioni di cereali)
COLAZIONE: 1 Tazza di Cereali Integrali o di Cereali Misti senza Zuccheri Aggiunti,
Latte di Mandorla Non Dolcificato, 1 Cucchiaino di Noci Tritate,
1 Pizzico di Noce Moscata e 1 Cucchiaino di Olio di Semi di Lino
SPUNTINO FACOLTATIVO A METÀ MATTINA: Lattuga Condita con Guacamole
PRANZO: Molluschi e Gamberetti Saltati in Padella con Olio Extra Vergine d'Oliva
SPUNTINO FACOLTATIVO A METÀ POMERIGGIO: 1 Mela e 1 Fetta di Formaggio
CENA: Tacchino con Pane Integrale o Pane di Segale (2 Fette) e
1 Piccola Razione di Insalata

GIORNO 7

Una giornata tipo della Dieta Perfetta, Fase Due

(Un giornata tipo della Dieta Perfetta con 3 porzioni di cereali)
COLAZIONE: Tortino di Verdure
SPUNTINO FACOLTATIVO A METÀ MATTINA: ½ Tazza di Noci Non Salate a Scelta
PRANZO: Gamberetti e 1 Tazza di Riso Non Trattato
SPUNTINO FACOLTATIVO A METÀ POMERIGGIO: Macedonia di Frutta
CENA: Tonno su Pane Integrale (2 Fette), Lattuga e Pomodori

Fase Tre

Accendete le luci, rullo di tamburi. È tempo di mostrarvi e di fare sfoggio della vostra linea: avete ottenuto il peso desiderato. Congratulazioni! Tanto di cappello. Avete perso il peso in eccesso e siete pronti per iniziare la Fase Tre. Naturalmente questa terza fase può essere praticata fin dall'inizio se la vostra intenzione non è quella di perdere peso, ma di alimentarvi in maniera sana.

Potete mangiare più cereali rispetto alla Fase Due (fino a 4 porzioni al giorno). Ma state attenti e per favore, non tornate alle vostre vecchie abitudini alimentari. Ricordate di tornare alla Fase Uno ogni volta che state riacquistando peso.

GIORNO 1

Una giornata tipo della Dieta Perfetta, Fase Tre (Dieta di Mantenimento)

(Un giornata tipo della Dieta Perfetta con 4 porzioni di cereali)
COLAZIONE: 1 Tazza di Cereali Integrali con Latte di Mandorla
SPUNTINO FACOLTATIVO A METÀ MATTINA: 1 Arancia
PRANZO: Salmone Fresco con Insalata di Spinaci e 1 Mestolo di Riso Integrale
SPUNTINO FACOLTATIVO A METÀ POMERIGGIO: 2 Cucchiaini di Paté di Fegato d'Oca
CENA: Pollo al Rosmarino Grigliato con 2 Mestoli di Pasta Integrale

GIORNO 2

Una giornata tipo della Dieta Perfetta, Fase Tre (Dieta di Mantenimento)

(Un giornata tipo della Dieta Perfetta con 4 porzioni di cereali)

COLAZIONE: 1 Tazza di Aveva Cotta

SPUNTINO FACOLTATIVO A METÀ MATTINA: Frutti di Bosco in Latte di Cocco

PRANZO: Anatra con Verdure Miste e 1 Mestolo di Riso Integrale

SPUNTINO FACOLTATIVO A METÀ POMERIGGIO: 1 Manciata di Pistacchi in Salsa di Cioccolato Fondente Biologico a Basso Contenuto di Zucchero

CENA: Tonno, Pane Integrale (2 Fette) e 1 Razione di Insalata

GIORNO 3

Una giornata tipo della Dieta Perfetta, Fase Tre (Dieta di Mantenimento)

(Un giornata tipo della Dieta Perfetta con 2 porzioni di cereali e un ricco dessert)

COLAZIONE: Omelette con Salmone

SPUNTINO FACOLTATIVO A METÀ MATTINA: 1 Barretta di Cioccolato a Basso Contenuto di Zucchero

PRANZO: Gamberetti

SPUNTINO FACOLTATIVO A METÀ POMERIGGIO: Macedonia di frutta

CENA: Stufato di Piccione e Piselli con 2 Mestoli di Riso Integrale

GIORNO 4

Una giornata tipo della Dieta Perfetta, Fase Tre (Dieta di Mantenimento)

(Un giornata tipo della Dieta Perfetta con 4 porzioni di cereali e carne rossa. La carne rossa è bene mangiarla una volta ogni 3 settimane.)

COLAZIONE: 1 Arancia e 2 Fette di Pane di Cereali Misti con Burro

SPUNTINO FACOLTATIVO A METÀ MATTINA: ½ Tazza di Ceci

PRANZO: Pesce Marinato al Limone con Zucchini e Olio d'Oliva e 2 Mestoli di Riso Integrale

SPUNTINO FACOLTATIVO A METÀ POMERIGGIO: 1 Pesca Nettarina a Fette con 4 Cucchiai di Yogurt alla Vaniglia

CENA: Filetto Fresco o Mignon ai Ferri con Asparagi Grigliati

GIORNO 5

Una giornata tipo della Dieta Perfetta, Fase Tre (Dieta di Mantenimento)

(Un giornata tipo della Dieta Perfetta con pochi cereali ma con verdure ricche di amido. Dovreste fare qualche esercizio subito dopo aver mangiato patate in modo che lo zucchero metabolizzato non sconvolga la vostra situazione ormonale.)

COLAZIONE: 2 Fette di Pane di Cereali Misti con Burro di Macadamia

SPUNTINO FACOLTATIVO A METÀ MATTINA: Latte Biologico

PRANZO: Insalata Mediterranea

SPUNTINO FACOLTATIVO A METÀ POMERIGGIO: ½-1 Tazza di Patate Arrostite con Aromi

CENA: Pesce Marinato nel Vino

GIORNO 6

Una giornata tipo della Dieta Perfetta, Fase Tre (Dieta di Mantenimento)

(Un giornata tipo della Dieta Perfetta con un ritorno alla Fase Uno, o fase senza cereali, se state riprendendo peso.)

COLAZIONE: 1 Tazza di Frutta

SPUNTINO FACOLTATIVO A METÀ MATTINA: ½ Tazza di Noci a Vostra Scelta

PRANZO: Gamberetti al Vapore con Insalata

SPUNTINO FACOLTATIVO A METÀ POMERIGGIO: Selvaggina con Broccoli (Cucinata in Olio Extra-Vergine d'Oliva)

CENA: Sashimi (Pesce alla Maniera Giapponese senza Riso)

GIORNO 7

Una giornata tipo della Dieta Perfetta, Fase Tre (Dieta di Mantenimento)

(Un giornata tipo della Dieta Perfetta con 2 porzioni di cereali e un ricco dessert come eccezione)

COLAZIONE: Omelette di 1 Uovo con 1 Salsiccia di Tacchino Senza Nitrato su Pane di Segale (2 Fette)

SPUNTINO FACOLTATIVO A METÀ MATTINA: 1 Pera

PRANZO: Gamberetti al Cocco alla Thailandese

SPUNTINO FACOLTATIVO A METÀ POMERIGGIO: ½ Fetta di Cheese-cake Fatta con Agave

CENA: Ali di Pollo al Vapore Condite con Salsa di Gongonzola

Le dritte della Dieta Perfetta

1. Scrivete il vostro obiettivo di peso e tenete un diario alimentare.
2. Stabilite un arco di tempo realistico lungo il quale perdere perso e mantenetevi disciplinati.
3. Mangiate sempre alimenti biologici, integrali, non raffinati e ricchi di nutrienti.
4. Fate sempre una colazione abbondante: è fondamentale.
5. Cercate di non saltare mai un pasto, può portarvi a mangiare troppo in quello successivo.
6. Fate solo 3 pasti al giorno, e non fate spuntini tutti i giorni.
7. L'esercizio deve essere parte della vostra routine quotidiana.

8. Tenete sempre delle noci in borsa, sono uno spuntino perfetto dovesse venirvi fame.
9. Se uno dei vostri colleghi sta ordinando il pranzo, scegliete e ordinate sempre per primi ciò che desiderate mangiare.
10. Non mangiate di fretta. Prendetevi il tempo di godere del vostro cibo.

La storia di Martha raccontata con le sue parole

Ero sempre stata magra, a 20 anni pesavo all'incirca 52 kg. Quando mi sposai smisi di preoccuparmi del peso, lavoravo e cercavo di costruirmi una famiglia. Pian piano i chili si accumulavano. Inoltre, dopo le mie due gravidanze non persi mai i chili presi. In 5 anni presi più di 27 kg. Così iniziai a provare tutte le diete più note, ma nessuna funzionava. Provai anche un famoso piano per controllare il peso dove acquistavo il cibo per corrispondenza, ma quel cibo era disgustoso.

Alla fine lasciai perdere il mio proposito di dimagrimento. Mi sentivo sempre più malata e brutta, mentre iniziavo a mangiare sempre di più e mi preoccupavo sempre meno del peso: ero in un circolo vizioso che mi portava sempre più giù. Poi vidi in TV il Dottor Aziz e questo cambiò la mia vita. La parte del suo discorso che più mi colpì fu quando il Dottore spiegò come le diete che avevo seguito precedentemente avevano squilibrato i miei ormoni. In effetti non avevo controllo alcuno sul mio appetito. Andai a una visita e la mia visione da lì in poi fu rovesciata completamente. La Dieta Perfetta mi ha resa libera di mangiare quello che volevo, dove e quando volevo, con poche restrizioni. È esattamente quello di cui le persone impegnate hanno bisogno. Finora ho perso 18 kg e sono sulla giusta via per tornare al corpo che avevo.

Il diario della Dieta Perfetta

Questo pratico diario vi aiuterà a tenere i vostri obiettivi sotto controllo. Usatelo quotidianamente durante la Fase Uno in modo da mantenere la vostra motivazione. Fate più copie e conservatele in una cartella.

DIARIO GIORNALIERO (FASE UNO)

Nome:...........Giorno.........dei 21 giorni della Fase.............................

Data di oggi: ....

Colazione: ....

....

Spuntino facoltativo di metà mattina:..

....

....

Pranzo: ....

....

....

Spuntino facoltativo di metà pomeriggio:...

....

....

Cena: ....

....

....

Esercizio: ....

....

....

Acqua: ....

....

....

Quanti spuntini ho fatto oggi?..

IL PIANO DEL GIORNO ❑ RISPETTATO ❑ NON RISPETTATO

DIARIO GIORNALIERO (FASE DUE)

Nome:...........Giorno.........dei 21 giorni della Fase..............................

Data di oggi: ....

Colazione: ....

....

Spuntino facoltativo di metà mattina:...

....

....

Pranzo: ....

....

....

Spuntino facoltativo di metà pomeriggio: ....

....

....

Cena: ....

....

....

Esercizio: ....

....

....

Acqua: ....

....

Quanti Spuntini Ho Fatto Oggi?...

Quante Porzioni di Cereali Ho Mangiato Oggi?...................................

Ho Bevuto Bevande Alcoliche?..

IL PIANO DEL GIORNO ❑ RISPETTATO ❑ NON RISPETTATO

CAPITOLO 8

Essere un consumatore avveduto

Quando mangiate cibo che il vostro corpo è designato a riconoscere, voi supportate il vostro fabbisogno ormonale. Successivamente, perdete peso. Ma è facile cadere, senza neanche farci caso, nel tranello dei conservanti e degli additivi chimici. Il cibo raffinato confonde il vostro corpo su cosa ci sia da fare per risolvere il sovraccarico di additivi che non riconosce. I cibi troppo raffinati indeboliscono l'organismo, e questo a lungo andare danneggerà anche il metabolismo. Queste tossine non solo ci hanno resi più grassi, ma anche più malati, e i nostri ormoni si ribellano ad esse.

Ricevo spesso del cibo in regalo dai miei colleghi, dagli amici e dai pazienti, nonostante tutti sappiano che sono un rigido adepto di questa dieta. È molto gentile da parte loro, sicuramente lo fanno per gentilezza, ma io non mangio nessun alimento raffinato e, la maggior parte delle volte, quello che ho ricevuto finisce nella spazzatura. Vi racconto un esempio.

Un giorno un mio collega mi regalò un "salutare" cesto pieno di cose ringraziandomi vivamente di essermi preso cura di sua moglie quando era all'ospedale. Presi in mano una prima cosa: cioccolato fondente. Pensate che non mi piaccia? Guardai gli ingredienti. Zucchero, sciroppo di fruttosio, coloranti e aromi artificiali, grassi parzialmente idrogenati. Presi allora in mano il prosciutto di tacchino. Tra gli ingredienti leggevo coloranti e aromi artificiali, conservanti, nitrati e sale. Vera robaccia. E che spreco di soldi! Poi ricevetti una chiamata dove mi chiedeva se avessi apprezzato. La mia risposta in questi casi è sempre sì, tutto era squisito ma, in realtà, non avrei mai toccato quei cibi tossici neanche con una pistola puntata alla tempia.

Certo non posso chiedervi di mangiare sempre cibi biologici. Anche se in linea di massima potreste sostenere quello stile alimentare, ci saranno delle volte in cui correrete al supermercato più vicino per prendere al volo qualcosa da mangiare, oppure volte in cui riceverete un regalo "salutare" come quello che vi ho descritto poca fa. La vostra dieta può essere sabotata da queste occasioni in qualsiasi momento. Fortunatamente però, vi ho convinti a non mangiare più cibi raffinati.

A questo punto, non fidatevi di nessuno. Se c'è una scatola, leggete attentamente gli ingredienti sulle etichette delle confezioni.

Essere un consumatore accorto prevede l'attenta lettura di tutti gli ingredienti sulle etichette di cibi. Non vi chiederò di fare nient'altro. Non è forse un modo molto semplice per complicarsi meno la vita? Non dovete portarvi dietro la calcolatrice per contare le calorie o fare calcoli complessi nella Dieta Perfetta. Vi chiedo solo di fare dell'esercizio fisico e di mangiare cibi sani e grassi naturali – tutto qui.

La ragione di questo approccio è data dal fatto che il cibo che mangiamo è usato dal corpo per produrre energia e per riparare le cellule. Gli ingredienti artificiali possono rivelarsi controproducenti alla nostra salute e farci anche prendere peso.

Per poter fornire gli scaffali dei supermercati di prodotti che siano da un lato economici e dall'altro di lunghissima durata, i produttori di alimenti adulterano i loro prodotti con zucchero, sciroppo di mais ricco di fruttosio e additivi chimici che ai nostri nonni erano sconosciuti. I cibi raffinati forniscono poco nutrimento e posso portare a carenze vitaminiche. Sono spesso arricchiti con coloranti e aromi artificiali per dare loro un gusto vagamente naturale e spesso contengono grassi idrogenati – grassi insaturi trans – per aumentare la loro durata di vita sugli scaffali dei negozi. Questi additivi sono sostanze sconosciute che il nostro corpo non sa riconoscere. Inoltre, tutte queste robacce creano un clima velenoso per le nostre ghiandole e mettono in subbuglio i nostri ormoni. Non ho dubbi sul fatto che molti tumori possano essere legati a queste sostanze. Non ci sono ancora studi approfonditi sui danni da additivi chimici sulla nostra salute.

Le autorità mediche consigliano di limitare i grammi di grassi saturi e di limitare i milligrammi di colesterolo nella nostra dieta, io non sono dello stesso avviso. Studi recenti hanno smentito questo mito. Il nostro corpo fa il pieno di grassi saturi abbastanza sufficientemente per produrre energia, e l'ammontare dei grassi saturi e del colesterolo che assumete quotidianamente è irrilevante per la salute. Quello che dovreste evitare sono gli additivi, i coloranti, i grassi idrogenati, i nitrati, lo zucchero e altre sostanze aggiunte. Soltanto perché così è scritto sull'etichetta non è detto che un cibo sia davvero sano.

1. Non acquistate cibi light o cibi senza grassi

Questi prodotti si trovano ovunque, ma sono prodotti trattati. Sono pieni di zucchero e di sciroppo di mais ricco di fruttosio. Per questo, aumenteranno i vostri livelli di insulina, vi faranno sentire più appetito e tenderete ad ingrassare. Inoltre, i prodotti senza grassi avranno effetti negativi anche sul vostro colesterolo, alzando i trigliceridi e abbassando il livello del colesterolo buono. Entrambe le conseguenze sono negative per l'apparato cardiovascolare. Questi prodotti trattati non dovrebbero avere spazio nella vostra dieta.

2. Non acquistate latticini senza grassi

I latticini light e senza grassi sono privi dei grassi buoni che vi aiuterebbero a perdere peso. Mandano in tilt il livello di insulina e gli ormoni sessuali. Lo yogurt senza grassi è arricchito con zucchero e fruttosio, questi zuccheri aggiunti vi faranno sentire più appetito, favorendo così l'aumento del peso. L'eccesso di zucchero influenzerà negativamente anche il vostro colesterolo, alzando il livello di trigliceridi e abbassando quello di colesterolo buono. Anche in questo caso, quando questi valori prendono le vie sbagliate a rimetterci è sempre la vostra salute cardiovascolare.

3. Non acquistate cibi che contengono oli polinsaturi e grassi idrogenati

I prodotti che contengono oli polinsaturi raffinati o grassi idrogenati o parzialmente idrogenati sono tossici. Influenzano negativamente la vostra salute e aumentano il rischio di malattie. I grassi parzialmente idrogenati si tramutano in grassi trans, e i grassi insaturi trans portano a loro volta a squilibri ormonali, all'intasamento arterioso e al cancro. Oltre il danno abbiamo anche la beffa: molti prodotti light o senza grassi contengono invece grassi trans. Zucchero e grassi trans sono una combinazione letale in qualsiasi quantità li includiate nella vostra dieta.

4. Non acquistate alimenti che contengono ingredienti che non sapete pronunciare

Avete mai sentito parlare del butilidrossianisolo (BHA o E320)? E del butilidrossitoluene (BHT)? La regola d'oro della Dieta Perfetta dice che se non sapete pronunciare il nome degli ingredienti è meglio che lasciate il prodotto lì dov'è. Queste sostanze sono state create artificialmente e mancano ancora studi a lungo termine sulla loro sicurezza e sui loro effetti sull'organismo. BHA e BHT si trovano nei prodotti da forno e aumentano il rischio di cancro. La lista dei prodotti banditi include anche, ma non solo, l'olio vegetale bromurato, le proteine vegetali idrolizzate, il gallato di propile e il bramato di potassio.

Vi starete domandando come potrete ricordare i nomi di questi ingredienti pericolosi. Ma è proprio questo il punto: non dovete assolutamente ricordarveli. Evitate i prodotti dagli ingredienti che non sapete pronunciare o che non riconoscete, e non considerate nessuna dichiarazione di presunta salubrità o approvazione medica sulla confezione.

5. Non acquistate prodotti a basso contenuto di zuccheri con proteine isolate della soia

Vi piacciono i cibi senza zucchero o le caramelle a basso contenuto di zucchero? Questi sono gli ultimi tiri mancini lanciati ai consumatori. Mentre alcuni di questi cibi contengono realmente meno zucchero, altri contengono proteine isolate della soia. Ho già detto in precedenza che la proteina della soia contiene MSG, una neurotossina, come lo sono anche i nitrati. I nitrati provocano il cancro. Prodotti a basso contenuto di zucchero contengono additivi, alcool dello zucchero e grassi parzialmente idrogenati. Tutti questi elementi mettono in difficoltà il sistema ormonale e sono tossici per il corpo.

6. Non acquistate cibi fatti con aromi naturali e artificiali

Quando tra gli ingredienti sull'etichetta c'è scritto questo, significa che il prodotto contiene additivi chimici. Gli additivi servono a dare al prodotto quella parvenza di gusto naturale e a prolungarne la vita sugli scaffali dei supermercati. Nessuno sa cosa siano questi additivi a parte i produttori stessi. Se lo stai mangiando, ti meriti di non sapere cosa contenga. Evitate tutti i cibi che contengono aromi, sia naturali che artificiali.

7. Non acquistate prodotti contenenti spezie non precisate

Quando il consumatore medio vede la parola "spezie" in bei caratteri potrebbe esserne intrigato, pensando che il prodotto sia gustoso e saporito. In realtà, secondo le regolamentazioni governative molti additivi che troviamo nei cibi raffinati possono essere denominati spezie. Ma non sono spezie; sono additivi creati in laboratorio. Se il prodotto contiene aglio o pepe, o altre spezie propriamente dette, questo sarà specificato sulla confezione.

8. Non acquistate cibi contenenti nitrati di sodio

Prodotti lavorati come i salumi, il bacon, le salsicce, i wurstel e il manzo salato contengono nitrati. Molti antipasti congelati li contengono a loro volta. L'assunzione di nitrati, anche in piccole quantità, ha una stretta correlazione con lo sviluppo di tumori nell'organismo. So che queste scelte di una dieta proteica sono consigliate dall'American Heart Association, che raccomanda una dieta povera di grassi saturi, e che sono incoraggiate anche da molti guru delle diete, che consigliano regimi poveri di carboidrati vendendo milioni di libri. In realtà sono sciocchezze. Attivatevi. Volete perdere i chili in più e avere un corpo da 10, oppure volete dimagrire ammalandovi? Nessun salume, dal prosciutto al bacon, è permesso nella Dieta Perfetta.

9. Non acquistate cibi contenenti glutammato monosodico (MSG)

Molte persone non sanno che questo additivo causa mal di testa e crisi, la cosiddetta sindrome da ristorante cinese. Ma molti altri non sanno che il glutammato monosodico può anche portare all'aumento di peso. Se la lista degli ingredienti cita spezie, aromi naturali, acido citrico o qualsiasi cosa sia idrolizzata o autolizzata, probabilmente contiene MSG. Come già detto, l'MSG è neurotossico. Esso è presente negli antipasti congelati, nei condimenti per insalate e nelle salse, prodotti che voi dovreste del tutto evitare.

10. Non Acquistate Cibi con Dolcificanti Artificiali

I dolcificanti artificiali che si trovano nelle bibite gassate e nei cibi poveri di carboidrati non hanno calorie, ma sono più dannosi dello zucchero. Perché? Ricerche fatte su animali hanno dimostrato che i dolcificanti di questo tipo favoriscono l'aumento di peso più dello zucchero stesso. Prodotti di questo tipo di varie marche contengono anche aspartame. Quando ingerito, il componente dell'aspartame detto metanolo, viene convertito dal corpo in formaldeide, una neurotossina mortale.

L'aspartame causa i tumori nelle cavie da laboratorio. I dolcificanti a ridotto apporto di zucchero non sono migliori perché contengono un composto di catrame di carbone. Alcuni dolcificanti sono nati come veleno per formiche. I dolcificanti artificiali vi faranno bramare lo zucchero e renderanno il vostro corpo altamente acidogeno. Ed è risaputo come le cellule del cancro prosperino negli ambienti acidogeni. Nessun tipo di dolcificante artificiale è ammesso nella Dieta Perfetta.

Ora spero abbiate un quadro più completo della situazione. Non fidatevi di nessuno ma solo di voi stessi. I fabbricanti di prodotti alimentari hanno come unico obiettivo quello del profitto. Per questo, producono i cibi con gli ingredienti più economici, trattandoli con conservanti che possano garantire una lunga vita al prodotto, in modo da venderlo ricavandone così il massimo del profitto. Non fidatevi neanche delle autorità governative. Le etichette sono pensate per trarvi in inganno e convincervi che state comprando un prodotto salutare. La maggioranza del prodotti che acquistate credendoli validi, si rivelano tutt'altro. State alla larga da tutti i prodotti raffinati, scegliete sempre prodotti integrali freschi e biologici.

CAPITOLO 9

La Dieta Perfetta nella vita di tutti i giorni

La dieta ideale deve essere una dieta bilanciata. Anche se l'equilibrio alimentare ottimale o la perfezione non sono stati continuativi. Chi fra noi è sempre così disciplinato? Ci saranno giorni nei quali farete le scelte alimentari più salutari, e giorni nei quali chiuderete un occhio. Tuttavia, far sì che i giorni di dieta corretta siano maggiori degli altri e non perdere l'obiettivo di una dieta sana e bilanciata vi manterrà in buona salute.

In modo da fornirvi i mezzi per barcamenarvi nello scadente panorama alimentare del mondo attuale, ho diviso i cibi in 4 macrocategorie che vi permetteranno di fare scelte intelligenti e salutari nel vostro quotidiano. Nel caso vi dimenticaste cos'è salutare o meno, chiedetevi cosa si mangiava un paio di secoli fa: se un alimento non esisteva già allora, non dovreste mangiarlo. Le 4 categorie sono:

1. quella dei cibi molto salutari che dovreste mangiare tutti i giorni per preservarvi dalle malattie
2. quella dei cibi salutari che potete includere nella vostra dieta
3. quella dei cibi moderatamente salutari e che possono essere pericolosi se mangiati spesso o in grosse quantità
4. quella dei cibi non salutari e pericolosi per la salute, i cibi che dovreste evitare sempre

1. Cibi molto salutari che dovreste mangiare tutti i giorni per preservarvi dalle malattie

I cibi che appartengono a questa categoria preservano la vostra salute dalle malattie. Mi rendo conto che certe scelte alimentari non sono sempre reperibili nei supermercati dove andate, ma questi cibi contengono tutti i nutrienti di cui il vostro corpo ha bisogno. Sono pieni di vitamine, minerali, enzimi e aminoacidi necessari per mantenervi in perfetta salute. Il cibo molto salutare proviene sostanzialmente dalle fonti organiche.

CARBOIDRATI MOLTO SALUTARI

- Verdure ricche di fibre (di campo, biologiche, senza pesticidi e non geneticamente modificate)
- Succhi vegetali biologici (tutti tranne quello di carota e quello di barbabietola, che si trasformano rapidamente in zucchero)
- Cereali integrali biologici, come il pane di segale o il pane nero e l'avena non istantanea (previsti nelle Fasi Due e Tre)
- Frutta (biologica, senza pesticidi, non geneticamente modificata e mangiata matura)

PROTEINE MOLTO SALUTARI

- Tutti i volatili allevati a terra e in modo biologico (pollo, anatra e tacchino)
- Uova (di galline allevate a terra e ricche di acidi grassi omega-3)
- Pesce (fresco e di oceano, non allevato e senza l'aggiunta di coloranti)
- Legumi biologici (eccetto la soia geneticamente modificata)
- Interiora di animali allevati biologicamente
- Funghi biologici
- Molluschi di mare (non allevati)

GRASSI NOBILI E SALUTARI

- Olio di semi di lino biologico
- Ghee, burro indiano biologico
- Olio extra vergine e latte di cocco biologici
- Oli monoinsaturi (spremuti a freddo, oli extra vergine di oliva, di avocado e di macadamia)
- Noci (non trattate e non salate)
- Burro biologico di mucche alimentate al pascolo

LATTICINI MOLTO SALUTARI

- Latticini interi e biologici (in piccole quantità)
- Kefir indiano

2. Cibi sani che potete includere nella vostra dieta

Questi cibi non sono così ricchi di nutrienti, ma sono comunque salutari. Potete assumere quotidianamente anche gli alimenti di questa categoria con la sicurezza di fornire al vostro corpo cibi di grande qualità.

CARBOIDRATI SALUTARI

- Verdure non biologiche e non geneticamente modificate (senza pesticidi)
- Verdure ricche di fibre (non biologiche ma inscatolate senza l'aggiunta di zucchero, sale o conservanti)
- Frutta non biologica e non geneticamente modificata (senza pesticidi)

PROTEINE SALUTARI

- Pesce da allevamento (senza coloranti artificiali aggiunti)
- Pollame allevato a terra
- Uova da galline allevate a terra
- Salumi di tacchino senza conservanti

GRASSI SALUTARI

- Olio di cocco non biologico
- Ghee non biologico
- Burro non salato e non biologico
- Olio d'oliva

LATTICINI SALUTARI

- Latticini interi e pastorizzati (in piccole dosi)

3. Cibi Moderatamente Salutari e che Possono Essere Pericolosi se Mangiati Spesso o in Grosse Quantità

Gli alimenti di questa categoria possono far parte della vostra dieta, ma non dovrebbero essere assunti quotidianamente, perché causa di malattie se mangiati troppo di frequente o in grandi quantità.

CARBOIDRATI MODERATAMENTE SALUTARI

- Verdure ricche di amido, in piccole quantità (come le patate, che hanno un indice glicemico alto e che possono portare a un picco del livello di insulina se lo zucchero non viene utilizzato dal corpo)
- Frutta geneticamente modificata
- Verdure geneticamente modificate

PROTEINE MODERATAMENTE SALUTARI

- Carne rossa, carne di maiale e di agnello (gli animali allevati in maniera biologica sono preferibili a quelli allevati in fattoria)
- Soia non geneticamente modificata
- Pesci di mare (potrebbero contenere del mercurio)

GRASSI MODERATAMENTE SALUTARI

- Noccioline, in piccole dosi
- Oli polinsaturi spremuti a freddo in piccole dosi ed estratti senza additivi (usati come condimento per l'insalata e mai per cucinare)

LATTICINI MODERATAMENTE SALUTARI

- Latticini interi e pastorizzati non biologici (potrebbero contenere antibiotici e ormoni)

4. Cibi Non Salutari e Pericolosi per la Salute che Dovreste Evitare Sempre

Questi sono alimenti che non dovreste mai mangiare. Evitate i cibi di questa categoria, anche se sono raccomandati dai medici.

CARBOIDRATI NON SALUTARI

- Tutti i prodotti con zucchero o sciroppo di glucosio, come le bibite gassate e i condimenti (gelatine, ketchup, salsa barbecue)
- Tutti i tipi di zucchero definito con nomi diversi (destrosio, melassa, miele, sciroppo d'acero o maltosio)
- Tutte le bibite gassate
- Farina bianca raffinata e sbiancata e tutti i suoi derivati (torte, cereali raffinati, crackers, e tutti i prodotti da forno light o senza grassi)
- Succhi di frutta con zuccheri aggiunti

PROTEINE NON SALUTARI

- Tutti i prodotti che contengono nitrati (salumi, prosciutto, wurstel, salsicce)
- Molluschi surgelati
- Pollo e pesce surgelati
- Antipasti surgelati con conservanti, olio di semi di soia o oli parzialmente idrogenati
- Merendine light e frullati fatti con proteine isolate della soia

GRASSI NON SALUTARI

- Tutti gli oli polinsaturi raffinati (se usati per cucinare e in quantità eccessive)
- Oli polinsaturi usati più volte, come accade abitualmente nell'industria del fast-food
- Tutti gli oli monoinsaturi o polinsaturi rancidi
- Tutti i grassi e gli oli idrogenati e parzialmente idrogenati
- Tutti i condimenti da insalata contenenti olio di semi di soia o oli parzialmente idrogenati
- Grassi animali da fonti non organiche (contengono tossine, pesticidi e ormoni)
- Maionese contenente olio di semi di soia
- Margarina (idrogenata e non idrogenata)
- Grasso vegetale

LATTICINI NON SALUTARI

- Tutti i latticini senza grassi o a basso contenuto di grassi
- Gelato e yogurt surgelato con zucchero aggiunto
- Latte liofilizzato con olio parzialmente idrogenato
- Formaggio vegetale fatto con proteine isolate della soia o olio parzialmente idrogenato

Le regole da seguire nella Dieta Perfetta

1. Preferite i cibi dei primi due gruppi.
2. Mangiate con parsimonia i cibi del terzo gruppo.
3. Provate a introdurre più alimenti biologici.
4. Mangiate in abbondanza verdure fresche sia a pranzo che a cena.
5. Mangiate frutta non trattata e acquistata con la buccia ancora intatta.
6. Includete più grassi monoinsaturi nella vostra dieta, specialmente quelli delle noci e dell'olio extra vergine d'oliva.
7. Non siate titubanti verso i grassi saturi come il burro. Usateli spesso per cucinare, sono perfetti per gli ormoni sessuali e il deidroepiandrosterone (DHEA).
8. Non cucinate con oli polinsaturi (come l'olio di mais) e con nessun tipo di margarina.
9. Evitate sempre i cibi trattati.
10. Leggete attentamente le etichette, evitando sempre e comunque i cibi raffinati che contengono grassi parzialmente idrogenati, grassi trans, zucchero o sciroppo di mais ricco di fruttosio.

CAPITOLO 10

Mangiare fuori seguendo la Dieta Perfetta

Tutti noi lavoriamo tanto e trascorriamo poco tempo a casa, di conseguenza ci capita piuttosto spesso di mangiare fuori e di non poter preparare, in prima persona, i nostri pasti. Questa situazione rappresenta, al tempo stesso, un bene e un male. Un bene, perché ci dà la possibilità di assaggiare cibi sani e gustosi da ogni parte del mondo. Un male perché, non potendo controllare ingredienti e metodi di cottura, potrebbe mandare alla deriva i nostri tentativi di perdere peso.

In ogni caso possiamo mantenere uno stile di vita appropriato comportandoci da consumatori avveduti. Mangiare fuori seguendo la Dieta Perfetta può rappresentare un'esperienza piacevole e positiva per la nostra salute. Provate tutte le cucine che volete, ma ricordatevi che dovete:

- Evitare gli zuccheri
- Evitare i carboidrati raffinati
- Evitare gli alimenti che contengono grassi transgenici

Violate anche qualche regola, se non potete comportarvi diversamente, ma non fatelo tutti i giorni. Infine, preparatevi uno spuntino sano mezz'ora prima di andare al ristorante: in questo modo avrete meno fame quando vi siederete a tavola ed eviterete di consumare antipasti e dessert.

Cercate poi di scegliere un tipo di cucina in linea con la fase della dieta in cui vi trovate (ad esempio, nella Fase Uno e Due, evitate i ristoranti italiani con tutti i loro piatti a base di pasta; evitate anche i ristoranti messicani, dato che i loro burritos, le loro tortilla chips e i loro drink sono assolutamente dannosi per l'equilibrio ormonale). Non abbiate paura, invece, delle cucine ad alto contenuto di grassi come quella francese e quella tailandese.

Giunti al ristorante ordinate una bottiglia di acqua naturale e bevetene subito un bel bicchiere. Chiedete al cameriere di portar via il cestino del pane e dei grissini, e di portare delle olive e del formaggio. Se siete in compagnia, invece, spostate semplicemente il cestino del pane dall'altro lato del tavolo. State alla larga da tutti gli antipasti e gli stuzzichini a base di pane e altri prodotti da forno, così come le fritture di ogni genere, probabilmente cariche di dannosissimi grassi transgenici.

Se poi avete una gran voglia di bistecca, e non mangiate carne rossa da un po', allora ordinatela pure, ma fatevela portare al sangue o mediamente cotta. Al di là di ciò che ordinate, comunque, chiedete sempre al cameriere come viene preparato il cibo che avete chiesto. Viene utilizzato l'olio, il burro o la margarina? Se il cameriere non è sicuro, domandate di parlare con lo chef. Non abbiate paura, è della vostra salute che stiamo parlando! Chiedete tranquillamente che le pietanze siano cucinate col burro piuttosto che con oli vegetali. Ricordate che se non lo chiedete voi, non lo farà nessuno. Se poi il piatto che avete ordinato comprende un contorno di patate (fritte o meno), fatelo sostituire con un'insalata o con delle verdure al vapore. Ed ecco un modo efficace di tenere sotto controllo le "dimensioni" degli antipasti: dividerli con qualcuno a dieta come lo siete voi. Se poi avete ancora fame, una bella macedonia vi farà sentire sazi.

Quello che vi ho suggerito rappresenta un buon metodo per diminuire le quantità ed aumentare la varietà dei cibi che consumate. Ah, se non siete particolarmente affamati, lasciate pure qualcosa nel piatto. E adesso, buon appetito!

Ristoranti Americani

La cucina americana non deve necessariamente rappresentare una minaccia per il peso o per la salute. Oltre al fast-food, infatti, c'è molto altro. Grazie al suo carattere internazionale, la cucina americana offre una vasta scelta di alimenti, dunque state certi di trovare qualcosa che fa al caso vostro.

SCEGLIETE	INVECE DI
Frittata di verdure e caffè decaffeinato	Focacce con pancetta e salsiccia, patate fritte e succo d'arancia
Panino al tacchino (nota bene: niente pane se siete nella Fase Uno; pane integrale se siete nella Fase Due o Tre)	Hamburger con patatine
Salmone alla griglia con burro e limone	Crocchette di pesce con patatine
Insalatona di gamberetti alla griglia	Pasta con gamberetti e vongole
Pollo alla griglia con insalata di spinaci	Panino con parmigiana di pollo

Ristoranti Cinesi

La cucina cinese rappresenta una delle cucine più in linea con la Dieta Perfetta purché le pietanze siano cotte al vapore o alla griglia. Potete anche permettervi un antipasto saltato in padella. I cibi saltati in padella, infatti, non vengono fritti ("passandoli" con olio di arachidi, si riduce al minimo il rischio di ossidazione del colesterolo). Personalmente, non sono un ammiratore dell'olio di arachidi, in quanto olio vegetale, e in quanto eccessivamente ricco di omega-6, ma consumare del cibo cinese preparato in questo tipo di olio, una volta ogni tanto non vi nuocerà, se non esagerate.

Ricordate di stare alla larga dai cibi contenenti glutammato monosodico e dalle fritture presenti sul menu.

SCEGLIETE	INVECE DI
Pollo con contorno di verdure al vapore	Riso al pollo fritto
Gamberetti all'aglio con verdure	Riso con gamberetti fritti
Pollo saltato in padella con salsa d'aglio e verdure miste	Pollo fritto con patatine
Pollo ai funghi	Pollo Lo mein (pasta e pollo saltati in padella)

Ristoranti Cubani

Il cibo cubano ha subìto l'influenza di molte tradizioni diverse, a causa delle vicissitudini storiche che hanno interessato l'area dei Caraibi. La cucina cubana, infatti, è il frutto della fusione della cucina spagnola, francese, africana, araba, cinese e caraibica. La maggior parte delle pietanze viene saltata in padella o cucinata a fuoco lento. Pochissimi alimenti vengono fritti, e non esistono salse a base di panna. Molti, poi, sono i piatti a base di sofrito, un condimento a base di cipolla, pepe verde, aglio e origano passati in olio d'oliva. Le carni ed il pollame vengono spesso marinati nel succo di agrumi. Le verdure utilizzate nella cucina cubana comprendono la yucca e la manioca, molto ricche di amidi e che, per tale ragione, dovrebbero essere evitate nella Dieta Perfetta.

SCEGLIETE	INVECE DI
Pollo al cocco	Carne impanata
Ostriche alla spagnola	Arroz moro (riso bianco con fagioli)
Branzino alla cubana	Scaloppine di vitello con pancetta
Sformato di gamberetti con sofrito	Stinco d'agnello con purè

Fast-food e pizzerie

Non è necessario evitare i fast-food e le pizzerie nella Dieta Perfetta, ma, per favore, state alla larga dalle fritture. I grassi transgenici sono tristemente noti per i loro effetti negativi sull'equilibrio ormonale. Nei fast-food, potrete consumare insalate o pollo (senza patatine) in tutta tranquillità. Per quanto riguarda la pizza, diciamo che andrebbe evitata in qualunque tipo di dieta. Cercate una pizzeria in grado di preparare la pizza integrale alle verdure (naturalmente se siete già nelle Fasi Due o Tre della Dieta Perfetta). Diversamente, optate per un'insalata (chiedete di sostituire i crostini con delle olive). Evitate i classici "olio e aceto" per condire la vostra insalata, dato che l'aceto nuoce al vostro equilibrio ormonale, e l'olio potrebbe essere idrogenato. Piuttosto, domandate dell'olio extra-vergine di oliva.

SCEGLIETE	INVECE DI
Insalata di pollo con olive	Hamburger con patatine
Panino al pollo con pane di segale (se siete nelle Fasi Due o Tre)	Crocchette di pollo con patatine
Pizza integrale alle verdure, o pizza alle verdure senza crosta	Pizza classica
Rotolino integrale di pollo (se siete nelle Fasi Due o Tre)	Panino con pollo alla parmigiana

Ristoranti Francesi

I piatti a base di verdure abbondano nella cucina francese. Molti di questi, però, vengono preparati con salse a base di panna. Non vi dico di evitarle, ma vi chiedo di farvi servire le pietanze con la salsa da una parte, in modo da poter tenere sotto controllo l'apporto calorico. I piatti francesi sono spesso preparati utilizzando le patate; voi chiedete di sostituirle con qualcos'altro, ad esempio dell'insalata verde. E per quanto riguarda i desserts? Mi spiace: scegliete la frutta, e state lontani da crostate e marmellate.

SCEGLIETE	INVECE DI
Escargot (lumache) al burro	Charcuterie (affettati pieni di nitriti)
Anatra all'arancia	Bistecca con patatine
Zuppa di verdure	Crema di patate
Pollo con insalata verde	Pollo con patate al forno
Anatra con verdure miste	Anatra con patatine
Coquille St. Jacques (cappe sante)	Crêpe di qualunque tipo (contengono farina bianca)

Ristoranti Indiani

Chi ha paura delle salse indiane a base di curry e ghee? Nella Dieta Perfetta mangiatene quante volete! Dovete sapere che le salse indiane sono ricche di curcuma, un antiossidante naturale. Alcuni studi di laboratorio hanno dimostrato che la curcuma ostacola lo sviluppo della cataratta, del linfoma, del cancro al seno e del cancro al colon. La curcuma, inoltre, è in grado di abbassare naturalmente i livelli di colesterolo.

Buona parte dei piatti della cucina indiana, però, sono preparati col riso bianco. Voi non fatevi tentare: chiedete di sostituire il riso bianco col riso scuro o, al massimo, col riso basmati. Il riso scuro è ammesso in modeste quantità già nella Fase Due della Dieta Perfetta. Quanto al riso basmati, il suo indice glicemico, a differenza degli altri tipi di riso bianco, è piuttosto basso, il che vi consente di consumarlo (naturalmente in modeste quantità, e naturalmente solo a partire dalla Fase Due). I vari tipi di pane indiano, come il poori, il paratha e il chappati, sono invece preparati con la farina bianca, e spesso vengono fritti, dunque evitateli.

Molti ristoranti indiani ultimamente hanno cominciato ad usare gli oli vegetali al posto del ghee (un tipo di burro chiarificato), per cui vi chiedo di fare attenzione. Qualora il ristorante non riesca a venire incontro alle vostre richieste, allora accontentatevi di un piatto proteico grigliato o di un piatto a base di verdure totalmente privo di grassi, con una bella insalata di contorno.

SCEGLIETE	INVECE DI
Melanzane arrostite	Pakoras (verdure fritte)
Zuppa Mulligatawny	Pane bianco di qualunque tipo
Tandoori di gamberetti o di funghi	Biryani ai gamberetti (piatto a base di riso)
Tandoori di pollo	Biryani al pollo (piatto a base di riso)

Ristoranti Italiani

Se puntate a un fisico da top model e volete davvero indossare le ultime creazioni della moda milanese, allora conservate i ristoranti italiani per la Fase Tre della Dieta Perfetta. La pasta (non integrale) non rientra mai tra le opzioni della Dieta Perfetta, e cedere alle tentazioni può farvi tornare al punto di partenza in men che non si dica. Se proprio dovete mangiare in un ristorante italiano, qualunque sia la fase della dieta in cui vi troviate, vi chiedo di essere molto giudiziosi.

SCEGLIETE	INVECE DI
Vongole gratinate al forno	Prosciutto
Gamberetti alla griglia	Spaghetti o polpette
Pollo al Marsala	Cotoletta alla milanese
Stracciatella (zuppa romana a base di uova)	Tortellini in brodo
Zuppa di verdure	Gnocchi di patate
Salmone al forno	Risotto

Ristoranti Giapponesi

Il pesce rappresenta la base della cucina giapponese, particolare che la rende sana e sicura per il cuore, per la tiroide e per gli ormoni sessuali. Praticamente qualunque piatto decidiate di ordinare, farete una scelta sana, sia che si tratti di sashimi (pesce senza riso), sia che optiate per dei crostacei. Tuttavia, alcune delle pietanze presenti sul menu, come ad esempio il California roll (un tipo di sushi preparato con cetriolo, surimi e avocado), sono ricche di carboidrati, quindi andrebbero evitate. Fate a meno anche del tofu e degli altri piatti a base di soia, dal momento che potrebbe trattarsi di alimenti geneticamente modificati. Molti Giapponesi, inoltre, soffrono di pressione alta a causa dell'eccessivo consumo di salsa di soia (estremamente ricca di sodio). In conclusione: gustatevi il pesce e state alla larga dalla salsa di soia.

SCEGLIETE	INVECE DI
Pesce con verdure miste	Teriyaki di pesce con riso bianco
Sashimi (pesce crudo senza riso)	Sushi (pesce crudo con riso)
Insalata di avocado o insalata di pollo	Zuppa di noodles e carne
Dragon roll (a base di anguilla e cetrioli; senza riso)	California roll (a base di surimi e avocado; con riso)

Ristoranti Mediorientali

La cucina mediorientale è estremamente vasta e ricca di opzioni. Negli Stati Uniti, addirittura, tale espressione si riferisce contemporaneamente alla cucina marocchina, a quella turca, a quella iraniana e a quella israeliana (anche se non tutti questi paesi si trovano nel Medio Oriente).

Alcuni piatti della cucina mediorientale, così intesa, sono stati inclusi nella Dieta Perfetta. Naturalmente non mi riferisco al pane bianco e ai dolci, come ad esempio la baklava ed i dolcetti libanesi.

SCEGLIETE	INVECE DI
Shawarma di pollo con insalata	Falafel con pita
Melanzane, pomodori e peperoni al forno	Kibbe (polpettine fritte) con pita
Grigliata mista con insalata	Couscous
Frutta	Dolci ricchi di zucchero

Ristoranti Messicani

Molti piatti tipici messicani sono preparati con la farina bianca. Ecco perché tacos e tortillas andrebbero evitati. Domandate al cameriere di sostituire le tortillas per il guacamole con delle foglie di lattuga. Infine, evitate margarita e daiquiri (cocktail tanto famosi quanto pieni di zuccheri).

SCEGLIETE	INVECE DI
Pesce alla griglia con verdure	Burritos di qualunque tipo
Gamberoni con verdure	Enchilada di gamberi
Ali di pollo al forno con salsa blue cheese	Taco/Nachos di pollo
Frutta	Dolci ricchi di zucchero

Ristoranti Russi

La Russia è un paese dagli inverni lunghi e rigidi, ed i cibi tipici di questo paese sono pensati per riscaldare. Gli ingredienti fondamentali della cucina russa sono rappresentati dai carboidrati e dai grassi, più che dalle proteine. La frutta e la verdura fresca non sono molto usate: tenetene conto se volete domandare qualche sostituzione al cameriere.

SCEGLIETE	INVECE DI
Zucca ripiena con verdure miste	Pollo con riso
Fegato d'anatra con mango	Prosciutto e patate
Pollo con prugne	Zrazy di patate (piatto a base di patate, cipolla e manzo)
Pollo con verdure	Prosciutto impanato

Starbucks e simili

I locali come Starbucks offrono molti piatti a base di insalata, uova e bagels integrali. In ogni caso, desidero che stiate lontani da qualunque genere di dolci e ciambelle. E, per favore, evitate anche le bevande a base di cioccolata e il frappuccino. Giusto per farvi un esempio, una mocha grande al cioccolato bianco di Starbucks, fornisce al corpo la bellezza di 580 kcal. Queste "specialità" non contengono soltanto massicce quantità di zucchero, ma anche, in molti casi, grassi idrogenati.

Nonostante questi locali stiano cercando di eliminare i grassi transgenici dai loro menù, per riuscirci potrebbero volerci anni. Ricordate comunque che anche lo zucchero è estremamente nocivo per il vostro organismo. Dunque, optate per un tè o un caffè decaffeinato, e magari, una volta ogni tanto, concedetevi un cappuccino biologico preparato con latte intero.

SCEGLIETE	INVECE DI
Caffè decaffeinato (con o senza l'aggiunta di latte intero)	Caffè normale con latte scremato
Tè decaffeinato con limone o tè classico	Chai a base di latte di soia
Latte biologico piccolo	Mocha al cioccolato, frappuccino, macchiato al caramello con latte scremato (zucchero e grassi idrogenati)
Frittata	Croissant / ciambella o pasticcini (zucchero e grassi idrogenati)
Bagel integrale con burro o formaggio spalmabile (Fase Due o Tre)	Bagel classico con marmellata o miele
Piatto di frutta	Ciambella

Steak House

Se pensate di dover evitare le Steak Houses, vi sbagliate. Considerando quale scelta vi offrano questi ristoranti, potrete tranquillamente gustarvi una cena (o un pranzo) senza violare le regole. Non dovete patire con la Dieta Perfetta: mangiate pure una bella bistecca, purché lo facciate una volta ogni tanto.

SCEGLIETE	INVECE DI
Insalata Caesar	Anelli di cipolla fritti
Cocktail di gamberetti	Calamari fritti
Filetto (250 gr circa) al sangue con contorni di insalata	Bistecca Porterhouse (600 gr circa) con contorno di patate fritte
Frutta mista di stagione	Torta di mele con gelato alla vaniglia

Ristoranti Tailandesi

La cucina tailandese utilizza tanti, interessantissimi, ingredienti. Quelli più popolari sono lo zenzero, l'aglio, la menta, le cipolle e lo scalogno. Un po' meno usati invece la citronella, la galanga ed il peperoncino. Gran parte di queste spezie sono anche dotate di proprietà curative.

Molte ricette tailandesi prevedono la cottura nell'olio di cocco, un grasso saturo assolutamente non nocivo. In ogni caso, il mio consiglio è quello di evitare i fritti, così come, ovviamente, il riso bianco. I dessert sono riservati per le occasioni speciali. Di solito, infatti, in Tailandia si preferisce consumare la frutta. Se comunque dovete ordinare il dessert, allora scegliete il mango al riso dolce: mangiate la frutta e lasciate da parte il riso.

SCEGLIETE	INVECE DI
Gamberetti in salsa di cocco e curry	Noodles ai gamberetti
Pollo in salsa di cocco e curry con germogli di bambù	Riso fritto col pollo
Pesce con verdure miste	Tempura di pesce fritto
Insalata tailandese	Riso fritto con maiale o salsiccia

Ristoranti Vietnamiti

La cucina vietnamita ruota attorno all'utilizzo delle verdure, delle erbe aromatiche e delle salse. Molti piatti a base di verdure sono, inoltre, influenzati dalle credenze della religione buddista. Le carni più utilizzate sono il pollo, il maiale ed i gamberi. L'anatra ed il manzo sono meno comuni.

SCEGLIETE	INVECE DI
Cozze in salsa di cocco	Spring roll (carne ed aromi avvolti in pasta di riso bianco)
Gamberi con zenzero e scalogno	Gamberi fritti in salsa agrodolce
Pollo con verdure miste	Noodles di riso con manzo
Insalata alla vietnamita	Vermicelli di riso con gamberi

Consigli per mangiare fuori

Seguite questi semplicissimi consigli ed otterrete una perdita di peso restando in buona salute.

1. Fate uno spuntino accettabile mezz'ora prima di uscire. Sì, in questo caso specifico vi è concesso infrangere le regole della Dieta Perfetta. Optate per uno snack a base di grassi o proteine, come ad esempio della frutta a guscio, un avocado o due fette di formaggio. Facendo così, eviterete di mangiare troppo al ristorante.
2. Non saltate i pasti prima di andare a mangiar fuori.
3. Evitate i ristoranti con menu a prezzo fisso. Non guadagnerete granché aumentando di peso. La Dieta Perfetta vi permette di consumare moltissimi alimenti ma, per favore, non concentrateli tutti in un pasto solo.
4. Bevete uno o due bicchieri d'acqua prima di andare a mangiar fuori.
5. Scegliete degli antipasti cotti al forno o alla griglia. Niente fritti.
6. Chiedete quali sono i piatti del giorno (dato che, con molta probabilità, è quanto di più fresco potete trovare).
7. Fatevi spiegare, dal cameriere o dallo chef, come viene preparato il vostro piatto. Non abbiate paura di domandare una sostituzione o di rifiutare una pietanza se non è conforme alle vostre richieste.
8. Non temete le salse a base di burro, ma fatevele portare a parte, per tenere sotto controllo l'apporto calorico. Adoperate una forchetta per spargere la salsa.
9. Mangiate metà dell'antipasto, poi bevete un bicchier d'acqua. A quel punto, deciderete se mangiare l'altra metà.
10. Non ordinate il dessert prima di aver finito il pasto. Se potete, optate per della frutta fresca. Se invece non potete resistere alla tentazione di un dolce ipercalorico, allora dividetelo con chi siede a tavola con voi.

CAPITOLO 11

La giusta strategia per la Dieta Perfetta

La via verso la buona salute è lastricata di determinazione. La vostra salute è la cosa più importante al mondo e deve essere da "10". Dovete perdere il peso in eccesso per essere in perfetta salute e prevenire le malattie. Cosa vi separa allora dal corpo da 10 che sognate? La noia? La mancanza di motivazione? Il troppo stress? La poca autostima? Dovete assolutamente attivarvi. Una volta che avrete riequilibrato gli ormoni, la perdita di peso verrà da sé. Per avere il giusto equilibrio ormonale e un corpo da 10 è necessario:

- mangiare bene
- dare valore alla propria salute
- rilassarsi
- seguire uno stile di vita sano

Mangiare bene

Se volete avere un corpo da 10, il vostro scopo deve essere quello di immaginarvelo e poi di andare fino in fondo. Non potete tornare indietro alle vostre vecchie abitudini alimentari. Sale, zucchero, additivi chimici e cibo spazzatura non solo sono controproducenti al vostro senso di sazietà, ma vi renderanno anche dipendenti. Mi meraviglio ogni volta che vado al supermercato e guardo quello che le altre persone hanno nel carrello. Va bene, forse non sanno che il succo d'arancia contiene molto zucchero, o che la margarina sia molto nociva, ma per carità! Come vogliamo giustificare quelle enormi bottiglie di bibite gassate e i pacchetti extra-large di patatine fritte? Imparate a comprare verdura e frutta fresca ogni volta che andate a fare la spesa.

Gli Europei hanno la tendenza a consumare più alimenti freschi perché possiedono frigoriferi più piccoli dei nostri. Fanno una spesa che comprende frutta e verdura fresca quasi tutti i giorni. Qui negli Stati Uniti, abbiamo frigoriferi enormi e amiamo gli elettrodomestici di acciaio inossidabile che starebbero meglio in un ristorante piuttosto che in una casa. Facciamo la spesa per tutta la settimana, o addirittura per tutto il mese. Se queste vostre abitudini vi sono comode per fare meno giri, è anche vero che quei cibi hanno poco in comune con dei valori nutrizionali come si deve. Invece di continuare così, andate più spesso a fare la spesa nei mercati dove potete trovare gli alimenti freschi.

Comprate piccole quantità di cibo ogni due o tre giorni. Faccio sempre le file veloci al supermercato mentre alla maggior parte delle persone toccano file lentissime per colpa di carrelli pieni di cibo più grandi di loro. Vedo sempre di queste abitudini scorrette, ovunque vada.

È importante mangiare cibi freschi e non trattati in modo da mantenere un buon metabolismo. La Dieta Perfetta è ricca di valide scelte alimentari e non ne sarete mai annoiati. Qui di seguito l'elenco dei 10 cibi migliori che vi aiuteranno ad ottenere un corpo da 10.

La Classifica dei 10 Cibi Perfetti

1. Uova. Un'omelette al giorno diminuisce il rischio di diabete, le uova non hanno un valore glicemico alto e per questo non provocano picchi di insulina.

2. Molluschi. Le ostriche in particolare, che sono ricche di zinco e vi aiutano a stabilizzare i vostri ormoni sessuali. Includete le ostriche nella vostra dieta almeno due, se non tre volte la settimana.

3. Pollame. Il pollame è molto ricco di zinco e aiuta a supportare il fabbisogno degli ormoni sessuali.

4. Salmone fresco. Una delle fonti proteiche con maggior apporto di acidi grassi omega-3 è un alimento chiave nella Dieta Perfetta. Il salmone fresco regola la leptina, l'ormone della fame, oltre a dare supporto agli ormoni sessuali. In più, come altri tipi di pesce, il salmone è un ottimo alleato anche per la salute della tiroide.

5. Verdure crocifere. Queste verdure (cavolini di Bruxelles, cavolo cappuccio, cavolfiore, rapa svedese, rape, verdure a foglia verde, cavolo verza e cavolo cinese) sono un ottimo sostegno per il metabolismo degli estrogeni, e questo previene il cancro. Abbiate solo l'accortezza di assumerle leggermente cotte nel caso soffriate di ipotiroidismo.

6. Arance. Le arance e gli agrumi in generale possono equilibrare i livelli di cortisolo grazie all'alto apporto di Vitamina C fornito.

7. Avena. L'aveva riempie e dà senso di sazietà come pochi altri cibi possono fare. È un'ottima alleata per mantenere i livelli di insulina ideali e per non farvi sentire il senso di appetito per ore.

8. Burro. Il burro aiuta a mantenere in equilibrio gli ormoni sessuali e il DHEA, ed è utile anche nella prevenzione delle malattie cardiache e del cancro. Che state aspettando? Includete il burro nella vostra dieta.

9. Olio d'oliva. Usate spesso quest'olio per condire le vostre insalate. È l'alimento ottimale per includere più grassi monoinsaturi nella vostra alimentazione. L'olio d'oliva è ottimo per gli ormoni sessuali e abbassa il livello di colesterolo.

10. Latte intero. So di avervi detto che il latte non è necessario dopo l'infanzia, ma se lo assumete con moderazione può essere un valido aiuto per mantenere in equilibrio gli ormoni sessuali e il livello di insulina nel sangue. Se l'insulina è nei valori ottimali, la perdita di peso avviene facilmente.

Date valore alla vostra salute

Lo so non sono il Dr. Phil, ma se avete sempre lottato con il vostro peso, sono pronto a scommettere che vi siete spesso tirati su il morale con il cibo. Perché? La risposta è semplice: il cibo è un veloce antistress alla portata di tutti. Porta rapido conforto e consolazione quando ci sentiamo preoccupati, infastiditi, soli, annoiati o addirittura depressi.

Permettetemi di chiedervi questo: Come state con voi stessi? Date valore al vostro aspetto? Avete autostima? Volete vivere una sana e lunga vita con intorno i vostri figli, i nipoti e tutti gli altri cari? Ricordate che la sana alimentazione va di pari passo con la buona salute.

Siete dei mangiatori emotivi?

- Vi piace fare sempre degli spuntini?
- Pensate che il cibo vi faccia sentire meno nervosi?
- Vi sentite in colpa dopo i pasti?
- Avete poca stima di voi stessi?
- Rimandate quando si tratta della vostra salute, convincendovi che inizierete la dieta la settimana prossima o il mese successivo?

Se avete risposto sì ad alcune di queste domande, siete dei mangiatori emotivi. Sfortunatamente, ci sono persone che ci danno dentro con il cibo per tutto il giorno. A colazione, mangiano una ciambella, un muffin o un rotolo farcito accompagnato da una grossa tazza di caffè zuccherato. Poi, per pranzo, mangiano un panino, patatine fritte e bevono bibite gassate – i carboidrati peggiori che possano scegliere dal pane bianco e dagli amidi, così come la caffeina, che opprime il circolo ematico per produrre più insulina. Dopo di che, è il turno di una tazza di cappuccino con latte a basso contenuto di grassi per scacciare la malinconia del pomeriggio. Dulcis in fundo, la cena a base di pasta o riso bianco, seguita da un'enorme coppa di gelato mentre guardano la TV. Per alcuni, questo non è tutto, aggiungono nicotina e alcool, o entrambi.

Le persone che hanno queste abitudini alimentari e non si preoccupano della loro salute usano il cibo per controllare i propri livelli di insulina. Assumono zuccheri per fissarne rapidamente i livelli fluttuanti. Ma non solo, li assumono anche per sentirsi appagati, lo zucchero infatti alza i livelli di serotonina. Questo neurotrasmettitore aumenta nel momento in cui assumete zucchero, per questo vi sentite subito meglio. Ma la serotonina si scontra con il calo di insulina, che vi causa il bisogno di stabilizzare il suo livello in discesa. Non vi avevo già detto che lo zucchero ha un effetto passeggero?

Permettetemi un'altra domanda: Che cosa provocano la dipendenza da zucchero e da cibo in generale al vostro corpo e alla vostra salute? Vi volete bene? Volete essere in salute? Se non vi volete bene, chiedevi il perché. Fate autoanalisi. Andate in terapia se necessario, ne vale assolutamente la pena.

Analizzate il perché avete così poca stima di voi stessi. Mettete a tacere il vostro senso di autocritica che vi butta continuamente giù di morale. Permettereste mai ad altri di farvi così tanto male? Allora perché farvelo da soli? Amate voi stessi e il vostro corpo anche se siete in sovrappeso. Trattatevi bene. Concedetevi il permesso di vivere e di cambiare la vostra vita con l'aiuto della dieta in modo da poter godere di ogni singolo giorno. Dovete vivere una vita felice, e dovete mangiare per vivere, non vivere per mangiare. Considerate le pessime abitudini alimentari come fossero delle dipendenze, come le droghe o il gioco d'azzardo. Vi meritate il meglio della vita, niente di meno.

Non datevi delle scuse, non ditevi prendendovi in giro che "solo per questa volta" non farà nulla. Rompere le regole vi porterà soltanto a un cattivo stato di salute. Sapete che anche soltanto il pensiero del cibo funge realmente da attivatore degli ormoni che stimolano l'appetito? Il vostro scopo è quello di modificare il modo nel quale pensate al cibo. Mangiate secondo un programma – 3 pasti al giorno, è tutto. Io personalmente mangio alle 7 di mattina, alle 14 e alle 19, e mi dimentico del cibo negli altri momenti a meno che non sia davvero affamato o non mi trovi a un incontro dove c'è del cibo. In quei casi, mi concedo uno spuntino.

Pensateci due volte prima di introdurre qualcosa nel vostro corpo che pensate non sia ottimale per i vostri ormoni e la vostra salute. Se siete abituati a introdurre cibi grassi per vincere la noia, invece di cercare sollievo in un'attività che non prevede il cibo per calmarvi, fate un cambiamento di rotta cercando qualcosa che sia giusto per voi! Portate a spasso il cane oppure iniziate il lavoro a maglia. Non importa cosa facciate, va bene tutto purché non sia pericoloso per voi e distolga la vostra mente dal cibo.

Dovreste essere sempre disciplinati nella Dieta Perfetta, ma in particolare nei week-end. Perché? Tendiamo a consumare più calorie e bevande alcoliche dal venerdì al sabato rispetto al resto della settimana, e questo ci fa ingrassare facilmente. La Dieta Perfetta va rispettata 7 giorni su 7. In breve, basta rimandare gli obiettivi o dirvi che inizierete la settimana dopo, il mese dopo, l'anno dopo. La vita è troppo breve a volte per poter rimediare, soprattutto per quanto riguarda i problemi di salute. È adesso il momento di diventare un *Perfect 10* in salute.

Naturalmente non mi aspetto che cambiate atteggiamento dalla sera alla mattina. Iniziate con calma. In primo luogo, modificate le vostre abitudini con la spesa. Tentate di avere non più di 10 alimenti nel vostro carrello del supermercato. Ogni volta che vi lasciate prendere dalle spese pazze, chiedetevi perché dovreste aver bisogno di tutta quella spesa.

Consigli per la perdita del peso

1. Mai andare a fare la spesa quando avete fame, finirete per acquistare in maniera spropositata.
2. Fate solo 3 pasti al giorno.
3. Non fate spuntini a meno che non abbiate davvero fame o sappiate che andrete in palestra e brucerete le calorie in eccesso.
4. Fate sempre delle scelte alimentari intelligenti, date importanza alla vostra salute e al vostro aspetto.
5. Seguite il consiglio delle vostre mamme: mangiate piano e masticate bene il cibo.
6. Se al lavoro siete talmente impegnati da non aver tempo di pranzare, prendetevi una pausa di 5 minuti. Fate un pasto leggero o mangiate un frutto, evitando così di mangiare tanto e in fretta mentre state lavorando e non vi potete concentrare sulle quantità.
7. Premiatevi per i vostri traguardi quotidiani.

Rilassatevi

Vi destreggiate fra lavoro, famiglia e faccende domestiche? Questo può rendervi stressati e senza tempo per voi stessi, e lo stress è nemico di ogni dieta. Nei momenti di tensione, il cervello stimola la produzione di grelina, un ormone che agisce da antidepressivo.

La grelina calma i nostri nervi, ma ci fa anche sentire più appetito. Naturalmente ci saranno sempre motivi di stress nella vita, ma bisogna trovare modi diversi per affrontarli.

Quando sentite che lo stress aumenta fate un respiro profondo e ditevi "Posso superare tutto questo!". Questa è una strategia per portare il vostro corpo lontano dalla risposta del respiro affannoso dato dalla tensione, che vi può portare a rifugiarvi nel cibo.

Lo stress – in particolare quello non superato e prolungato nel tempo – fa sì che il vostro corpo produca cortisolo, l'ormone dello stress appunto. Ricordate che il cortisolo è sì l'ormone che ci spinge a fuggire dal pericolo ma che può essere pericoloso se largamente prodotto perché può portare all'obesità centrale (o addominale), che è quella di tipo peggiore. Il cortisolo è secreto ogni volta che guardate un film dell'orrore, incontrate problemi relazionali, avete una brutta giornata al lavoro, o vi trovate bloccati nel traffico. Un alto livello di cortisolo cronico può portare allo sviluppo di malattie o all'invecchiamento precoce.

Quindi rilassatevi. Ho avuto l'opportunità di curare vari pazienti centenari nel mio studio. Quando chiedevo loro il segreto della loro longevità, tutti rispondevano "Non siamo stressati". Cercate di identificare quali sono le fonti di stress nella vostra vita e imparate come potete gestirle meglio. Andare in vacanza su un'isola tropicale sarebbe bello di certo, ma potrebbe non risolvere tutti i vostri problemi.

Mentre la paura potrebbe frenarvi dal compiere cambiamenti radicali, una vita salutare non inizierà mai finché non vi attiverete.

Questo può voler dire trovare un nuovo lavoro, uscire da una relazione problematica (o iniziarne una appagante), prendere la vita con filosofia. Dovreste vivere la vostra vita fino in fondo, godere di ogni singolo giorno. Inoltre, assicuratevi di riposare bene e di rilassarvi, trovate il tempo per riflettere. Soltanto voi avete il controllo sulle vostre emozioni e potete scegliere se vedere il bicchiere mezzo pieno o mezzo vuoto. La vostra percezione e il modo in cui vedete le cose possono influenzare il vostro livello di stress. Voi avete il potere. La dinamicità di un atteggiamento positivo può evitare che vi lasciate andare o che vi deconcentriate dalla Dieta Perfetta.

Esiste una relazione che collega stress e disturbi ormonali? Il progesterone è la base per molti altri ormoni importanti. Cortisolo, testosterone ed estrogeni derivano tutti dal progesterone e sono i risultati di un processo attivato dal colesterolo.

Date un'occhiata allo schema sul percorso metabolico (Fig. 11.1). Questi ormoni sono presenti nel nostro corpo in vario grado, ma solo il progesterone è facilmente convertito nei suoi ormoni congiunti se necessario. Se siamo molto stressati e le nostre surrenali stanno alzando il livello di cortisolo, i nostri corpi utilizzeranno il progesterone disponibile e lo svieranno in modo da sopperire alla domanda. Se troppo progesterone viene deviato in cortisolo, questo può generare una crescita di adipe localizzato nella pancia. Se troppo progesterone viene scambiato per ottenere del cortisolo, questo causerà disturbi ai vostri ormoni sessuali. Nessuna meraviglia quindi se ci sentiamo stanchi, lenti, disinteressati nei confronti del sesso quando siamo stressati! Lo stress causa anche opposizione all'insulina e alla leptina. Rilassatevi per essere dei *Perfect 10*.

Figura 11.1: Come sono organizzati gli Ormoni nel nostro Corpo

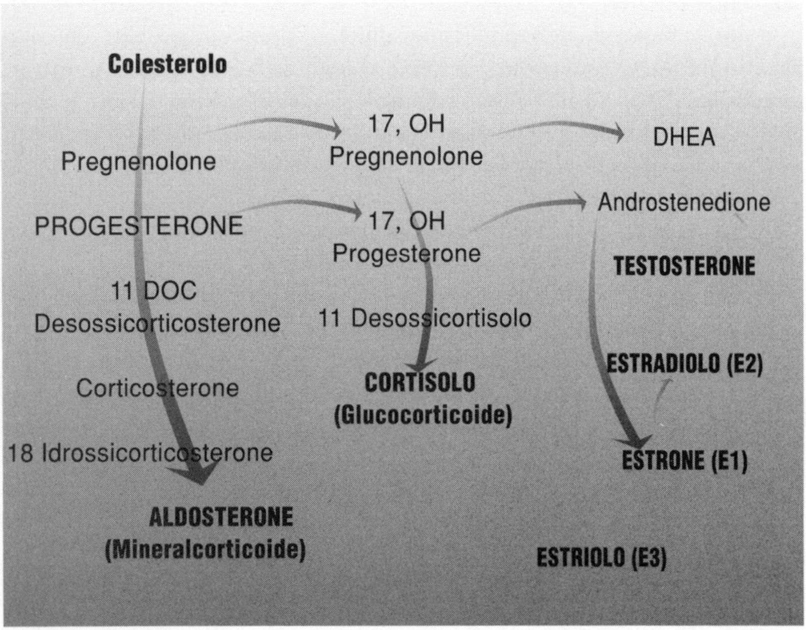

Se vi sentite stressati e preoccupati, e specialmente se cercate conforto nel cibo, suggerisco:

1. Fate il bagno piuttosto che la doccia, vi darà relax ed energia dopo una giornata pesante.
2. Sedetevi in un posto tranquillo e immaginatevi su una spiaggia o su un'isola tropicale. Ascoltate il rumore delle onde, odorate il profumo dell'oceano, sentite il sole sulla pelle. Studi dimostrano che il cervello può farvi percepire come vera una situazione che state immaginando. Questo riduce i vostri livelli di stress e di cortisolo.
3. Abbracciate i vostri famigliari e coccolate il vostro animale domestico. La sensazione del contatto fisico può alzare anche le vostre difese immunitarie.
4. Prendetevi un minuto o due di pausa, se state avendo una giornata pesante fermatevi qualche minuto. Concedetevi un momento per pensare a qualcosa di piacevole, reale o immaginario che sia. Questo vi aiuterà a calmarvi in un attimo.
5. Ascoltate musica rilassante o classica. Studi scientifici hanno dimostrato che l'ascolto di musica rilassante o classica dopo aver sbrigato una questio-

ne stressante può abbassare la pressione sanguigna.

6. Fate dei respiri lenti e profondi. Lo stress causa la respirazione affannosa, che provoca ulteriore stress. Controllate il vostro respiro. Prendetevi il tempo per respirare lentamente e profondamente per qualche minuto.
7. Ridete tanto. Guardate una commedia divertente o frequentate un corso di "laughter yoga" (lo yoga della risata). Ridete anche per finta. Il cervello non riconosce le risate vere da quelle forzate. Una risata è comunque benefica, ridere riduce i livelli di cortisolo aumentando quelli di endorfine, gli ormoni che ci fanno sentire felici. Frequento una lezione di "laughter yoga" di tanto in tanto e ne traggo sempre un grande beneficio, mi ritrovo a ridere soltanto perché vedo gli altri farlo. Mi sento molto più energetico quando esco.
8. Regalatevi un massaggio. Vi siete mai chiesti come mai si dorme così bene dopo un bel massaggio? È il calo di cortisolo che vi fa sentire così rilassati.
9. Scrivete quello che avete bisogno di fare ogni giorno e date priorità a quello che va fatto per primo. Fate per prime le cose più importanti, lasciate le cose meno importanti per ultime. Concentratevi a fare una sola cosa per volta e, una volta finita, prendetevi un momento di auto gratificazione per averla portata a termine. Fate un attimo di pausa se ne sentite il bisogno, e andate avanti. L'organizzazione del tempo è un passaggio chiave per la riduzione dello stress.
10. Rilassatevi e non fate assolutamente nulla per qualche minuto al giorno.

Tutte queste accortezze vi aiuteranno ad abbassare i vostri livelli di cortisolo e, di conseguenza, vi aiuteranno nella perdita di peso.

Seguite uno stile di vita sano

Dovete seguire uno stile di vita sano in modo da tenere bilanciati i vostri ormoni e diventare un *Perfect 10*.

1. Fate esercizio fisico regolarmente. Se siete in sovrappeso, non rassegnatevi: fate qualcosa a riguardo. Il peso in eccesso non è un bene per i vostri ormoni, oltre ad essere segno di una sovrapproduzione di insulina.
2. Smettete di fumare. Non potete continuare a fumare e aspettarvi di poter diventare un *Perfect 10*.

Le sigarette creano in particolar modo danni agli ormoni sessuali e al DHEA. Inoltre, contengono un additivo chiamato tiocianato che può essere causa di problemi alla tiroide. La nicotina porta all'invecchiamento precoce. Le sigarette rovineranno la vostra pelle, macchieranno i vostri denti, e vi renderanno meno attraenti molto prima di sviluppare un enfisema o il cancro ai polmoni.

3. Limitate il consumo di alcool. Bere alcool abitualmente causa l'aumento dell'insulina e l'abbassamento degli ormoni sessuali. L'alcool vi farà anche invecchiare prima. Se avete bisogno di aiuto per smettere, contattate l'Alcolisti Anomini o chiedete cure adeguate al vostro medico. Attualmente si possono prescrivere svariate terapie per risolvere il problema.
4. Non usate droghe per divertirvi. Mettono in subbuglio i vostri ormoni sessuali molto prima di rendervi dipendenti. Fatevi aiutare.
5. Prendete un po' di sole. Il sole, a piccole dosi, aiuta il vostro corpo a fissare la Vitamina D a supporto dei vostri ormoni sessuali. Ma state attenti – se siete dei patiti del sole o se prendete troppo sole nelle ore più calde, non sembrerete giovani ancora per molto. Per proteggervi dal sole utilizzate creme solari a base di noce di cocco o burro di cacao al posto delle lozioni solari sintetiche. E dopo un'esposizione prolungata al sole, applicate del gel di aloe vera sulla pelle.
6. Non andate a dormire troppo tardi. Avete bisogno di almeno otto ore di sonno a notte per ottenere il corpo *Perfect 10*. La mancanza di sonno potrebbe scompigliare gli ormoni che regolano il peso. Se non dormite abbastanza, l'ormone della crescita, quello che vi mantiene giovani e attivi, viene meno. Si potrebbe anche inibire la produzione di leptina, l'ormone che controlla la fame. Dormire abbastanza è il consiglio più semplice ed economico che si possa dare per perdere peso.
7. Abbiate una vita sessuale regolare. Degli studi dimostrano che chi fa sesso regolarmente può incrementare i propri ormoni sessuali, avere un sistema immunitario superiore, restare giovane più a lungo e sentirsi più felice e longevo. Effettivamente, avere un centinaio di orgasmi all'anno può prolungare fino a otto anni la durata della vita. Il sesso aumenta le endorfine di più del 200% per molte ore dopo averlo fatto. Per quelli tra voi che non hanno una relazione fissa ma che vogliono seguire il mio consiglio di incrementare gli ormoni sessuali: mi raccomando, fate sesso sicuro.

Il Caso di Fiona

Fiona è una colf di 42 anni immigrata dall'Irlanda più di 20 anni fa. All'epoca era una bella ragazza, ma aveva un aspetto non sano. Alta 1,62 m, Fiona pesava 77 kg. Il suo viso era tondo, la sua pelle sottile e la sua vita molto più larga dei suoi fianchi. Fiona venne nel mio studio perché soffriva di insonnia cronica e voleva che le prescrivessi delle pillole per dormire. Anche senza i referti delle analisi potei diagnosticare a Fiona la sua obesità centrale, aveva infatti i sintomi tipici da eccesso di cortisolo. La sua dieta era povera – fast-food, patate al forno, bibite gassate e qualche cocktail nei week-end. Non c'era di che meravigliarsi della sua insonnia: tutti quegli zuccheri in eccesso causavano la sovraproduzione di cortisolo. L'eccesso di cortisolo a sua volta inibiva quello della melatonina, l'ormone che regola il sonno.

Convinsi Fiona che le pillole per dormire non erano la risposta alle sue esigenze: avrebbero solo mascherato il grave problema che stava sotto. Quello che andava curato era il suo cortisolo in esubero. Consigliai a Fiona, oltre alla Dieta Perfetta, di eliminare ogni sorta di bevanda alcolica e di apportare dei cambiamenti al suo stile di vita. Fiona iniziò così a non andare a letto oltre le 22, invece che restare sveglia fino a tardi a guardare la TV. Iniziò a chiudere le tende tirandole a dovere e a dormire nel buio totale in modo da abbassare la produzione di cortisolo, che viene attivata da qualsiasi tipo di luce. La terapia che le consigliai fu quella di assumere della melatonina per dormire, ma solo finché il suo corpo non avrebbe spontaneamente prodotto meno cortisolo.

Dieci mesi dopo Fiona tornò nel mio studio. Era notevolmente dimagrita, aveva un aspetto più sano e mi disse: "Sto dormendo molto meglio e sono qui solo per la mia visita di controllo annuale". Mi piace vedere i miei pazienti sereni, rende la mia giornata molto più facile.

PARTE 3

CAPITOLO 12

Attività fisica e Dieta Perfetta

Già sognate di diventare una top model del calibro di Heidi Klum e Tyra Banks? O volete soltanto mettere in mostra il fisico infilandovi un bel paio di pantaloni super attillati? Lasciate che vi dica una cosa: delle vostre misure, a me, non interessa granché. Per quel che mi riguarda, desidero che conquistiate la salute ed una buona forma fisica.

Ricordatevi soltanto che la perfezione ha un prezzo; dunque, ragazze (e ragazzi), se aspirate a diventare perfetti, dovrete sudare.

Innanzitutto toglietevi dalla testa che seguendo la Dieta Perfetta potrete permettervi uno stile di vita sedentario. Le diete che promettono perdite di peso miracolose senza il minimo esercizio fisico vi prendono soltanto in giro. Iscrivetevi in palestra. Siete a corto di soldi? Iniziate a fare jogging nel parco sotto casa. Se poi non sopportate la classica aerobica, che ne dite di ballare per un'ora al giorno? Mettete il vostro CD preferito, accendete l'iPod o l'iPhone ed iniziate a dimenarvi.

L'esercizio fisico farà molto di più che farvi consumare calorie. Vi farà sentire più energici ed accrescerà la vostra resistenza, il tutto aumentando naturalmente i vostri livelli di serotonina, il neurotrasmettitore della felicità.

Il vero potenziale dell'attività fisica risiede, però, nella sua capacità di influenzare gli ormoni (Fig. 12.1). Ogni volta che fate del movimento, abbassate i livelli d'insulina ed aumentate quelli di glucagone (ricordate? Il famoso "ormone brucia grassi"). Il glucagone aumenta con l'esercizio fisico, creando le condizioni ideali per perdere peso. Quando insulina e glucagone sono in equilibrio, i chili di troppo se ne vanno.

L'attività fisica serve anche a stimolare la produzione di HGH, l'ormone della crescita (Fig. 12.2); questa sostanza annovera, tra i suoi tanti effetti benefici, la capacità di ricostruzione dei tessuti e l'aumento della massa muscolare.

State certi che una perfetta combinazione dei tre ormoni di cui abbiamo parlato riuscirà a farvi dimagrire con molta più facilità, anche se, per far sì che il corpo produca un livello significativo di HGH, dovrete faticare un po'. È infatti l'acido lattico prodotto a seguito di un intenso sforzo fisico a stimolare il rilascio di HGH il quale, una volta in circolo nell'organismo, riesce a compiere meraviglie. Continuando ad allenarvi, poi, aumenterete la vostra massa muscolare, divenendo più sensibili all'azione dell'insulina.

La regolarità, oltre che il numero, dei vostri allenamenti determinerà la misura del vostro dimagrimento. Non dimenticate che i muscoli consumano più calorie rispetto al tessuto adiposo e che avere i muscoli è come avere sempre con sé una "macchina brucia calorie".

Molte persone, purtroppo, smettono di fare attività fisica poco dopo aver cominciato. Mi raccomando quindi: non aspettatevi delle gratificazioni immediate e, soprattutto, siate costanti, perché proprio l'incostanza potrebbe mandare all'aria i vostri piani. L'esercizio regolare, d'altro canto, vi porterà sicuramente a raggiungere gli obiettivi che vi siete prefissati nella Dieta Perfetta.

Fig. 12.1 Effetti dell'attività fisica sugli ormoni

ORMONE	**RISPOSTA ALL'ESERCIZIO FISICO**	**EFFETTI**
Ormoni Catabolici		
Cortisolo	Aumento del livello	Aumento della scissione dei grassi
Glucagone	Aumento del livello	Aumento della scissione dei grassi
Ormoni anabolici		
Insulina	Calo del livello	Il grasso si scioglie
HGH	Aumento del livello	Richiama grassi per produrre energia

Fig. 12.2. Tipo di attività ed effetti sull'ormone HGH

TIPO DI ATTIVITA'	INTENSITA'	EFFETTI
Camminata	Bassa	Nessuno
Jogging	Moderata	Nessuno/Modesti
Corsa	Alta	Modesti
Cyclette	Moderata	Modesti
Allenamento con i pesi	Alta	Massimi

Quanto siete attivi?

SPUNTATE LA CASELLA CHE PIÙ VI SI ADDICE

- ❒ Non pratico una regolare attività fisica
- ❒ Seguo uno stile di vita attivo, cammino e sbrigo commissioni
- ❒ Pratico attività fisica 2 volte a settimana per almeno 45 minuti
- ❒ Pratico attività fisica 3 o 4 volte a settimana per almeno 45 minuti
- ❒ Pratico attività fisica 5 volte a settimana per almeno 45 minuti

Iniziamo dicendo che il modo più veloce di ottenere dei risultati concreti consiste nel praticare attività fisica per un minimo di quattro volte a settimana.

Se avete spuntato la prima o la seconda casella significa che non state dando al vostro corpo la possibilità di bruciare abbastanza grassi. Se avete spuntato la seconda, allora fate un piccolo sforzo per portare a 4 (o magari a 5) il numero degli allenamenti settimanali. Se avete spuntato una delle ultime due caselle non preoccupatevi: state andando bene.

Sappiate che l'esercizio fisico non serve soltanto a farvi perdere peso: ogni ora di attività, infatti, può regalarvi fino a 2 ore di vita. Sembra incredibile, vero? Eppure il movimento rende più elastici, migliora la funzionalità dell'apparato cardiocircolatorio, protegge dall'osteoporosi, e migliora il livello di energia. Cercate di capire qual è il tipo di attività fisica che più fa per voi, e buttatevi. Potete optare per la camminata veloce, la danza, il tennis, oppure il nuoto. Se preferite, potete andare in palestra 3 volte a settimana. L'obiettivo finale comunque consiste nell'impegnarvi in qualcosa che vi faccia sudare, per almeno mezz'ora al giorno.

Quando non vi allenate, aggiungete 30 minuti di esercizi alla vostra routine. Pensate di non farcela? Allora dividete la mezz'ora in 3 blocchi da 10 minuti. Fate 10 minuti di addominali o di flessioni la mattina prima di andare a lavorare; camminate di buona lena durante la pausa pranzo; scendete dall'autobus o dalla metropolitana 1 o 2 fermate prima della destinazione e percorrete a piedi il resto del percorso. Prendete le scale invece dell'ascensore. Dopo il lavoro, sollevate dei pesetti per 10 minuti, mentre guardate la tv. Concludete, se vi va, con un giro dell'isolato a piedi prima di andare a dormire.

Un paio di suggerimenti: evitate gli esercizi faticosi prima di andare a dormire, in quanto potrebbero stimolare la produzione di cortisolo e tenervi svegli la notte (il cortisolo, infatti, è il principale nemico della melatonina, l'ormone del sonno) e ogniqualvolta vi capita di viaggiare, ricordatevi di chiedere se l'albergo dove alloggerete è dotato di palestra.

Sappiate, infine, che associare diversi tipi di attività fisica può essere di grande aiuto nel liberarvi dei chili in eccesso (e non riprenderli), per non parlare di quanto può influire sul vostro stato di salute generale.

Mi raccomando però, non iniziate nessun tipo di attività senza aver prima effettuato una visita approfondita dal vostro medico di fiducia.

1. Ginnastica dolce

Volete il fisico asciutto delle modelle di Victoria's Secret? Che ne dite di qualche bella passeggiata? Certo, camminare non induce la secrezione di HGH, però va benissimo se siete sovrappeso e non ve la sentite di iniziare con qualcosa di impegnativo. Cominciate con pochi passi ed abituatevi a camminare tutti i giorni. In questo modo praticherete della ginnastica dolce, andando a migliorare circolazione sanguigna e capacità polmonare. Camminando regolarmente, dimagrirete.

Ricordate che passeggiare dovrebbe rappresentare uno svago, non un impegno e, se ci riuscite, cercate di camminare al meno 1,5 Km al giorno. Se poi vivete in un ambiente dal clima mite, appena potete, uscite e scrollatevi di dosso lo stress accumulato. Così facendo ridurrete anche i vostri livelli di cortisolo.

2. Stretching

Lo stretching migliorerà la flessibilità dei vostri muscoli, tendini e legamenti. Fate stretching per 5 minuti prima e dopo l'allenamento. È questo, infatti, il modo migliore di prepararsi agli sforzi e di allentare la tensione muscolare alla fine degli esercizi.

3. Postura

Mettetevi in una determinata posizione e mantenetela per un certo periodo di tempo. Lo yoga ed il pilates sono le ginnastiche che più delle altre richiedono questo tipo di esercizio. Praticando queste discipline riuscirete a rilassarvi, a meditare, e diverrete più "snodati" (oltre a ridurre i vostri livelli di cortisolo).

4. Esercizio aerobico

Desiderate avere il corpo da 10 e lode di Maria Sharapova o David Beckham? Perché allora non fate come fanno loro? L'esercizio aerobico fa aumentare i battiti cardiaci e la respirazione, costringendo il vostro corpo a consumare ossigeno.

Questo comprende la camminata a passo sostenuto, il jogging, il ballo, la pedalata veloce, l'uso di attrezzi da casa (come il vogatore), lo sci e l'attività sportiva (tennis, basket, hockey, calcio). Sono tutti esercizi ideali per bruciare grassi.

5. Esercizio anaerobico

Quando sentiamo parlare di esercizio anaerobico probabilmente ci vengono in mente i pesi, i manubri e le cinture di Mr. Olimpia o Mr. Universo. In realtà non è necessario spingersi così lontano (certo, se ve la sentite, lanciatevi pure!).

Questo genere di attività è perfetta per la Dieta Perfetta e lasciate che vi spieghi brevemente perché: anaerobico significa letteralmente "senz'aria", e si riferisce a quel tipo di esercizi che "fanno respirare così forte da non riuscire a parlare" (come, appunto, il sollevamento pesi). L'attività anaerobica ha il pregio di aiutare il corpo a disfarsi delle tossine – mentre gli conferisce il tipico aspetto massiccio – stimolando la produzione di HGH.

6. Allenamento di resistenza

Vi capita mai di sognare gli addominali a "tartaruga" come quelli dei manifesti pubblicitari dell'intimo Calvin Klein? Bene, non limitatevi a sognarli, conquistateli. L'allenamento di resistenza è quello che ci vuole per scolpirsi un fisico statuario.

Questo tipo di esercizio stimola la resistenza muscolare e può essere eseguito senza l'ausilio di alcuna attrezzatura (addominali e piegamenti) oppure utilizzando manubri e/o macchinari.

Diversamente da quanto si crede, fare allenamento di resistenza non significa necessariamente ripetere 3 volte lo stesso, identico esercizio. Si può anche decidere, infatti, di allenare più gruppi muscolari uno dopo l'altro, magari esercitando prima gli addominali, poi le gambe, e di nuovo gli addominali. Cambiare può farvi concludere di più, oltre a stimolare la produzione di HGH (molto alta in caso di fatica muscolare).

L'allenamento di resistenza, infine, è molto utile per prevenire l'osteoporosi ed aumentare la forza. Effettuate molte ripetizioni con pesi leggeri (invece di poche ripetizioni con quelli pesanti): questo vi aiuterà ad evitare gli infortuni e a rafforzare i muscoli.

E se, per dimagrire, decidessi soltanto di correre?

Personalmente, per aumentare al massimo la secrezione di HGH, consiglio di abbinare più tipi di esercizi: aerobico, anaerobico e stretching. Iniziate con una prima fase di riscaldamento (ad esempio 10 minuti di ellittica) seguita da 20 o 30 minuti di allenamento di resistenza. A quel punto ritornate all'esercizio aerobico per altri 20 minuti. Man mano che dimagrirete ed aumenterete la massa muscolare, brucerete più calorie.

Non limitatevi alla corsa. Non sono neppure convinto che correre troppo - come nel caso della maratona - sia particolarmente salutare. Gli esseri umani non sono fatti per correre troppo a lungo: la corsa ci è servita solo per fuggire dai predatori.

Chi corre molto, è più soggetto all'azione dei radicali liberi ed è più esposto al raffreddore ed alle infezioni in generale; inoltre può finire per perdere massa muscolare e subire infortuni alle ginocchia o alle caviglie. Corsa e jogging andrebbero alternati, e comunque dovrebbero essere parte di un programma di allenamento più vasto.

Il mio lavoro mi fa muovere molto. Devo comunque allenarmi?

La risposta a questa domanda dipende da che tipo di lavoro svolgete. Se la vostra professione richiede dell'esercizio anaerobico, come ad esempio lo spostamento di mobili o scatoloni, allora aggiungete dell'attività aerobica alla vostra routine. Se invece al lavoro vi muovete molto, assicuratevi di praticare dell'attività anaerobica per modellare il fisico.

In ognuno dei due casi, ricordate di introdurre una quantità di calorie sufficiente a soddisfare l'aumentato fabbisogno energetico.

Quanto devo allenarmi?

Gli esperti ritengono che, con l'esercizio fisico, un individuo debba bruciare in media dalle 1.000 alle 1.400 Kcal a settimana. Indovinate un po' quante dovete bruciarne voi nella Dieta Perfetta? Esatto! Dovete bruciarne almeno 1.400 (se volete sentirvi al top). Questo significa che dovete camminare almeno un'ora al giorno, oppure andare in palestra 3 o 4 volte a settimana per circa 45 minuti.

Vi suggerisco di tenere il conto del tempo che dedicate all'esercizio fisico, e vi assicuro che non ci saranno altri calcoli da effettuare nella Dieta Perfetta.

Carboidrati o grassi prima dell'allenamento?

Circolano molte idee sbagliate riguardo cosa sia meglio assumere prima dell'esercizio fisico. Molti esperti ritengono che sia opportuno consumare carboidrati; io, però, non sono d'accordo. Diverse ricerche hanno dimostrato che assumere grassi prima dell'allenamento migliora sia la performance che la resistenza. I grassi forniscono il doppio dell'energia e stimolano una produzione d'insulina molto inferiore rispetto ai carboidrati, dunque vi permettono di affrontare meglio l'allenamento.

Consumando troppi carboidrati prima di fare esercizio vi ritrovereste, invece, con un altissimo livello di zuccheri nel sangue ed un'elevata produzione d'insulina; il vostro organismo, perciò, dovrebbe impegnarsi a bruciare il vostro ultimo pasto invece che bruciare calorie. Perdere peso diventa molto più improbabile in una situazione di questo genere.

I carboidrati andrebbero consumati dopo aver fatto attività, per ripristinare il livello degli zuccheri da conservare nel fegato e nei muscoli. Quindi: consumate uno yogurt intero oppure un po' di formaggio con delle olive prima di allenarvi, e dei carboidrati a lenta assimilazione dopo. Vi consiglio di assumere anche delle proteine al termine dell'esercizio: questo stimolerà la produzione di HGH.

Soffro di pressione alta. Dovrei allenarmi comunque?

Sì, vi suggerisco di allenarvi anche in caso di ipertensione. Ma mi raccomando, non limitatevi alla semplice attività anaerobica. La ricerca, infatti, ha dimostrato che gli individui affetti da ipertensione reagiscono meglio all'attività aerobica, da sola o abbinata a quella anaerobica.

Indice di Massa Corporea (IMC)

Avete intrapreso la Dieta Perfetta ma il vostro peso non è cambiato. Ancora peggio: è aumentato. Bene, non preoccupatevi. I muscoli infatti pesano il 20% in più del tessuto adiposo, per cui anche un'importante perdita di grasso può tradursi in un aumento del peso corporeo. State attenti, piuttosto, a come vi calzano i vestiti.

L'indice di massa corporea (IMC) rappresenta la percentuale di grasso presente nel corpo: è più significativo del peso in sé e per sé, e rappresenta un dato molto più accurato.

Per farvi un esempio: un culturista di 100 Kg, con un IMC del 6%, può star sicuro che buona parte del proprio peso è dato dai muscoli. Certamente non ha bisogno di dimagrire, essendo in perfetta forma. Una persona sedentaria di 85 Kg, con un IMC del 28%, invece, si porta in giro un'enorme quantità di grasso inutile ed ha assolutamente bisogno di perdere peso.

L'IMC può essere rilevato utilizzando delle pinze in grado di misurare lo spessore delle pieghe della pelle, o mediante un procedimento che prevede il passaggio di corrente elettrica attraverso il corpo; considerando che il grasso è un conduttore peggiore del muscolo, è possibile misurare il rapporto esatto fra tessuto muscolare e tessuto adiposo. La misurazione dell'IMC può essere effettuata in palestra o presso uno studio medico.

I soggetti con un IMC superiore al 30% sono considerati obesi, mentre quelli con un IMC compreso tra 20% e 30% sono considerati sovrappeso. Gli individui con un IMC sotto il 20% sono considerati nella media. Certo, la media... ma chi vuole essere considerato "nella media" quando si parla di salute? Qui stiamo parlando della Dieta Perfetta, per cui mi auguro che quanti decideranno di seguirla si impegnino a raggiungere delle percentuali di IMC inferiori alla media (per assicurarsi una forma super!).

La Storia di Ronald

Ronald, 49 anni, 190 cm per 120 Kg, era decisamente fuori forma quando lo vidi per la prima volta. Con un IMC del 31% poteva, senza alcun dubbio, essere considerato obeso.

Ronald seguiva, da sempre, una dieta povera di grassi e, come se non bastasse, il suo peso aveva anche cominciato ad influire sulla sua pressione, a dispetto degli allenamenti continui e della corsa 5 giorni a settimana. Ronald era solito mangiare 2 banane prima dell'allenamento, e bere un succo d'arancia dopo aver finito. Non poteva capacitarsi del fatto che, nonostante l'attività fisica costante, non riuscisse a perdere nemmeno un chilo. Gli consigliai di mangiare un avocado, una fetta di pane integrale col formaggio oppure uno yoghurt intero, prima di ogni allenamento (conservando la banana per dopo).

Ronald rimase scioccato del fatto che quanto mangiava prima di fare attività gli impedisse, a conti fatti, di perdere peso.

Invece di bruciare grassi, durante l'esercizio il suo corpo bruciava lo zucchero delle banane, e l'alto livello d'insulina presente nel suo sangue ostacolava tutti i suoi sforzi per perdere peso.

Dopo 14 mesi di Dieta Perfetta, Ronald pesava 85 Kg ed il suo IMC era sceso al 15%.

Consigli per mantenersi attivi

1. Abituatevi a parcheggiare più lontano dalla vostra destinazione. Camminare un po' vi farà bene.
2. Scendete dall'autobus 1 o 2 fermate prima del previsto. Percorrete a piedi il resto della strada.
3. Iscrivetevi in palestra con un amico: servirà da incentivo a voi e a lui.
4. Decidete in anticipo cosa fare in caso di brutto tempo: ginnastica in casa, palestra o una bella passeggiata nel centro commerciale.
5. Evitate l'ascensore. Prendete le scale.
6. Comprate dei pesetti per esercitarvi anche a casa.
7. Prima di prenotare un albergo, verificate che sia dotato di palestra.
8. Se potete permettervelo, pagate un personal trainer perché vi alleni e vi sproni.

CAPITOLO 13

Un piccolo aiuto per la Dieta Perfetta

Avevo dubbi sul fatto di includere un capitolo relativo alla terapia ormonale poiché questo è un libro su una dieta. Senza contare che sono stati scritti innumerevoli testi dedicati ai problemi ormonali, come il diabete, le malattie della tiroide, lo squilibrio di cortisolo, ma questo significherebbe leggere parecchi libri (spesso con punti di vista discordanti) riguardo allo stesso argomento. E questo porterebbe soltanto a confondervi di più.

Alla fine, consapevole del fatto che la Dieta Perfetta è la regina di tutte le diete, deve quindi trattare anche i tanti problemi ormonali che sono la piaga della società di oggi e tutti gli aspetti della salute legati alla nutrizione. Per questo motivo, dobbiamo tutti puntare a mantenere l'equilibrio dei nostri dieci ormoni, perché l'impatto dell'uno sull'altro e sulla nostra salute generale è enorme.

Se adesso siete dei *Perfect 10* perché avete ascoltato i miei consigli è fantastico. Ma se foste ancora degli 8 o dei 7? Non va ancora bene. La possibilità più probabile è che, quando invecchierete, questo numero scenderà a 6, se non a 5. Ma non c'è da disperarsi. La Dieta Perfetta può dare un contributo a qualsiasi età. Diventare un *Perfect 10* è facile e possibile con un po' di aiuto. No, non sto parlando di un nuovo guardaroba, un nuovo taglio di capelli, né tantomeno della chirurgia estetica (questo non è il mio campo). Sto parlando dell'importanza di bilanciare i vostri dieci ormoni con integratori o cure ormonali qualora la Dieta Perfetta da sola non fosse sufficiente.

Vedete, quando siete giovani e in salute, i vostri ormoni sono in perfetto equilibrio. Certo possono anche essere messi in subbuglio prematuramente a causa di una dieta povera o di una malattia, come il diabete o le patologie legate alla tiroide. Ma che succede, una volta invecchiati, al momento della menopausa o del suo equivalente maschile chiamato andropausa? I vostri ormoni sessuali vengono meno, il DHEA e l'HGH anche. La Dieta Perfetta aiuterà, ma potrebbe non essere sufficiente. Poiché voi avete sempre bisogno di tutti i dieci ormoni a prescindere dall'età.

Nella storia, la scienza medica ha sempre sostenuto che l'invecchiamento, con tutti i relativi disturbi ad esso legati, è un processo naturale inevitabile con il quale dobbiamo imparare a convivere e che dobbiamo accettare come indiscutibile. Ma, in quanto membro dell'Accademia Americana di Medicina Anti-Invecchiamento, sono convinto che diventare vecchi e deboli, soffrendo di numerosi acciacchi e dolori, sia una cosa da scongiurare.

Non dobbiamo accettare il fatto che alcune malattie che arrivano con l'età avanzata siano un processo naturale. Potete infatti rimanere più giovani più a lungo se mantenete in equilibrio i vostri ormoni. È quando gli ormoni calano o si sbilanciano che si sviluppano le malattie. Ma potete ritardare il processo di invecchiamento grazie agli integratori nel caso in cui la Dieta Perfetta non fosse abbastanza. Va bene aiutarsi con un prodotto extra per essere dei *Perfect 10*. Ho sempre la fortuna di parlare con i migliori medici del mondo e di avere le ultime informazioni sulle recenti scoperte in campo medico. Non vi ho già detto che la Dieta Perfetta è realmente una dieta anti-invecchiamento?

Decifriamo le vostre carenze ormonali

Corpo e peso

- Se state lottando con il vostro peso, potrebbe trattarsi di un problema di insulina, di glucagone, di leptina, dell'ormone della tiroide, di cortisolo, HGH, DHEA, di estrogeno o progesterone (per le donne), o di testosterone (nel caso degli uomini).
- Il vostro viso appare tondo e gonfio? Potreste avere problemi di cortisolo o di tiroide.
- Avete il doppio mento nonostante siate in forma? Questo indica spesso la combinazione di varie carenze ormonali, soprattutto dell'HGH.
- Se il vostro torace è troppo abbondante: voi donne, potreste avere un problema di progesterone. Voi uomini potreste avere, invece, un problema di testosterone che viene trasformato in estrogeni, gli ormoni femminili.
- Siete sottopeso a causa di un'insufficiente massa muscolare? Potreste avere problemi di HGH, di tiroide, di DHEA, di insulina o di estrogeni (le donne), oppure di testosterone (gli uomini).

Ossa e giunture

- Se vi è stata diagnosticata l'osteoporosi potreste avere problemi di estrogeni (le donne) o di testosterone (gli uomini), di HGH, dell'ormone della tiroide o di cortisolo.
- Se vi è stata diagnosticata l'osteoartrite, potrebbe trattarsi di un problema di estrogeni (nelle donne) o di testosterone (negli uomini), di tiroide o di HGH.
- Avete l'artrite reumatoide? La causa potrebbe essere un problema di estrogeni o progesterone (nelle donne), di tiroide o di HGH.

Capelli

- I vostri capelli sono secchi e intrattabili? Potreste avere un problema di tiroide.
- I vostri capelli hanno una crescita lenta e sono fragili? Anche in questo caso potrebbe trattarsi di un problema alla tiroide.
- I vostri capelli sono spenti e senza lucentezza? Potreste avere una carenza di HGH.
- Se siete un uomo che perde i capelli al centro della testa, la causa potrebbe essere nel calo del vostro livello di testosterone unitamente a un eccesso di diidrotestosterone.
- Se siete una donna che sta perdendo molti capelli al centro della testa, questo potrebbe indicare una quantità troppo bassa di ormoni sessuali, sia di estrogeni sia di progesterone, un alto livello di testosterone, livelli bassi degli ormoni tiroidei, oppure di tutte le suddette problematiche.
- I vostri capelli stanno cadendo a macchie circolari? La carenza di cortisolo potrebbe esserne il motivo.

Energia

- Il minimo stress vi rende deboli, ansiosi o emotivamente scossi? Potreste avere un problema di cortisolo.
- Siete sempre stanchi a prescindere dal numero di ore di sonno? Potrebbe trattarsi di un problema di tiroide, di estrogeni o progesterone (nelle donne) oppure di testosterone (negli uomini), un'altra ipotesi probabile è un problema con l'HGH.
- Se vi sentite assonnati dopo un'abbondante porzione di pasta, potreste avere un basso livello di zucchero nel sangue dato da un problema di insulina.

Occhi

- La vostra vista è in calo? Si potrebbe trattare di un deficit di HGH.
- Avete le borse sotto gli occhi? Anche in questo caso, potreste avere una carenza di HGH.

Umore

- Le piccole cose vi buttano giù e pensate di non poter gestire lo stress? È il cortisolo la causa più probabile.
- Vi sentite sempre giù di morale, o vi è stata diagnosticata la depressione? La vostra tiroide potrebbe lavorare lentamente, potreste avere un livello basso di progesterone (le donne) o un livello basso di testosterone (gli uomini), oppure un problema di HGH.

Sesso

- Se avete difficoltà ad eccitarvi potrebbe essere un problema di cortisolo.
- Avete poco desiderio sessuale? Potreste avere problemi di estrogeni (le donne) o di testosterone (sia uomini che donne), di DHEA e di HGH.
- I vostri genitali sono meno sensibili? La causa potrebbe essere un problema di testosterone, sia per gli uomini che per le donne.
- Per gli uomini, avete delle erezioni poco soddisfacenti? Potreste avere problemi di testosterone, cortisolo, o entrambi.

Pelle

- Se avete macchie dovute all'età, potrebbero essere causate dalla carenza di HGH, di DHEA o di entrambi gli ormoni.
- Se avete delle rughe attorno agli occhi (le cosiddette zampe di gallina), i vostri ormoni sessuali possono essere in deficit.
- Se avete il volto segnato da rughe profonde (specialmente sulle guance), potreste avere una carenza di HGH.

Sonno

- Se avete difficoltà ad addormentarvi, potrebbe essere a causa del troppo cortisolo, che abbassa la produzione di melatonina, l'ormone del sonno.
- Se non sognate spesso, il motivo potrebbe essere la carenza di HGH.

Se sospettate la carenza oppure, al contrario, la presenza in eccesso di uno o più ormoni di cui vi ho parlato, andate dal vostro medico e fatevi prescrivere delle analisi del sangue per monitorarne i valori.

Insulina

L'insulina dovrebbe aumentare spontaneamente seguendo la Dieta Perfetta, grazie a un'alimentazione più ricca di grassi naturali e priva di carboidrati nocivi. Ma se non potete saltare uno spuntino, o se vi viene un capogiro se non mangiate ogni 2 o 3 ore, è probabile che abbiate un problema di insulina. Chiedete al vostro medico di misurare il vostro livello di insulina a digiuno, il che implica un digiuno di almeno 9 ore. Osservate il risultato.

Controllate il livello di insulina al mattino, dopo il digiuno della notte. Il livello di insulina a digiuno dovrebbe essere 5 o più unità al di sotto. Un livello più alto, molto comune negli Stati Uniti, indica che potreste soffrire di iperinsulinemia. Due terzi degli Americani ne soffrono, ed è il motivo per il quale molti di noi fanno tanta fatica a perdere peso. Siete uno di loro?

Ignorate la consueta scala di laboratorio (più di 20 unità), si riferisce all'Americano medio, che ha livelli alti di partenza, considerate le grandi quantità di zuccheri e carboidrati raffinati che mangiamo in questa nazione. Se i vostri livelli di insulina e di zuccheri sono alti, farete molta fatica a perdere peso. Seguire la Dieta Perfetta è un buon inizio, ma avrete bisogno di un ulteriore aiuto per abbassare il vostro livello di insulina – specialmente se avete affaticato il vostro pancreas per lungo tempo.

L'importanza del cromo per la regolazione degli zuccheri nel sangue è stata riconosciuta dagli anni Cinquanta. Ed è stato anche riconosciuto come il cromo possa aiutare nel dimagrimento. Io raccomando da 4.000 a 5.000 microgrammi di cromo picolinato al giorno come parte integrante dell'inizio della Dieta Perfetta. Dovreste prendere quella quantità finché la vostra voglia di zucchero non diminuisce e, a quel punto, potrete ridurre la dose a 1.000 microgrammi. Se il problema persiste, il vostro medico potrebbe prescrivervi una cura per diabetici, in modo da aumentare la vostra sensibilità all'insulina, cosa che potrebbe aiutarvi a dimagrire.

In ogni caso, se siete diabetici, una piccola accortezza: le vostre cure per il diabete potrebbero aver bisogno di essere adeguate e diminuite ora che state seguendo la Dieta Perfetta. Lo stesso discorso vale per coloro che stanno assumendo una cura di iniezioni di insulina, dato che i livelli di zucchero saranno spontaneamente ridotti grazie alla dieta.

Se siete dei diabetici dipendenti da insulina potreste non riuscire a perdere molto peso con la Dieta Perfetta. Per quale motivo? Il vostro livello di insulina in questo caso non è regolato dalla vostra dieta; ma piuttosto dai quantitativi di insulina che vi iniettate. È importante che smettiate con le iniezioni se il vostro corpo può sopportarlo, in modo da poter ottenere la perdita di peso. Ma come potete farlo? Fatevi misurare il livello di insulina dal vostro medico dopo un pasto che conteneva zucchero, come una ciambella o un bicchiere di succo d'arancia. (Vedetelo come un ultimo saluto nella Dieta Perfetta, prima di dire addio allo zucchero). Se il vostro valore supera il 10 dopo un pasto così ricco di zucchero significa che il vostro pancreas sta ancora producendo insulina. Questo vuol dire che riuscirete a controllare il vostro diabete anche solo seguendo la Dieta Perfetta, non avrete più bisogno di nessuna iniezione di insulina. Le medicine per il diabete da assumere oralmente saranno più che sufficienti, e questo vi aiuterà a perdere più facilmente gli ostinati chili di troppo.

Glucagone

Il glucagone è l'ormone che brucia i grassi, non è controllato nelle analisi di routine a meno che non si sospetti un tumore al pancreas. Non dovete preoccuparvi di stabilizzare il vostro livello di glucagone con degli integratori; dovrebbe infatti regolarsi automaticamente grazie alla Dieta Perfetta, una volta stabilizzatasi l'insulina.

Leptina

Controllo il livello di leptina di molti miei pazienti, specialmente nel caso abbiamo un problema di insulina, dato che i due ormoni procedono di pari passo. Molti laboratori, ma non tutti, possono rilevare nelle analisi questo ormone. Entro le 2 o 3 settimane dall'inizio della Dieta Perfetta, quasi tutti subiranno un grande calo del livello di leptina. I giovani hanno risultati più rapidi rispetto a chi ha una certa età.

Il test più affidabile per misurare i livelli di leptina è il Radioimmunoassay (RIA). Questo test chiarirà se soffrite o meno di un'opposizione alla leptina. Il livello di leptina ottimale a digiuno è tra i 4 e i 6 ng/dL. Se il vostro livello di leptina a digiuno risulta più alto di 10 ng/dL avete un problema con questo ormone e non è affatto un bene per il vostro organismo. La maggioranza delle persone in sovrappeso o obese hanno dei valori di leptina estremamente elevati: 20, 30 e fino a 40 ng/dL!

Se il vostro livello di leptina non scende rapidamente come dovrebbe grazie alla Dieta Perfetta, dovrete aiutarvi ad abbassarlo con l'assunzione di un integratore. In primis, assumete una dose di 3 grammi di olio di pesce al dì. In più, assumete della gymnema silvestre, un'erba tra quelle fondanti la medicina ayurvedica, la scienza medica tradizionale indiana nata nel 600 a.C. Essa riduce l'assorbimento del glucosio nel sangue e rigenera le cellule beta pancreatiche. È il perfetto rimedio per chi soffre di problemi di insulina e di leptina. Assicuratevi però di assumere il prodotto di una marca che garantisce un integratore con il 25% di acido gymnemico, che è il costituente più attivo della pianta.

Tiroide

Se mangiate frutti di mare, alghe marine, frutta e verdura ma vi sentite ancora stanchi, potrebbe esserci un problema di tiroide. Se sospettate di soffrire di ipotiroidismo o di ipertiroidismo, chiedete al medico di misurarvi il vostro livello di ormone tiroideo. Per questo controllo avrete bisogno di fare delle analisi del sangue, per l'ormone chiamato ormone stimolatore di tiroide (TSH). Non accontentatevi degli indicatori generali dei referti, che indicano come normale un livello maggiore a 5 mIU/L. Questo è infatti un vecchio indicatore di livello. Il vostro livello di TSH dovrebbe essere inferiore a 2, o anche sotto l'1. Se il valore è superiore a 2, soffrite di ipotiroidismo. Prediligo misurare il valore della T3 libera (triiodotironina), è un test molto più accurato, può dirvi quanta parte attiva dell'ormone è disponibile a fare il suo lavoro nell'organismo. Controllate la scala di riferimento, dovrebbe essere entro il limite più alto. Se avete una tiroide lenta e che quindi lavora meno, una cura a base di ormone della tiroide potrà facilmente risolvere il problema e farvi diventare dei *Perfect 10*.

Ormone della Crescita (HGH)

Seguire la Dieta Perfetta è un ottimo modo per incrementare la presenza dell'ormone della crescita nell'organismo, dal momento che l'esercizio fisico è parte integrante della dieta, così come il giusto apporto proteico. Se sospettate ancora di avere un problema con l'ormone della crescita, controllate i vostri valori, in particolar modo se avete superato i 60 o se avete dei sintomi (Fig. 13.1). Le persone hanno paura di un eventuale esubero di HGH, pensano che potrebbero diventare come il noto wrestler Andre the Giant, che era alto 2,20 m e pesava 130 kg. Non è certo questo il caso. Molti di noi, in realtà, hanno già una carenza di HGH, ed è un ormone di cui abbiamo bisogno anche quando invecchiamo. Le star di Hollywood, che sembra non invecchino mai, hanno in realtà un segreto: restano giovani grazie all'HGH.

Il miglior test per diagnosticare la carenza di HGH è il challenge test, ma non è del tutto attendibile. Il challenge test presuppone che la centrale operativa del corpo, che è l'ipotalamo, sia nella norma. Molti studi reputano quest'analisi come poco accurata e inaffidabile, producendo risultati inconsistenti.

Un ottimo punto di partenza invece è quello di chiedere al vostro medico di misurarvi un altro ormone chiamato "fattore di crescita insulino simile", o

IGF-1, visto che è un test molto più affidabile. In ogni caso, consiglio di affidarvi a un medico esperto di medicina anti-invecchiamento, perché potreste aver bisogno di altri test.

Se il vostro IGF-1 è leggermente più basso di 150 mcg/l, molto probabilmente avete carenza di HGH. Prendete 2 grammi di glutammina dopo ogni sforzo fisico o prima di andare a letto. Potrebbe aumentare spontaneamente il vostro livello di HGH. Un altro integratore molto utile è l'L-arginina; la dose indicata è di 1 grammo, due volte al giorno, a stomaco vuoto. In più, i discepoli della Dieta Perfetta dovrebbero assumere come minimo 25 grammi di proteine dopo ogni sforzo fisico intenso. Le proteine aiuteranno a riparare i muscoli dopo l'attività fisica e ad aumentare naturalmente la produzione di HGH.

Ho visto l'incremento dei livelli di HGH nei miei pazienti da 60 a 100 punti come hanno tolto il peso in eccesso e reso l'esercizio fisico parte integrante della loro vita. Impressionante come risultato.

Ma diciamo che il vostro livello di IGF-1 sia 125. Se è così, è quasi una sicurezza il fatto che siate carenti di HGH, e avrete bisogno di ulteriori analisi. Potreste aver bisogno di una vera e propria cura – le iniezioni di HGH. Solitamente i medici sono riluttanti nel prescrivere l'ormone della crescita a causa del suo abuso da parte degli atleti. Ma questo è ingiustificato in questo caso, dal momento che molti di noi invecchiando soffrono di una grave carenza.

Figura 13.1: Il Calo dell'Ormone della Crescita con l'Età

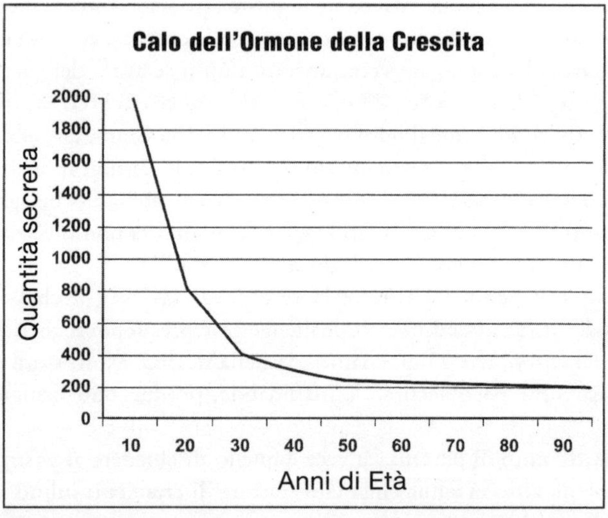

Ma prima che voi subiate iniezioni di HGH per una presunta carenza, assicuratevi che tutti gli altri squilibri ormonali siano stati curati. Anche soltanto stabilizzando i livelli di altri ormoni ci potrebbe essere un incremento spontaneo di questo ormone dal 20 e fino addirittura al 50%.

Se avete una carenza davvero grave e iniziate ad assumere l'HGH, potete dare il benvenuto a un corpo *Perfect 10*. Prendere questo ormone non implica solo buona forma fisica e assenza di rughe, pur senza ricorrere al botulino. I benefici dati da un'integrazione di HGH sono molteplici: aumenta l'energia, migliora la vita sessuale, migliora la vista, vi è una riduzione del grasso corporeo, l'incremento della massa muscolare, il sistema immunitario ne viene fortificato, il colesterolo si abbassa, si dorme meglio e più profondamente, e molto, molto altro ancora. Per maggiori informazioni su questo ormone, leggete *Grow Young with HGH* del Dottor Ronald Klatz. Egli fu il primo a sottolineare l'importanza dell'ormone della crescita, mettendolo in luce attraverso questo libro sensazionale.

Cortisolo

Una volta iniziata la Dieta Perfetta, avrete eliminato zucchero e carboidrati raffinati, ma se vi sentite ancora stressati e ipersensibili, o se avete l'impressione di avere un po' di tachicardia, avete i sintomi di un alto livello di cortisolo. Il cortisolo è l'unico ormone che aumenta con l'invecchiamento. Il livello di cortisolo nel sangue è di circa 180 ng/mL tra le 8 e le 9 di mattina, e attorno ai 45 ng/mL tra le 16 e le 20. Una visita di routine nel vostro ambulatorio medico potrebbe non essere abbastanza accurata. Il miglior modo per misurare il cortisolo è quello di fare il test della saliva a più riprese durante il giorno. Se avete dei valori alti, potreste essere molto stressati. Se avete valori bassi significa che la vostra adrenalina è esaurita. Ricordate, il cortisolo è l'ormone dello stress e ciò che vi dà energia, così per misurarne i valori è necessario effettuare il test in condizioni di inattività e sedentarietà. Il che significa che non è indicato un momento di intensa attività, come il momento in cui si guida nel traffico, e che non bisogna fare grandi attività fisiche per le 24 ore precedenti al test.

Abbassare il vostro livello di cortisolo può essere molto difficile se siete sempre sotto stress. Mettete in pratica i consigli che vi ho dato in precedenza, perché una mente non stressata può portarvi ad un corpo *Perfect 10*. Alcuni studi hanno dimostrato come la Phosphatidylserina (PS) possa essere un valido aiuto. La PS è un fosfolipido costituito dall'unione di un lipido con un aminoacido e una molecola di L-serine, ed è presente in ogni cellula del nostro corpo. Prendendo 300 milligrammi di PS come integratore giornaliero si può inibire il livello di cortisolo considerevolmente. Una dose di 50 o 100 milligrammi al dì di 5-idrossitriptofano può anch'essa essere d'aiuto. Se vi sentite ansiosi o non riuscite a gestire lo stress, potreste non avere sufficiente cortisolo. È possibile che le vostre ghiandole surrenali siano al minimo e che abbiate bisogno di cortisolo. Dovete rilassarvi, prendere delle vitamine e un estratto di surrene animale.

Deidroepiandrosterone (DHEA)

Il ruolo del DHEA nella perdita del peso è controverso, tuttavia, come già ho spiegato, la sua correzione a valori ottimali può portare all'incremento di altri ormoni. Come potete sapere se avete valori bassi? Com'è la vostra vita sessuale? Siete sempre stanchi ma il vostro medico ancora non ha capito il perché? Il problema potrebbe essere il DHEA. Se sospettate di avere un problema di DHEA, una semplice analisi del sangue che riveli i livelli di solfato DHEA (DHEA-S) può darvi la risposta. Per gli uomini il livello ideale si aggira intorno ai 400-500 mcg/dL. Mentre per le donne, il livello ottimale è di 370-430 mcg/dL. Quando invecchiamo questi livelli diminuiscono (Fig. 13.2) e l'integrazione dell'ormone è necessaria. Potete assumere il DHEA sotto forma di pillole (da 25 a 50 milligrammi al giorno), ma non assumete di questi integratori se avete un trascorso di cancro ai genitali con metastasi. Anzi, state attenti ai vostri livelli. Se assumete troppo ormone potreste avere capelli e pelle più grassi, e sviluppare anche l'acne. Le donne che hanno carenza di DHEA sono solite non sopportare grandi dosi di quest'ormone in un integratore, potrebbero così essere necessarie dosi più basse.

Figura 13.2: I Livelli di DHEA con l'Età

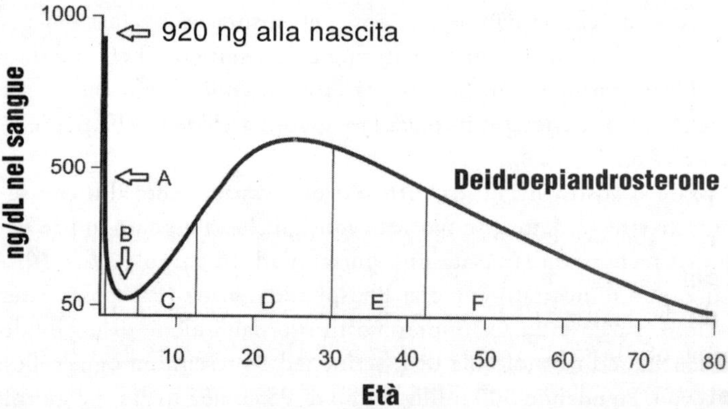

Estrogeni e Progesterone

La Dieta Perfetta vi aiuterà a incrementare i vostri ormoni sessuali femminili, dal momento che promuove l'utilizzo dei grassi naturali che sono stati trascurati per decenni in questa nazione, sconsigliando al tempo stesso l'assunzione di zucchero. Ma che succede quando entrate in menopausa? La Dieta Perfetta sarà assolutamente un valido supporto, ma non vi riporterà di certo agli stessi livelli ormonali di quando eravate delle ventenni.

Molte donne ucciderebbero pur di restare giovani per sempre. Spendono cifre incommensurabili in costose creme antirughe, iniezioni di filler e di botulino, o addirittura nella chirurgia estetica. E se vi dicessi che esiste un modo per apparire giovani più a lungo? È la verità.

Nei suoi eccellenti libri, *Ageless* e *The Sexy Years,* l'attrice Suzanne Somers ha portato la cura ormonale biocompatibile, o naturale, sotto i riflettori. Se siete una donna che convive con i sintomi della menopausa, o una giovane donna con disturbi relativi agli ormoni sessuali, una cura ormonale può aiutarvi ad alleviare i sintomi riequilibrando i vostri ormoni, e aiutandovi anche a mantenervi più giovanili.

Come donna, avete bisogno di un'integrazione ormonale di estrogeni o progesterone come tocco finale alla Dieta Perfetta? Può essere. Se siete in pre-menopausa e i vostri cicli sono irregolari, potreste avere un disturbo ormonale legato agli estrogeni o al progesterone, oppure a entrambi. Anche se state convivendo con i sintomi della menopausa avete bisogno di un supplemento ormonale. Avete bisogno di equilibrare questi ormoni importanti con l'aiuto di medici qualificati.

Vedete, prima e dopo la menopausa, i livelli di estrogeni e di progesterone hanno un calo repentino (Fig. 13.3). Questo non è affatto salutare, né per la salute né tantomeno per il peso.

Vampate di calore e sudori notturni sono alcuni fra i vari sintomi fastidiosi. Secoli fa, la maggioranza delle persone non superava i 40 o 50 anni, ma adesso molte donne arrivano bene ai loro 80 o 90 anni. Non dovete soffrire e rassegnarvi a una vita monotona senza i vostri ormoni sessuali. Anche se siete più adulte, dovreste avere gli ormoni di una donna di 20 o 30 per potervi mantenere in salute. Credetemi; potete ritardare l'invecchiamento e non dovete soffrire durante questa fase, tutto grazie alle cure sostitutive di ormoni naturali.

Le mie pazienti in menopausa si lamentano sempre: "Non mi importa della libido. Non mi interessa più il sesso." Ma non si tratta di sesso. Se avete uno squilibrio ormonale a qualsiasi età avete più probabilità di sviluppare malattie.

Il livello di estrogeni in una donna è di circa 200, mentre il suo livello di progesterone è intorno a 20 durante gli anni della fertilità.

Credetemi: va benissimo avere un ritorno alla vita sessuale a 60 o 70 anni.

Perché? Poiché il fatto di riequilibrare i vostri ormoni sessuali è un messaggio per il vostro cuore e le vostre cellule, un messaggio che dice: "Hey, sono giovane e riproduttiva, quindi niente malattie cardiache o cancro per me." Quali tipi di ormone? Quelli naturali, mai quelli sintetici. Purtroppo, molti medici curano le giovani donne che presentano problemi ormonali prescrivendo loro la pillola anticoncezionale. Le pillole anticoncezionali sono fonti ormonali sintetiche. Lo stesso discorso vale per le donne in menopausa curate con medicine quali il Premarin o il Prempro, anch'essi prodotti chimici e sintetici. Questi medicinali non sono solo scelte discutibili, ma sono addirittura pericolosi.

Premarin è una condensazione di parole che sta per "pregnant" (incinta), "mares" (cavalla), "urine" (urine), il nome dice esattamente da dove viene il prodotto: dai cavalli. Prempro è l'estrogeno Premarin associato al progesterone. Le case farmaceutiche ci dicono che questi ormoni sono naturali. Ma non è così. Premarin e Prempro non sono naturali a meno che il vostro cibo non sia il fieno. Nel 2002 un importante studio condotto dal National Institute of Health ha dimostrato che le donne in post-menopausa che assumevano estrogeni e progestina aumentavano il rischio di contrarre infarti, tumori al seno ed emorragie. Naturalmente queste medicine pericolose vi fanno anche prendere peso. Il Premarin è composto per il 50% da solfato di estrone, dal 25% da equilina e da altri ormoni. Non è certo il tipo di estrogeno del quale avete bisogno. L'equilina provoca danni al DNA e aumenta il rischio di avere il cancro.

Se i vostri cicli sono irregolari, o se siete donne che hanno i sintomi della menopausa, vi sollecito a documentarvi di più riguardo agli ormoni biocompatibili

Figura 13.3: Il Calo degli Estrogeni e del Progesterone con l'Età

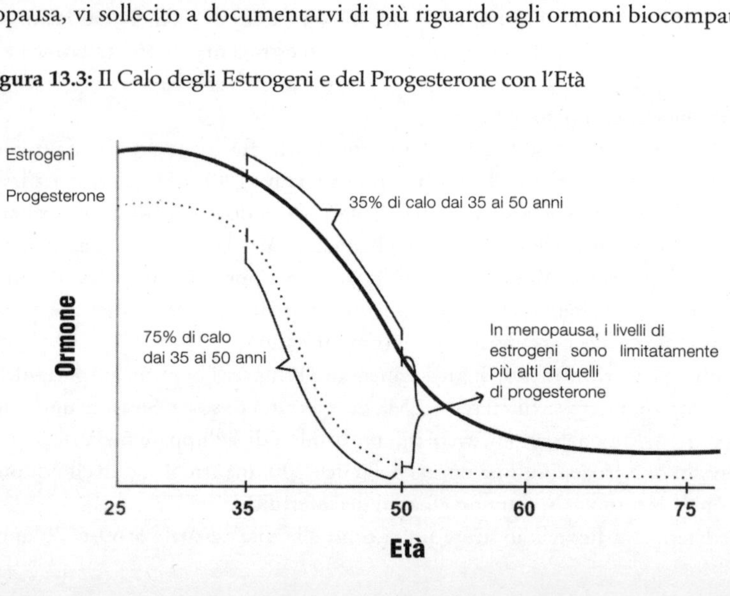

e a come vi possano aiutare a tornare in carreggiata. Gli ormoni naturali sono estratti dalle patate dolci, ma hanno una struttura simile a quelli degli ormoni umani. Una buona fonte su cui documentarsi riguardo a questo tipo di ormone è il libro intitolato *The Winsdom of Menopause* di Christiane Northrup (Bantam, 2000).

Sfortunatamente molti medici brancolano nel buio in merito agli ormoni naturali. Spero che entro pochi anni sempre più professionisti si rendano edotti riguardo a queste cure alternative, anche se potrebbero servire anni ed anni. Perché solo pochi medici ne sanno qualcosa? Le scuole di medicina e i corsi di aggiornamento non insegnano nulla riguardo i rimedi naturali perché ottengono dei finanziamenti per la ricerca dalle case farmaceutiche – le quali, naturalmente, vendono solamente i medicinali brevettati, come gli ormoni dei cavalli. Nessuna meraviglia sul fatto che viviamo in una società malata.

Un dibattito sulle cure di ormoni biocompatibili e il bilanciamento dei vostri ormoni sessuali attraverso integratori va molto oltre lo scopo di questo libro sulla dieta. Per imparare di più, accedete al sito dell'American Academy of Anti-Aging Medicine, www.worldhealth.net. L'American Academy of Anti-Aging Medicine è leader nelle cure ormonali naturali, lì potranno aiutarvi a trovare un medico specializzato in questo tipo di terapia e degli ambulatori dove potrete controllare i vostri valori. Quando i vostri ormoni sessuali saranno in perfetto equilibrio, vi sentirete benissimo e sarete in grado di prevenire le malattie tipiche dell'età avanzata.

Testosterone

Il testosterone è uno degli ormoni più fraintesi. I body builders hanno rovinato la sua reputazione assumendone grosse quantità, ma nella sua versione di integratore sintetico. Non acquistate il testosterone su Internet o da farmacie estere.

Per gli uomini, il livello ottimale di testosterone si colloca in una scala che va da 300 a 826 ng/mL. La maggior parte del testosterone è legato a una proteina chiamata globulina in grado di veicolare gli ormoni sessuali nel sangue (SHGB) e non può essere usato subito. Solo una piccola quantità di testosterone è libera e fa tutto il lavoro. Le proprietà chimiche di ogni organismo sono diverse, così una persona che possiede testosterone in piccole quantità della scala può tuttavia avere sufficiente testosterone libero che lavora e la fa sentire bene. D'altro canto, c'è chi possiede testosterone in grandi quantità, ma può comunque avere ugualmente una piccola carenza se gran parte del suo testosterone è attaccato alla proteina, nonostante il valore sia nella norma.

La Dieta Perfetta vi aiuterà a supportare questo ormone importante. Ma cosa fare quando il vostro livello di testosterone inizia a diminuire? Cosa fare in caso soffriate di una malattia cronica come il diabete, o se siete in sovrappeso? Questo influenzerà negativamente l'ormone. E che accade quando invecchiate e il vostro livello di testosterone inizia naturalmente il suo declino? La Dieta Perfetta potrebbe non essere sufficiente a risolvere il problema.

L'andropausa e, in questo senso, l'intera questione dell'invecchiamento maschile, è raramente menzionata negli studi medici, questo perché molti dei sintomi dell'andropausa sono considerati semplicemente come parte del processo d'invecchiamento. Tuttavia gli uomini, come le donne, subiscono un forte calo ormonale e per questo dovrebbero prendere sul serio il momento dell'andropausa.

Come invecchiamo, le cellule testicolari che producono testosterone muoiono e ne producono meno. Al tempo stesso vi è l'aumento della proteina (SHBG) che trattiene il testosterone, così che meno ormone è reso disponibile. Gli uomini solitamente iniziano a notare questi cambiamenti ormonali intorno ai 40 anni. Tra i 25 e i 50, il testosterone diminuisce di circa il 50%. Quando il livello si abbassa, come conseguenza abbiamo calo della libido e problemi di erezione. Benvenuto, Viagra!

Dopo di che, livelli bassi di testosterone possono causare pressione alta e malattie cardiache. Mentre questo processo continua, gli uomini iniziano ad avere un allargamento benigno della prostata e cominciano anche ad alzarsi più volte durante la notte per urinare. Un più basso livello di testosterone può inoltre essere sintomo di maggiore rischio di mortalità, avrete bisogno di integrare questo ormone importante quando invecchiate. È la differenza che c'è tra la vita e la morte.

È ora di uguali diritti per gli uomini, adesso. Suzanne Somers mise in luce i benefici di cure ormonali naturali per donne in menopausa; io vorrei fare lo stesso per i miei cari maschietti. Spero che questo libro dia risonanza a questo argomento molto importante sia per i medici che per i pazienti. La terapia sostitutiva di testosterone, conosciuta anche come TRT, ha un notevole effetto anti età e ha portato a risultati eccellenti. Il momento giusto per iniziare la vostra terapia sostitutiva di testosterone è intorno ai quarant'anni. Questo, naturalmente, se i vostri livelli sono bassi.

Bassi livelli di testosterone si riscontrano soprattutto in uomini anziani, eppure questa condizione è spesso ignorata o non diagnosticata per anni. Gli uomini con un problema di testosterone basso sono spesso curati per altri disturbi, come la stanchezza data da cause ignote, la depressione o l'ansia. In realtà, si tratta di un valore basso di testosterone.

I benefici di una cura di testosterone prevalgono sui possibili svantaggi, specialmente se la terapia è supportata dalla dose appropriata e dal corretto monitoraggio. Per cominciare, controllate i vostri valori. Il livello di testosterone dovrebbe essere misurato al mattino, dato che tende a essere più basso (di circa il 15%) nel pomeriggio. Se il livello del vostro testosterone totale è pari a 270, il che è basso, il vostro medico potrebbe dirvi, "È un valore nella norma." Nella norma per chi?

Per un ottantenne? Avete bisogno di un livello molto più alto per sentirvi meglio, avere erezioni migliori e avere l'energia di un ventenne. Dovete sempre paragonare i vostri valori a quelli di un uomo nella ventina e non ai riferimenti indicati sulle analisi di laboratorio relativi alla vostra età. Volete avere il livello di testosterone ideale per un uomo di 80 anni? Non credo.

Lo squilibrio ormonale più comune nell'invecchiamento maschile è il calo di testosterone mentre il livello degli estrogeni, ovvero gli ormoni sessuali femminili, rimane invariato oppure, in alcuni casi, aumenta. Vostra moglie potrebbe apprezzare questo vostro lato femminile a lei prima sconosciuto, ma non è un buon segno per la vostra salute se il vostro livello di estrogeni è più alto del suo. Lo squilibrio degli ormoni testosterone-estrogeni è la causa diretta di alcuni dei problemi associati all'età, compreso quello dell'allargamento benigno della prostata. Inoltre gli uomini tendono a ingrossare nel torace, cosa che può influenzarne in parte la vita sociale.

So che si tratta della Dieta Perfetta, ma il mio obiettivo ora non riguarda come la società vi percepisce. Mi riferisco soprattutto al problema del calo del vostro testosterone e dei vostri estrogeni in eccesso. Il basso testosterone può tramutarsi in Alzheimer precoce, frattura delle anche e incontinenza data dall'allargamento della prostata. Tutto questo sicuramente non ha nulla a che vedere con la salute di un *Perfect 10*.

Allora cosa fare se siete un ragazzo che soffre di uno squilibrio testosterone-estrogeni? Avete bisogno di seguire la Dieta Perfetta in modo da perdere peso; questo previene la conversione del testosterone in estrogeni. Dovete smettere di bere caffè, perché il caffè può accelerare la conversione del testosterone in estrogeni fino al 60%. Anche l'alcool è da evitare.

Avete anche bisogno di integratori che vi aiutino a mantenere intatto il testosterone rimasto evitando ulteriori conversioni in estrogeni. Come potete farlo? Prendendo lo zinco, prendetene 100 milligrammi al giorno. Lo zinco minerale inibisce l'enzima dell'aromatasi che converte il testosterone in estrogeni in eccesso. I frutti di mare sono ricchi di zinco, adesso sapete perché i frutti di mare sono la miglior fonte di proteine secondo la Dieta Perfetta. Consiglio anche di assumere della crisina, un bioflavonoide che si è dimostrato un valido aiuto come l'aromatasi, nella dose di 750 milligrammi, insieme alla piperina, questa in dose di 7,5 milligrammi. Un integratore chiamato SuperMiraForte della marca Life Extention può fornirvi entrambe le sostanze.

Il percorso maschile della calvizie ha uno scenario completamente diverso, è legato a un fattore genetico. Questo significa che il testosterone è demolito in diidrotestosterone (DHT), un forte tipo di testosterone. Questo solitamente capita agli uomini nella ventina o nella trentina. Questo significa che avete bisogno di un integratore di testosterone? Sì e no.

Se avete livelli di testosterone bassi, e sintomi come problemi di erezione, potreste avere dei benefici grazie all'integrazione di testosterone. Se voi non avete di questi problemi – bene, è solo il vostro aspetto. Sono riluttante a prescrivere pillole anti caduta per i capelli, dato che inibiscono la produzione di pregnenolone, un ormone che influenza l'umore. Mentre nessuno ha la risposta per prevenire la perdita di capelli, una dose di zinco pari a 100 milligrammi al dì può bloccare la conversione di testosterone in DHT senza però inibire il pregnenolone. Però assicuratevi che la vostra dose di zinco quotidiana non superi i 100 milligrammi. Ora siete un fusto da 10 e lode.

Se credete che l'ormone del testosterone sia solo una cosa da uomini, ripensateci. Per le donne un livello normale di testosterone è attorno ai 75 ng/dL. Se il testosterone di una donna è molto più alto, può manifestare la tipica calvizie maschile o altri segni di mascolinità. La prescrizione di un diuretico può risolvere facilmente il problema e rimettere i vostri livelli nella giusta posizione della scala. Se vi accorgete di un calo degli istinti sessuali man mano che invecchiate, i vostri livelli potrebbero essere troppo bassi. Che ci crediate o no, quando le donne invecchiano, ne diventano anch'esse carenti e hanno bisogno di un po' di testosterone per sentirsi giovani e attraenti. Una cura con una piccola dose di testosterone in crema può risolvere il problema facilmente.

Il Caso di Sandra

Sandra ha 47 anni ed è una broker finanziaria conosciuta per il suo carattere forte e affascinante, una donna dalla piacevole personalità. Negli ultimi mesi le sue mestruazioni sono diventate irregolari. Nel corso di 7 mesi Sandra ha preso 8 kg senza però cambiare abitudini alimentari. Manifestava cambiamenti d'umore e perdeva spesso la pazienza con la famiglia e i clienti. Vampate di calore e sudori notturni erano diventati la norma, impedendole di dormire serenamente. La sua energia incontenibile era svanita.

Venne nel mio studio per una cura contro l'ansia, per avere un aiuto in modo da riuscire a calmarsi e lavorare bene. Durante la visita, mi accorsi che i suoi seni erano molli e che le causavano dolore al tatto. Aveva anche perso dei capelli al centro della testa. Spiegai a Sandra che i suoi sintomi erano legati alla menopausa e alla perdita di parte degli ormoni femminili. Aveva bisogno di iniziare la terapia sostitutiva per rimpiazzare gli ormoni sessuali persi e aveva bisogno di

seguire la Dieta Perfetta.
Dopo solo 1 settimana di terapia ormonale sostitutiva le sue vampate di calore sparirono, così come i suoi sbalzi d'umore. In meno di 6 mesi Sandra è ritornata la donna di prima, anche nella forma fisica.

Il Caso di Jeffrey

Jeffrey è un trasportatore di 45 anni che si era sempre considerato un macho. Recentemente è ingrassato di 11 kg in pochi mesi. I suoi muscoli non erano più così tonici e la sua pancia tutt'altro che piatta. Jeffrey si sentiva depresso e aveva perso molta fiducia in se stesso. A volte non riusciva a mantenere un'erezione, altre volte non arrivava all'orgasmo. Perse interesse verso la moglie e verso tutte le altre donne, nonostante non fosse assolutamente omosessuale.
Jeffrey era interessato a risolvere i suoi problemi di erezione. La sua mancanza di libido stava rovinando il suo matrimonio, dato che la moglie sospettava che avesse un'amante. Jeffrey volle anche provare un nuovo anti-depressivo che pubblicizzavano in televisione. Era troppo stanco per fare esercizio fisico, e la sua dieta era pessima.
Tutti i suoi sintomi indicavano una grave carenza di testosterone piuttosto che una crisi depressiva. Iniziai Jeffrey alla Dieta Perfetta per aiutarlo a perdere peso e a stabilizzare i livelli di testosterone, ma non fu abbastanza. Aveva bisogno di un supplemento di questo tanto frainteso ormone. Gli prescrissi una crema al testosterone e seguii molto attentamente i suoi progressi.
Jeffrey ricominciò ad andare in palestra regolarmente. Dopo poche settimane, aveva riguadagnato l'interesse verso il sesso e si sentiva meglio. Guardandolo adesso, vedo un nuovo Jeffrey in perfetta forma e pronto a rimettersi in gioco.

CAPITOLO 14

Mantenere la rotta

Ogni singolo pasto dovrebbe aiutare idealmente a bilanciare gli ormoni presenti nell'organismo, ma non sono solo la fame o le tentazioni della gola che minacciano i buoni propositi di una dieta ipocalorica. Molto spesso, infatti, sono le fasi up e le fasi down della vita quotidiana, lo stress, l'ansia e la noia per esempio, ciò che potrebbe riportarvi alle vecchie abitudini alimentari. Se cadete, rialzatevi in piedi e focalizzate l'obiettivo.

Quindi cosa fare se vi viene voglia di mangiarvi un bel piatto di pasta o una pizza invece che scegliere i piatti della Dieta Perfetta? Prima di tutto suggerisco di bere un bicchiere pieno di acqua e poi aspettare qualche minuto per vedere se avete ancora voglia di abbuffarvi. Se il desiderio non è scomparso, bevete un altro buon bicchiere d'acqua. Questo dovrebbe tenere a freno l'impulso di mangiare.

Ancora tentati? Bevete una tazza di tè. Se poi proprio doveste ancora essere affamati (probabilmente è così), allora concedetevi uno spuntino della Dieta Perfetta. Mangiate un po' di noci, qualche oliva con del formaggio feta, o un uovo sodo. Non dovreste mai arrivare impreparati di fronte all'occasione dei pasti: fare una scelta nutrizionale scarna non dovrebbe dipendere dalla pigrizia o dalla mancanza di tempo, perché non dovreste mai trovarvi nella situazione in cui sorge spontaneo dire "Al diavolo la dieta!". Una volta che il corpo si sarà sbarazzato dello zucchero, assumerlo nuovamente vi farà sentire male, perché vi metterà in subbuglio gli ormoni in men che non si dica.

Se cadete nella trappola e vi concedete un pasto a base di carboidrati e amidi, potete rialzarvi e passare a quello che io definirei Piano B. Potete recuperare cioè facendo immediatamente attività fisica per 30 minuti, prima che lo zucchero aumenti pericolosamente il livello di insulina nel sangue.

Per trovare la giusta motivazione a continuare, è importante avere il supporto della famiglia, degli amici, dei colleghi. La Dieta Perfetta non mira a eliminare nulla (ad eccezione dello zucchero, dei carboidrati raffinati e dei grassi insaturi). Se volete concedervi degli zuccheri potete farlo nella Fase Tre. Quel momento sarà previsto e programmato perché premeditato e la porzione che consumerete sarà inferiore a quanto atteso. Dovreste arrivare ad essere in grado di seguire ed apprezzare la Dieta Perfetta per tutta la vita.

A Casa

Se cucinate e mangiate a casa, avrete molto controllo sulla dieta. Se qualcun'altro cucina per voi, dovrete dire a lui/lei quali sono gli alimenti corretti o meno per voi. Assicuratevi di avere una buona scorta di frutta e di noci in cucina. Fate spuntini a seconda del loro apporto di grassi o proteine, perché questi nutrienti sono in grado di stabilizzare i livelli di zuccheri nel sangue. Se qualcun altro cucina per voi, fate in modo tale che vi prepari i piatti con burro e olio extra vergine di oliva piuttosto che con oli vegetali polinsaturi o margarina. Fate attenzione alle porzioni e fate 3 pasti al giorno.

Al Lavoro

Merendine e biscotti faranno sempre parte della vita d'ufficio, così come focacce, pizzette e piccola pasticceria. Il fatto che questi prodotti siano spesso presenti sul posto di lavoro non significa che siate obbligati a consumarli. Programmate prima cosa mangiare e portatevi da casa da mangiare. Le noci sono comode da trasportare e potete sempre tenerne una piccola scorta in borsetta o nel cassetto della scrivania.

Con gli Amici

Gli amici sono sempre gli ignari sabotatori di una dieta ipocalorica. Ci incontriamo con loro per festeggiare, scaricare la tensione, distrarci un po' e divertirci. Questo genere di occasioni porta con sé cibo. Se vi incontrate con gli amici a pranzo o a cena, fate una scelta oculata nel menù. Dite loro che siete a dieta. Quando vi trovate per un aperitivo, resistete alla tentazione di consumare il secondo cocktail e ordinate piuttosto un bicchiere d'acqua minerale con una spruzzata di limone. State lontani dalle torte, dai pasticcini e dai gelati. L'amicizia è dolce, ma dovete fare il possibile per tenere lo zucchero alla larga dalle vostre relazioni sociali.

In Viaggio

Molte persone lasciano che il viaggio sia una scusa per trascurare la dieta, soprattutto quando si va in vacanza. La Dieta Perfetta non impone restrizioni in quella che è una varia, ricca e ampia scelta di cibi. Tenete bene a mente che l'obiettivo della Dieta Perfetta è riprogrammare il corpo in modo tale che bruci grassi ogni qualvolta abbia bisogno di energia. Cercate di avere buona volontà e non sabotate il duro lavoro fatto fino al momento in cui viaggiate, perché ciò può rimandarvi direttamente indietro a quando dovevate mettervi a dieta.

Quando vi trovate fuori casa, continuate a seguire i principi della Dieta Perfetta. Per esempio, cercate di fare sempre una colazione ricca. Molti hotel offrono una colazione continentale economica o gratuita, che prevede sostanzialmente carboidrati raffinati come brioche, cereali, marmellata, pane, pasticceria in genere. Dovrete sempre evitare di cedere alla tentazione di mangiare questi prodotti, anche se vi trovate al Ritz Carlton o al Four Seasons. Non fate una colazione del genere solo perché è inclusa nel prezzo della camera; piuttosto, chiedete un uovo sodo o un'omelette. Sostituite i cereali con frutti di bosco accompagnandoli con latte intero. Non mettete a rischio i vostri ormoni e tutti gli sforzi fatti cedendo alle scelte di altre persone.

Per la Strada

Se vi trovate per la strada e non potete andare al ristorante, concedetevi un sano spuntino. Secondo la Dieta Perfetta, la frutta fresca è l'ideale come del resto tutti i tipi di frutta a guscio. Preparatevi un pacchetto da portare con voi; in questo modo non cederete alle scelte facili, come ad esempio alle barrette delle macchine automatiche delle stazioni di servizio.

Le Feste

Le feste, le vacanze, e gli appuntamenti di lavoro minano le sane abitudini alimentari. Alle feste, cercate tra le specialità qualcosa di sano da gustare. Gli scampi bolliti o gli spiedini di pollo sono un'ottima scelta. Le verdure nella salsa guacamole o la besciamella sono scelte altrettanto apprezzabili. I grassi e le proteine del cosiddetto finger food, ossia gli stuzzichini da mangiare con le mani, aiuteranno a rallentare l'assorbimento degli zuccheri che assumerete quando berrete bevande alcoliche. La Dieta Perfetta non esclude il lusso di uno strappo alla regola ogni volta che vorrete. Che ne dite di provare il caviale che vi viene offerto? È ricco di acidi grassi omega-3, che sono ottimi per gli ormoni sessuali e per la salute dell'intero organismo. Quando è l'ora della torta, optate per i frutti di bosco e gustateli insieme alla panna montata, se c'è, oppure tornate agli antipasti o alla portata principale. Eviterete lo zucchero, ma non il divertimento.

CAPITOLO 15

Vincere la lentezza nel perdere peso

Alcuni miei pazienti hanno perso ben 90 kg con la Dieta Perfetta, mentre altri ne hanno persi solo un paio. Chi ha raggiunto il peso ideale con la forza di volontà, ha dimostrato di avere anche riportato grandi miglioramenti nelle condizioni di salute. Altre persone invece, anche dopo avere modificato il proprio regime alimentare, hanno ancora problemi ad accelerare il metabolismo in modo da bruciare grassi piuttosto che zuccheri e quindi perdere peso. Ciò è dovuto a diverse ragioni che tratterò in questo capitolo.

Sto seguendo la Dieta Perfetta ma non ho ancora perso peso. Che cosa sto sbagliando?

Se non perdete peso, o se addirittura avete iniziato a mettere su peso con la Dieta Perfetta, non allarmatevi. È probabile che abbiate aumentato la massa muscolare, che pesa più della massa adiposa. Giudicate piuttosto il vostro peso da come vestite i vostri abiti di sempre, piuttosto che fare caso a quanto dichiara la bilancia.

Un'altra ragione potrebbe trovarsi nel fatto che non state seguendo la Dieta Perfetta in modo corretto, o che state mangiando più di quanto abbiate bisogno senza fare attenzione alle porzioni da assumere. Esaminiamo queste ultime due cause nel dettaglio.

Seguire in modo sbagliato la Dieta Perfetta

È improbabile che non si riesca a perdere peso seguendo nel modo corretto la Dieta Perfetta. La Dieta Perfetta prevede il consumo di vegetali ricchi di fibra, grassi e proteine. Se mangiate questi elementi e fate esercizio fisico regolare, certamente perderete peso. Se non perdete peso, e non avete problemi pre-esistenti, come ipotiroidismo e insulino-resistenza, state facendo qualcosa di sbagliato di altro tipo.

Una delle mie pazienti, Catherine, ha perso peso nelle prime 3 settimane con la Dieta Perfetta, poi ha smesso di dimagrire. Era molto delusa; la dieta sembrava avere smesso di funzionare dopo avere aggiunto una porzione giornaliera di cereali integrali. I livelli ormonali erano nella norma. Mi assicurò di avere eliminato completamente dalla dieta le bibite, i succhi di frutta, la pasta e il pane bianco. Le chiesi di prendere nota di quanto assunto giornalmente in un diario per le 3 settimane successive.

Ero piuttosto certo che qualcosa fosse andato storto nella sua dieta e che avrebbe spiegato il motivo del blocco della perdita di peso: Catherine consumava 3 porzioni al giorno di prodotti a base di latte magro (il latte nei cereali con il caffè e lo yogurt magro). Consumava spuntini ogni giorno invece che occasionalmente. Quando dico che gli spuntini sono un optional, non significa che potete concederveli tutti i giorni. Quando dico che il latte va bene, non intendo dire che potete consumarlo 3 volte al giorno. Uno yogurt magro contiene 50 grammi di zuccheri. Gli zuccheri che Catherine stava assumendo dai latticini privi di grassi sabotavano da soli il suo livello di insulina e i suoi sforzi volti a perdere peso.

Se notate che non riuscite a perdere peso con la Dieta Perfetta, fate attenzione a ciò che realmente state mangiando. Leggete l'etichetta e verificate che effettivamente non ci siano zuccheri aggiunti nei cereali integrali, oppure sostituiteli con pane di segale, che contiene meno di 8-9 grammi di zuccheri a fetta. A meno che non abbiate quasi raggiunto il vostro peso forma, probabilmente state mangiando qualcosa di sbagliato.

Mangiate più del necessario

Il fatto che possiate assumere cibi ricchi e deliziosi non significa che possiate approfittarvene o mangiarne più del dovuto. Vi ho scritto che la Dieta Perfetta non prevede di mettersi a pesare tutto. Non dovete contare le calorie, i grammi di grassi, i carboidrati; dovete controllare le porzioni. Ciò è decisamente più importante. Se mangiate troppo, producete troppa insulina. Fate che diventi un'abitudine riempire fino all'orlo il vostro piatto con vegetali ricchi di fibra. Quando dico che dovreste consumare grassi naturali per perdere peso, faccio leva sul vostro buon senso. Per esempio, quando scrivo che potete mangiare le noci ogni tanto come spuntino, o che le potete mettere a pezzetti sopra l'insalata, sto parlando di una piccola manciata non di una ciotola intera. Quando scrivo ancora che va bene mangiare cioccolato contenente burro di cacao con basso contenuto di zucchero, intendo dire che potete mangiarne un quadratino o due, ma non un'intera tavoletta.

Resistenze metaboliche

Se state facendo tutto nel modo corretto, ma non perdete ancora peso, potrebbe non essere colpa vostra. Può essere che il vostro organismo opponga resistenza agli sforzi e questo fenomeno si chiama resistenza metabolica. Chiedete al vostro medico di fare un'analisi dei livelli di ormoni - insulina, TSH per la tiroide, leptina, IGF-1 per l'ormone della crescita, estrogeni e progesterone per la donna, testosterone per l'uomo, e solfato DHEA (eseguite il controllo degli estrogeni e progesterone dalla terza settimana del ciclo). Infine, verificate con il medico se i medicinali che state assumendo ostacolano il calo ponderale.

Farmaci

Molto medicinali causano aumento di peso. L'elenco è piuttosto lungo. Chiedete al vostro medico curante un'alternativa naturale ai farmaci che vi sta raccomandando di assumere per un lungo periodo. È mia abitudine tentare tutte le alternative naturali prima di arrivare a prescrivere un farmaco da assumere per un lungo periodo di tempo. Sarete sorpresi nello scoprire che la dieta e la medicina alternativa da sole possono migliorare il quadro generale della nostra salute. In ogni caso, non interrompete terapie che state seguendo, se non dopo avere consultato il medico.

Ormoni sintetici

Gli ormoni sessuali femminili sintetici, come il Premarin o il Prempro fanno aumentare di peso, così come molti contraccettivi orali. Cercate informazioni sulle terapie ormonali sostitutive e come potrebbero aiutarvi. Se siete donna e state assumendo la pillola anticoncezionale, prendete in considerazione la possibilità di usare il profilattico o il diaframma come sostitutivo.

Antidepressivi

Questi farmaci hanno spesso gravi effetti collaterali, uno di questi è l'aumento di peso. Gli antidepressivi triciclici e gli inibitori selettivi della ricaptazione della serotonina (SSRI) sono con molta probabilità causa di resistenza al calo ponderale, soprattutto la paroxetina (Paxil). Verificate se la depressione è causata da problemi ormonali come bassi livelli di ormoni sessuali o di cortisolo. Se i livelli sono normali, assumete della SAMe. Uno studio che prende in esame questo rimedio naturale, dimostra che la SAMe è efficace come antidepressivo col vantaggio di non provocare aumento di peso o effetti collaterali di natura sessuale.

Farmaci per il diabete

La lista di farmaci per diabetici è piuttosto ampia e comprende l'insulina. Come discusso in precedenza, è importante interrompere la terapia insulinica eseguita tramite iniezioni se l'organismo è in grado di produrre da sé insulina. I farmaci da assumere per via orale potrebbero rispondere a questa esigenza in modo soddisfacente.

Se state già assumendo farmaci per il diabete per via orale, è importante chiedere al medico quale sia il funzionamento del medicinale. Per curare il diabete molti farmaci aumentano la secrezione d'insulina, che può indurre all'aumento del peso. Sarebbe meglio farsi prescrivere farmaci che aumentano la sensibilità insulinica, come il Metformin, piuttosto che continuare ad assumerne altri che favoriscono invece la secrezione. Parlatene col vostro medico, poiché la resistenza all'insulina è il vero nodo della questione nei primi stadi del diabete. Se accusate carenze di insulina, controllate la dieta più attentamente, perché possiate trovare il modo di diminuirne il fabbisogno.

Farmaci per artriti

Molti pazienti affetti da artriti assumono steroidi che, come effetto collaterale, provocano aumento ponderale. Se la terapia dovesse durare a lungo, chiedete al vostro medico di prescrivervi farmaci con il più basso contenuto di steroidi. Assumete il DHEA per prevenire alcuni degli effetti indesiderati associati all'uso di questi farmaci. Infine, non dimenticate di integrare la vostra dieta quotidiana con elementi come la borage e l'olio di enotera, per esempio, perché possono essere di aiuto nel contrastare i sintomi della malattia.

Farmaci anti-ipertensivi

Alcuni farmaci anti-ipertensivi, come i beta bloccanti, provocano aumento del peso. Limitate il consumo di alimenti che presentano un alto contenuto di sodio, come le olive, il formaggio e i sottaceti. Aggiungete nella dieta integratori a base di olio di pesce (2 o 3 grammi al giorno), peptide C-12 (50 milligrammi al giorno), potassio, calcio e magnesio, che possono contribuire ad abbassare la pressione sanguigna. Non dimenticate di fare più esercizio fisico ogni giorno.

Suggerimenti per vincere la lentezza nel perdere peso

Anche se è indubbio che sia facile perdere peso seguendo la Dieta Perfetta se la si paragona ad altre diete che avete seguito in passato, non è prudente perdere più di 1 kg di peso alla settimana una volta superata la Fase Uno, che prevede un deciso calo ponderale. Ma se non state dimagrendo, o se incontrate molta resistenza nel farlo, non rinunciate a continuare la dieta. Esaminate nel dettaglio le vostre abitudini alimentari e prendete i giusti provvedimenti per correggere gli errori commessi.

Cercate le calorie nascoste

Gli addensanti e la maggior parte delle salse, come il ketchup, la salsa barbecue e i condimenti per insalata contengono tutti zucchero o sciroppo di mais ad alto contenuto di fruttosio. Queste calorie sono dannose per i vostri ormoni. State forse consumando alimenti che non sono previsti nella Dieta Perfetta?

Cercate le calorie dimenticate

Evitate di mangiare davanti alla televisione, oppure quando leggete o scrivete, poiché generalmente in questi casi si mangia più di quanto si dovrebbe. Attenetevi scrupolosamente a quanto previsto dalla dieta: consumate 3 pasti al giorno e concentratevi su cosa state mangiando.

Riducete le porzioni

Evitate di mangiare pane integrale o una porzione in più di riso integrale: sarete premiati con un ulteriore calo di peso. Se questi accorgimenti non dovessero portare a risultati concreti, il vostro fabbisogno di calorie potrebbe essere semplicemente inferiore a quanto necessario. La Dieta Perfetta permette il consumo di 3 pasti al giorno; se avete l'abitudine di fare più spuntini nell'arco della giornata, limitatevi a farne uno unico.

Limitate caffeina e alcool

La caffeina aumenta la secrezione di insulina e porta ad un aumento di peso, quindi scegliete di bere caffè decaffeinato. Una volta assorbito, l'alcool perde tutto il suo valore energetico e quindi non abusatene, ma consumate solo 1-2 bevande alcoliche alla settimana, oppure escludetelo direttamente dalla vostra dieta fintanto che non raggiungerete il peso desiderato.

Aumentate l'esercizio fisico

Andate in palestra un giorno in più alla settimana, oppure aumentate l'esercizio fisico quotidiano di 10 minuti.

Tenete un diario alimentare

Prendete nota di tutto quello che consumate nell'arco della giornata, così come della quantità. Sarete sorpresi nell'accorgervi di quanto avrete scritto in un giorno intero.

Bevete molta acqua

Questa abitudine farà molto di più che mantenere il corpo idratato: metterà a freno il vostro appetito.

CAPITOLO 16

Gli esami che possono cambiare la vita

Nessuna dieta ha veramente successo se non vi aiuta a combattere le malattie e a vivere una vita lunga e sana. La Dieta Perfetta manterrà tutte le sue promesse. Migliorerà la vostra salute generale, mentre perderete peso. La prova non consisterà solo nel come vi sentirete e nel vostro livello d'energia, ma anche nell'osservare un miglioramento dei fattori di rischio per molte malattie. Nel corso della vostra prossima visita o di un controllo annuale, chiedete al vostro medico di svolgere questi esami.

1. Test del Colesterolo

La ricerca di bassi livelli di colesterolo è diventata un'ossessione in questa nazione e in tutto il mondo. Gli uffici sanitari pubblici stanno incitando milioni di persone ad assumere medicine per mantenere il colesterolo basso man mano che l'età avanza. Perché chi ha 45 o 50 anni d'età ha bisogno di una medicina a base di statina, come Lipitor, Zocor, o Crestor? Perché succede ciò ora, mentre i nostri nonni non manifestarono mai questo problema?

Più è elevato il livello di colesterolo e molto più probabilmente tu morirai per una cardiopatia oppure d'infarto. Questa è l'informazione promossa dalla ricerca medica e dalle case farmaceutiche. Essi hanno diffuso questi dati attraverso grafici e pubblicità televisive. In verità, è solo metà della storia. Eccetto che per poche persone con alcuni problemi genetici, circa l'1% della popolazione, il livello del colesterolo ha ben poco a che fare con il livello di aterosclerosi. Inoltre man mano che invecchiamo, la perdita di HGH e di ormoni sessuali porta a livelli di colesterolo più elevati.

Si stima che nel 50% dei casi gli attacchi di cuore capitino alle persone con un livello di colesterolo nella norma! Siete sorpresi? Ci scommetto. La correlazione tra livelli di colesterolo e malattie cardiache è minima, ma i dati vengono esasperati per indurre le persone a ricorrere alle medicine per il colesterolo. Anche se ci viene raccomandato in maniera prepotente di abbassare i livelli di colesterolo per mezzo di medicinali, assumerli non vi aiuterà a vivere più a lungo. Le medicine brevettate per il colesterolo, a base di statina, sono terribili. Il vostro cervello e le vostre cellule hanno bisogno di colesterolo per funzionare. Le medicine per il colesterolo esauriscono le riserve nel corpo del coenzima Q10, una sostanza naturale di cui il vostro corpo ha bisogno. Il coenzima Q10 è un antiossidante liposolubile che agisce in maniera indipendente, proteggendo da danni al DNA e da altre forme di danno dovute a processi ossidativi. Nessuna delle medicine brevettate per il colesterolo in commercio contiene anche il coenzima Q10.

Quando si abbassa drasticamente il livello del colesterolo, compromettete le funzioni del vostro cervello, poiché questo necessita proprio di colesterolo. Mancanze di memoria sono ora sporadicamente collegate al regolare utilizzo di medicinali a base di statina. Inoltre la statina uccide i vostri impulsi sessuali abbassando decisamente la produzione del vostro ormone sessuale, e le case farmaceutiche lo sanno. Il colesterolo è la fonte dalla quale vengono prodotti questi ormoni. Queste medicine non riportano mai, nelle avvertenze, che abbasseranno i vostri livelli ormonali per tutta la vita. Ah, un'altra cosa, i medicinali a base di statina e bassi livelli di colesterolo possono davvero aumentare il rischio di cancro. Nell'estate del 2007, ricercatori dell'Università di Tufts rivelarono nella rivista scientifica Journal of the American College of Cardiology che abbassare il più possibile i livelli di colesterolo può ridurre il rischio di malattie cardiache, ma a caro prezzo, poiché potrebbe invece aumentare il rischio di cancro. La questione è ancora alquanto dibattuta.

Non ho mai assillato i miei pazienti riguardo ai livelli di colesterolo a meno che non fossero davvero elevati. Che voi ci crediate o no, molte anomalie riguardanti il colesterolo possono essere corrette con una giusta dieta e con un'integrazione a base di ormoni naturali (se ne siete carenti), e non con medicine a base di statina.

Che cos'è il Colesterolo e perché ne abbiamo bisogno?

Il colesterolo è essenziale per vivere. È prodotto nel vostro corpo, quando il glucosio viene convertito in molecole con due atomi di carbonio per produrre acetil-Co; in seguito, viene completamente trasformato in colesterolo. Perciò, il nostro corpo lo produce in modo naturale. Viene utilizzato per produrre gli ormoni sessuali e per dare stabilità alle pareti cellulari.

Figura 16.1: Le Funzioni del Colesterolo

- Formazione e mantenimento delle membrane cellulari (aiuta le cellule a resistere ai cambiamenti di temperatura, protegge e isola le fibre nervose)
- Produzione degli ormoni sessuali (estrogeno, progesterone, testosterone) e del cortisolo
- Produzione dei sali biliari, che aiutano a digerire il cibo
- Trasformazione in vitamina D quando la pelle è esposta al sole

Abbiamo già discusso dei termini "colesterolo cattivo" e "colesterolo buono" ma lasciatemi spiegare ulteriormente. Il colesterolo non è solubile, perciò circola nel sangue trasportato da una proteina LDL. Questa LDL viene considerata come "colesterolo cattivo", anche se è essenziale poiché trasporta il colesterolo alle cellule e ai tessuti. Il colesterolo viene trasportato per essere riutilizzato dal fegato da un'altra proteina HDL, considerata "colesterolo buono". Il rapporto tra "colesterolo cattivo" e "colesterolo buono" è più importante del livello totale di colesterolo da solo. In altre parole, se avete abbastanza "colesterolo buono" per rimuovere il "colesterolo cattivo" al fine di riutilizzarlo, voi state bene. A volte, può presentarsi un'anomalia e il colesterolo si ferma in superficie ostruendo le arterie. Ciò può essere legato a una dieta ricca di carboidrati raffinati, zucchero, e grassi trans. Inoltre è possibile che ciò sia dovuto ad un agente infettivo che provoca un'infiammazione delle arterie. Ma questa infiammazione non è causata da un'alimentazione ricca di grassi saturi, prodotti di origine animale o cibi a rischio-colesterolo.

Un alto livello di colesterolo nel circolo sanguigno è una dimostrazione dei fabbisogni dell'organismo in quel preciso momento, di un'infiammazione delle arterie, o di una carenza ormonale dovuta all'avanzare dell'età. Il colesterolo può essere paragonato ai pompieri che arrivano presso un edificio in fiamme per spegnere il fuoco. I pompieri non hanno causato l'incendio, arrivano per spegnerlo. Esso quindi cura i tessuti, e possono formarsi delle ostruzioni. Il colesterolo non è il vero colpevole, ma quando viene ossidato può ostruire le arterie.

Come ho detto, il colesterolo diventa dannoso quando viene ossidato a seguito del vostro consumo di oli polinsaturi utilizzati nella cottura dei cibi, dal consumo smodato di zucchero, o dal fumo. Tutto ciò rende viscoso il colesterolo e causa la sua adesione alle pareti delle arterie. In presenza di una dieta scadente, una pericolosa catena di effetti attraversa il corpo e "innesca" l'infiammazione. Occorre che voi cambiate radicalmente la vostra dieta se volete abbassare il vostro colesterolo.

Seguite una dieta ricca di grassi e povera di carboidrati per abbassare il Colesterolo

Capisco, vi ho consigliato di mangiare più grassi in tutto il libro, e vi starete facendo domande sul vostro livello di colesterolo seguendo la Dieta Perfetta. Sarà molto più basso con la Dieta Perfetta che con una dieta povera di grassi. Quando seguite una dieta povera di grassi e ricca di carboidrati, lo zucchero metabolizzato viene trasformato in trigliceridi. I trigliceridi sono componenti dannosi del profilo del colesterolo, ed un alto livello di trigliceridi rappresenta un fattore di rischio per le malattie cardiache. Paradossalmente, il livello dei trigliceridi si abbassa seguendo una dieta ricca di grassi e povera di carboidrati.

D'altra parte, le lipoproteine a bassa densità (LDL), alle quali è rivolta tutta l'attenzione, non sono così importanti. Per molte persone è difficile credere che una dieta ricca di grassi sia migliore di una dieta povera di grassi, quando porta all'aumento dei livelli di colesterolo, ma è così.

Vedete, l'insulina e il glucagone giocano un ruolo importante nella sintesi del colesterolo. L'insulina stimola un enzima chiave chiamato HMG-CoA rivelatosi importante per la produzione di colesterolo, mentre il glucagone lo inibisce. Le persone che hanno un valore elevato di insulina cronico quasi sempre hanno un elevato livello di colesterolo. Il glucagone, d'altra parte, agisce all'esatto opposto e funziona come una medicina per abbassare il colesterolo. Questi due ormoni saranno perfettamente bilancianti nella Dieta Perfetta poiché consumerete più grassi naturali.

Supponiamo che vogliate seguire la Dieta Perfetta con un occhio di riguardo per la cucina francese; per me va benissimo. Di fatto, è la dieta migliore per i vostri ormoni sessuali e non dovrete preoccuparvi del vostro colesterolo.

I francesi hanno più alti valori di colesterolo rispetto agli americani, ma meno attacchi cardiaci. Questo perché il vostro "colesterolo cattivo", C-LDL, potrebbe aumentare mangiando più formaggio e burro, ma così aumenterà anche il vostro "colesterolo buono", C-HDL; dunque, l'effetto si neutralizza. Ciò che conta è il rapporto tra i due, non il livello totale di colesterolo da solo. Se voi avete abbastanza HDL, potete rimuovere l'eccesso di colesterolo causato dalle LDL.

Figura 16.2: Diete diverse a confronto

	Dieta Povera di Grassi e Ricca di Carboidrati	Dieta Ricca di Grassi Saturi e Povera di Carboidrati
Colesterolo LDL	150	160
Colesterolo HDL	35	48
Rapporto LDL/HDL	4,29	3,3
Trigliceridi	200	120

Ogni aumento di LDL consiste in un loro aumento di volume, che però non ostruisce le arterie. Un rapporto ottimale tra LDL e HDL dovrebbe essere minore di 3. Allo stesso tempo, il vostro livello di trigliceridi diminuirà di colpo quando diminuirete notevolmente lo zucchero nella vostra dieta. Come medico, questo mi piace molto.

D'altronde, se voi seguite una dieta povera di grassi e ricca di carboidrati, sia le vostre LDL sia le HDL diminuiranno (Fig. 16.2). Di pari passo, il vostro livello di trigliceridi aumenterà a causa dell'eccesso di zuccheri. Le vostre LDL saranno quelle di tipo piccolo per via dell'eccesso di zucchero, e questo tipo di LDL ostruisce le arterie. Così, una dieta povera di grassi aumenta la vostra possibilità di sviluppare malattie cardiache.

Quale profilo di Colesterolo dovreste piuttosto avere?

Il profilo del colesterolo è migliore seguendo una dieta ricca di grassi e povera di carboidrati rispetto ad una dieta povera di grassi e ricca di carboidrati. Dalla figura 16.2, potete osservare che è meno probabile che voi assumiate medicine per il controllo del colesterolo quando seguite una dieta ricca di grassi e povera di carboidrati, anche se favorevole ai grassi saturi.

Non basta la mia parola. Probabilmente il più famoso esperto alimentare di tutti i tempi fu il Dott. Robert Atkins. Il Dott. Robert Atkins fu per decenni il promotore della dieta ricca di proteine, molto ricca di grassi e molto povera di carboidrati. Venne deriso per questo, con denuncie critiche che sostenevano che una dieta ricca di grassi saturi avrebbe pericolosamente aumentato i livelli del colesterolo. Avevano torto.

La sua dieta aveva altri problemi, ma il Dott. Atkins fu più intelligente dei suoi critici. Egli capì chiaramente e intelligentemente che la sua dieta non solo favoriva la perdita di peso, ma diminuiva inoltre il colesterolo in modo efficace. Nella dieta del Dott. Atkins la quantità totale di grassi rappresenta approssimativamente il 60% delle calorie totali, ed il livello di grassi saturi è un esorbitante 20%, o due volte la quantità di grassi saturi raccomandata dall'American Heart Association.

La quantità di carboidrati consentita nella dieta di Atkins è esigua, non più di pochi grammi nella fase iniziale (nella dieta Atkins, si limitano anche i carboidrati derivati dalla verdura e dalla frutta). Innumerevoli ricerche condotte recentemente hanno indicato la dieta Atkins come la migliore nel diminuire il colesterolo rispetto alla dieta povera di grassi dell'American Heart Association e anche rispetto alla dieta mediterranea.

Sorpresi? Ci scommetto che lo siete, vi è sempre stato detto che i grassi saturi aumentano il colesterolo. In ogni caso, ripetete lo stesso studio senza zucchero e carboidrati raffinati e otterrete il risultato opposto. Io scoprii ciò 10 anni fa basandomi sulle mie osservazioni dei livelli di colesterolo in pazienti che stavano seguendo la dieta Atkins, molto prima che tutti questi studi discolpassero questo medico.

Il Dott. Atkins era davvero sulla giusta strada per contrastare il consiglio della dieta povera di grassi, ma non necessariamente preciso riguardo a come la sua dieta poteva mettere in disordine gli ormoni. In altre parole, non sono le uova; sono le patate e il succo d'arancia, miei cari amici, ciò di cui dovreste preoccuparvi. Non è l'hamburger e il formaggio; sono le bibite gassate e il pane. Lo zucchero e i carboidrati raffinati causano molte più anomalie negative nel colesterolo di qualsiasi quantità di grassi saturi o prodotti ricchi di colesterolo voi possiate mangiare. Abbiamo già ribadito ormai che una dieta ricca di grassi rappresenta il modo migliore di abbassare il colesterolo!

Non fraintendetemi. Per nessun motivo vi sto consigliando di seguire una dieta ricca di proteine, molto povera di carboidrati e completa di pancetta e salsiccia che confondono i vostri ormoni o aumentano il rischio di cancro. Il punto è che il profilo del colesterolo è più favorevole in una dieta ricca di grassi (anche se ricca di grassi saturi) che in una dieta che ne sia povera. La Dieta Perfetta vi aiuterà a raggiungere livelli di colesterolo sempre migliori con il suo equilibrio tra i diversi gruppi di alimenti e con la sua varietà nella scelta di grassi sani.

2. Test delle proteine C-reattive ad alta sensibilità (hs-CRP)

L'infiammazione fa parte della risposta del vostro corpo ad una lesione o ad una malattia. In ogni modo, prodotti chimici che causano infiammazioni sono spesso elevati nel sangue delle persone che non sono malate o lesionate in modo evidente. Un basso grado d'infiammazione cronica è associato ad un aumento del rischio di contrarre malattie cardiache, diabete, cancro e altri problemi di salute.

Uno dei migliori segnali dell'infiammazione sistemica è la proteina C-reattiva ad alta sensibilità (hs-CRP), una proteina prodotta durante l'infiammazione. Questo segnale di recente scoperta è molto più importante del "colesterolo cattivo", C-LDL. Un test ha dimostrato che l'infiammazione è strettamente legata all'insulina e alla resistenza alla leptina. I vostri livelli di hs-CRP dovrebbero essere sotto 1 mg/L. Richiedete al vostro medico di condurre il test per la proteina C-reattiva ad alta sensibilità, piuttosto dell'esame standard per la proteina C-reattiva a bassa sensibilità. Potrete osservare un miglioramento dei vostri livelli di hs-CRP mentre seguite la Dieta Perfetta, che è ricca di frutti di mare e include nel vostro piano alimentare più acidi grassi omega-3. Se i vostri livelli sono superiori a 1, aggiungete quantità extra di acidi grassi omega-3 in pillola. Così come per il vostro colesterolo, se voi correggete i problemi ormonali di base, i vostri valori di hs-CRP dovrebbero diminuire.

3. Test dei valori degli zuccheri a digiuno

Una diagnosi di diabete viene fatta quando il livello degli zuccheri a digiuno supera i 126 mg/dL. Ma se il vostro livello di zuccheri a digiuno è maggiore di 70, potreste essere in fase pre-diabetica e a rischio di sviluppare il diabete. È importante non fare riferimento alla scala dei valori di laboratorio, che indicano che valori compresi tra 70 e 126 mg/dL sono normali. Eliminate lo zucchero dalla vostra dieta e mettete in pratica il progetto della Dieta Perfetta per ottenere un miglioramento.

CAPITOLO 17

Vi riconoscete?

Da quando ho fondato il Midtown Integrative Center nel 1988, migliaia di persone hanno scelto la Dieta Perfetta. Alcuni raccontano i loro successi, e l'effetto che la Dieta Perfetta ha avuto sulla loro salute, sulle loro vite e sulle famiglie. Altri sono riusciti a ridurre la quantità di medicine che stavano assumendo, o sono guariti da alcune malattie croniche. Perdita di peso, annullamento del diabete, miglioramento della pressione sanguigna, solo per citarne qualcuno, sono tra i benefici della Dieta Perfetta. Gli ormoni controllano la vostra salute.

Siete in sovrappeso? Siete diabetici? Avete una tiroide lenta? Siete giovani donne con cicli mestruali irregolari? Siete donne in menopausa? Siete uomini in andropausa? Siete dei culturisti che vogliono potenziare la loro massa muscolare? Siete anziani che desiderano combattere il progredire dell'età? Non importa chi siate, la Dieta Perfetta fa per voi. La Dieta Perfetta regola tutti gli ormoni.

Per questo motivo, ho osservato che la dieta funziona perfettamente per tutti i tipi di persone, dall'atleta competitivo alla persona anziana sedentaria. Il segreto del successo della Dieta Perfetta consiste nell'offrire il tipo di equilibrio nutrizionale giusto per tutti. È progettata per migliorare gli ormoni, diversamente dalle diete povere di grassi e ricche di carboidrati, che li ostacolano molto. Sono sicuro che la Dieta Perfetta possa funzionare anche per voi. Vi darà la perfetta salute 10 e lode che meritate, dopo le bugie che vi hanno raccontato per anni.

Di seguito sono riportate le storie di parecchi miei pazienti che hanno ottenuto grandi risultati con la Dieta Perfetta. Potreste riconoscervi in uno (o parecchi) di loro.

La storia di Kevin

Kevin è un rappresentante farmaceutico di 42 anni che pesava 109 kg quando venne da me a causa di un eccessivo affaticamento. Kevin raccontò che ogni mattina si ritrovava a correre precipitosamente fuori dal suo appartamento contando su un caffè e un panino acquistati da un venditore ambulante o gastronomia locale. Poiché non aveva mai tempo per il pranzo, finiva per prendere un pezzo di pizza o un paio di hot dog al volo per strada. Mi assicurò che, durante i fine settimana, provava a mangiare sano, mangiando focacce di crusca povere di grassi e pasta! Mentre il suo peso stava aumentando lentamente, il suo livello d'energia diminuiva in modo esponenziale.

Incontrai Kevin e gli spiegai che sia la sua stanchezza che il suo aumento di peso erano legati ad una dieta scadente. Durante i fine settimana avrebbe dovuto mangiare uova sode, che non richiedono molto tempo per essere preparate, invece di focacce povere di grassi. Per il pranzo, avrebbe dovuto consumare un'insalata o un petto di tacchino avvolto in pane integrale invece della pizza.

Kevin iniziò la Dieta Perfetta. Man mano che calava di peso, la sua energia aumentava. Il peso di Kevin scese a 82 kg in 12 mesi e la sua stanchezza svanì. I suoi livelli di insulina e leptina, una volta molto alti, si normalizzarono.

La storia di Larry

Larry è un bancario di 55 anni che ha lavorato intensamente per tutta la sua vita. Quando venne a trovarmi, si lamentava di sentirsi stanco per la maggior parte del tempo. Riusciva a malapena a svolgere le sue mansioni durante le ore di una normale giornata lavorativa e il suo datore di lavoro aveva iniziato a notare un calo del suo rendimento.

Anche quando dormiva 7-8 ore per notte, Larry non recuperava mai la sua energia. Stava mangiando un sacco di carboidrati, dai panini la mattina alla pasta per pranzo, e non abbastanza proteine. Le sue guance si sformarono e il suo aspetto giovanile era quasi svanito. Alto 1.70 cm aveva un peso eccessivo di 89 kg, e conduceva una vita sedentaria.

Larry stava soffrendo dei classici sintomi da mancanza di ormone della crescita. Di certo, il suo livello d'insulina aveva subito un aumento dovuto ai carboidrati poco sani di cui si alimentava. Fu indirizzato con precisione alla Dieta Perfetta e gli fu consigliato di praticare esercizio fisico in modo regolare.

Dopo 8 settimane di dieta, l'energia di Larry ritornò. Aveva perso 6,8 kg e il suo aspetto era raggiante. Il suo livello d'insulina diminuì di colpo e il livello di ormone della crescita era alto come quello di un uomo di 30 anni.

La storia di Joan

Joan ha 32 anni ed è un'impiegata della FedEx con un programma frenetico e poco tempo per realizzarlo. Quando incontrai Joan per la prima volta, lei pesava 175 kg. Joan era così priva di speranza di perdere peso che stava prendendo in considerazione la chirurgia bariatrica. Per tutta la vita aveva seguito una dieta povera di grassi e aveva spesso perso peso, per poi aumentare di nuovo, e via così.

Joan seguì i principi della Dieta Perfetta e perse 79 kg in 16 mesi. Nel giugno del 2006, invitai Joan a parlare insieme a me dei pericoli dello sciroppo di mais ad alto contenuto di fruttosio al telegiornale CBS Evening News. Joan fu abbastanza disponibile a condividere la sua storia e permise ad una troupe di seguirla in un supermercato locale.

La storia di Jonathan

Jonathan è un insegnante di 36 anni, alto 1,70 m e molto sovrappeso, 104 kg. Venne a trovarmi per problemi di minzione frequente e disfunzione erettile. Il suo esame del sangue rivelava un valore di zuccheri a digiuno pari a 315, il che significava che Jonathan soffriva di diabete di Tipo II. Anche il suo livello di testosterone era troppo basso, tipico di molti diabetici.

Il precedente medico di Jonathan gli aveva consigliato di ridurre tutti i grassi senza dargli nessun dettaglio o programma specifico. Mangiava cereali e patate al forno, pensando che gli facessero bene, poiché erano scelte alimentari povere di grassi.

Credeva che bere succo d'arancia appena spremuto gli facesse bene per il suo alto contenuto di vitamina C. Faceva uno spuntino con cibi non salati, pensando che gli avrebbero fatto perdere peso di più che le noccioline.

Jonathan fu davvero fuorviato dalle raccomandazioni "povere di grassi". Ho sottoposto Jonathan a molti consulti, introducendolo alla Dieta Perfetta. Gli ho consigliato di aumentare il suo consumo di grassi naturali e di eliminare i carboidrati raffinati dalla sua dieta.

Jonathan ha perso 27 kg in 18 mesi. Da quando ha iniziato a perdere peso, gli zuccheri nel sangue e il livello di colesterolo si sono normalizzati. Gli ho anche prescritto una crema di testosterone naturale per aumentarne il suo livello e ha riacquistato l'erezione, insieme ad un aumento della libido. Il diabete di Jonathan è sotto controllo senza l'uso di medicine, e ora viene da me solamente per i suoi controlli annuali di routine.

La storia di Elizabeth

Elizabeth è una manager di 52 anni che venne a farmi visita per perdere peso. Aveva divorziato di recente da un procuratore di successo che per anni non le aveva offerto nessun supporto emotivo. Il suo peso era aumentato da 59 kg a 81,6 kg dalla sua ultima visita due anni prima.

"Elizabeth, perché vuoi perdere peso?" le chiesi.

"Le ginocchia e la schiena mi fanno male, e penso che se perderò peso mi sentirò meglio."

"Come sono andate le cose dopo il tuo divorzio?"

Con uno sguardo sorpreso, rispose "Dottore, perché me lo chiede?" e scoppiò a piangere.

Siamo tutti destinati a cercare delle sicurezze, e se non ci sentiamo appagati, tendiamo a consolarci con il cibo. Le presi le mani mentre piangeva.

"Mi sento sola e insicura. Mangio per compensare il vuoto che sento dentro. Non riesco a smettere di mangiare patatine fritte. Posso mangiare un'intera confezione di gelato alla vaniglia e una scatola intera di biscotti al cioccolato. Penso che questi cibi compensino la mancanza d'intimità nella mia vita."

Elizabeth era molto depressa e la sua dipendenza dal cibo come questi carboidrati e cibi dolci derivava dagli effetti degli zuccheri sul suo umore. I livelli d'insulina e di cortisolo erano molto aumentati. Diressi Elisabeth verso la Dieta Perfetta, ed in 10 mesi i suoi livelli d'insulina e cortisolo si normalizzarono. La sua depressione se n'era andata, era calata fino a 59 kg ed era impegnata in una nuova relazione sentimentale.

La storia di Susan

Susan è una promotrice finanziaria di 50 anni che venne a farmi visita dopo avermi visto come ospite in un programma televisivo. Lamentava un po' di stanchezza, ma era in forma e non aveva bisogno di perdere peso. Ad ogni modo, Susan mi disse che era intenzionata a migliorare la sua dieta poiché la sua tiroide era lenta. Lei aveva inoltre una storia passata di cancro al seno in via di riduzione.

Quando chiesi a Susan di parlarmi della sua dieta, lei mi raccontò che consumava prodotti di soia 3 o 4 volte alla settimana. Disse inoltre che cucinava solo con olio di mais o di semi misti. Istruii Susan riguardo al rischio di mangiare soia così come sui danni degli oli vegetali raffinati, visto anche il suo passato cancro al seno. Rinunciò immediatamente ad entrambi. Cinque anni dopo, continuò a non avere il cancro, e il livello ormonale della sua tiroide ora è perfetto grazie ad una piccola dose equilibrata di ormone tiroideo.

La storia di Richard

Richard è un editore di 42 anni, sieropositivo da oltre 17. Anche se la sua carica virale di HIV non era stata individuata quando venne a farmi visita, mostrava segni di lipodistrofia da HIV, una condizione associata all'infezione HIV caratterizzata da elevati valori di colesterolo e zuccheri, resistenza all'insulina, anomali depositi di grasso sul collo e sul tronco, deperimento del viso. Questa condizione poteva essere legata al virus HIV e alle medicine per l'HIV.

Anche se Richard faceva spesso esercizio fisico, mangiava come più gli piaceva, grandi frullati per colazione, fast-food e pizza su base giornaliera. Il suo livello d'insulina era troppo alto, e il suo livello di testosterone troppo basso. D'altra parte, un basso valore di testosterone è comune in malattie gravi come l'HIV, ed è aggravato dalla mancanza di grassi saturi nella dieta.

Ho condotto Richard alla Dieta Perfetta e gli ho consigliato di seguire un regime ricco di grassi e povero di carboidrati per migliorare la sua resistenza all'insulina. Gli ho inoltre prescritto una crema di testosterone naturale. Ho sottolineato a Richard che avrebbe dovuto evitare i grassi idrogenati e trans poiché questi interferiscono con la sintesi corretta delle cellule T che combattono la malattia. Dopo aver seguito la Dieta Perfetta per 5 mesi, i livelli di zuccheri e di colesterolo di Richard si normalizzarono senza medicine. I suoi livelli d'insulina e testosterone divennero perfetti. Anche il sistema immunitario di Richard migliorò significativamente.

La storia di Gina

Gina è una parrucchiera di 33 anni che venne a farmi visita a causa del suo ciclo mestruale irregolare. Lei mi disse che aveva visto molti dottori per un problema d'infertilità nel corso dei precedenti 5 anni.

Dopo aver ripercorso una lunga storia, chiesi a Gina di parlarmi della sua dieta. Lei mi disse che era sempre fissata con una dieta povera di grassi, e scherzando mi disse che soffriva di costanti crampi allo stomaco a causa del suo sforzo nel consumare quotidianamente 3 porzioni di latticini privi di grassi.

La sua dieta era scadente, anche se lei non la pensava così. Ordinai per lei un esame del livello d'insulina e non fui sorpreso quando risultò molto alto. Anche i suoi livelli di estrogeno e progesterone erano squilibrati. Un esame pelvico rivelò cisti multiple nelle sue ovaie.

Gina aveva una sindrome da ovario policistico, che le causava cicli mestruali irregolari e infertilità. Questa condizione era correlata alla resistenza dell'insulina. Era chiaro che la malattia di Gina era aggravata dalla sua alimentazione. Quando parlai con Gina dei danni dei latticini privi di grasso sull'ovulazione e degli effetti negativi sugli ormoni sessuali femminili, lei scoppiò a piangere e mi confidò che il suo problema d'infertilità aveva messo a dura prova il suo matrimonio.

Gina iniziò la Dieta Perfetta. Dopo solo un paio di mesi, il ciclo di Gina divenne regolare. E nel giro di un anno riuscì a restare incinta.

La storia di Pam

Pam è un'agente immobiliare, single, di 43 anni che ha sofferto di una forte forma di asma per 12 anni. Le era stato prescritto del cortisone per controllare la sua difficoltà di respirazione. Dopo anni di questo trattamento, aveva perso tono muscolare e si sentiva stanca, depressa e ansiosa. Anche se Pam aveva imparato a convivere con la sua malattia, aveva iniziato a preoccuparsi del suo desiderio sessuale quasi inesistente e del fatto di non provare attrazione per nessun tipo di uomo.

I sintomi di Pam consistevano in una insufficienza di DHEA e di testosterone. Aveva bisogno di un'integrazione, ma questa non era sufficiente. Pam doveva cambiare la sua dieta. Lei mi raccontò che aveva evitato i grassi saturi da sempre e che usava solo margarina invece del burro. Consigliai a Pam di seguire la Dieta Perfetta e di evitare i falsi grassi. Dopo 4 mesi, il suo umore era migliorato notevolmente ed era felice di avere di nuovo appuntamenti galanti.

CAPITOLO 18

Domande frequenti

Ho avuto modo di prestare consulenza a migliaia di pazienti negli anni, e parecchi hanno posto domande molto sensate riguardo alla Dieta Perfetta. Ho incluso qui alcune delle più frequenti per condividerle con voi.

D *Soffro di diabete. La Dieta Perfetta è sicura per me?*

R Assolutamente sì. La Dieta Perfetta è benefica per i diabetici, in quanto aiuterà a stabilizzare i vostri livelli di zucchero nel sangue ed abbassare la vostra esigenza di insulina. È bilanciata in tutti i gruppi alimentari. I diabetici in particolare devono mangiare più grassi naturali e non devono seguire una dieta a basso contenuto di grassi.

D *Posso mangiare pancetta senza nitriti, bacon canadese, prosciutto, o salsiccia nella Dieta Perfetta?*

R No, queste proteine sono state collegate al cancro gastrointestinale anche in assenza di nitriti. Contengono molto sale, il quale aumenta la pressione sanguigna. Bacon e salsicce spesso sono fritte, il che produce colesterolo ossidato dannoso. Il collegamento al cancro del colon sembra essere correlato proprio alle proteine, non solo ai nitriti. Se dovete mangiare pancetta senza nitriti, bacon canadese, prosciutto, o salsiccia fatelo raramente e in piccole quantità. Se lo fate, cucinateli al forno piuttosto che friggerli.

D *Quali sono i migliori succhi di frutta da bere?*

R Nessuno tranne il succo di pomodoro, il quale è ricco di licopene. I succhi di frutta possono contenere più zucchero di una bibita. I succhi di verdura sono alternative migliori, eccetto i succhi di carota e barbabietola, poiché contengono molto zucchero.

D *Che cosa posso mangiare al posto delle patate al forno visto che hanno un così alto contenuto di zuccheri?*

R Qualsiasi verdura ricca di fibra è un miglior sostituto delle patate bianche ed anche di quelle dolci. I cavolfiori saltati in padella hanno un gusto simile alle patate e sono un sostituto perfettamente accettabile. Ho fornito una deliziosa ricetta di cavolfiori in questo libro.

D *Quanto la Dieta Perfetta si discosta dalla dieta Mediterranea?*

R La Dieta Perfetta abbraccia i principi della dieta mediterranea per quanto riguarda i tipi e la quantità di grassi, ma la Dieta Perfetta si espande ulteriormente rispetto ad essa. La Dieta Perfetta, ovviamente, ha meno cereali integrali della dieta mediterranea ed include un ampia gamma di grassi sani, come burro e olio di cocco, che sono consumati frequentemente in altre cucine. La Dieta Perfetta è una vera delizia internazionale.

D *Ho smesso di fumare ed ho preso molto peso. Che cosa mi suggerisce?*

R Una sigaretta brucia 5 calorie, quindi fumare un pacchetto (20 sigarette) al giorno vuol dire che il vostro corpo brucia un extra di 200 calorie. Dovete sostituire l'abitudine del fumo con una sana attività brucia calorie. Per questo l'esercizio è una parte fondamentale della Dieta Perfetta.

D *Mi piacerebbe di tanto in tanto sostituire uno dei miei pasti con un frullato di proteine quando sono di fretta. Qualche suggerimento?*

R La proteina del siero del latte è una polvere di proteine di alta qualità prodotte dal latte vaccino. Il latte possiede due proteine: caseina (circa 80 %) e proteina del siero (circa 20 %). La proteina del siero è più solubile della caseina, ed ha anche una miglior classificazione qualitativa. Cercate frullati realizzati con proteine del siero che non presentino ingredienti artificiali aggiunti o dolcificatori artificiali. Evitate frullati di proteine isolate di soia, in quanto sono trattate chimicamente.

D *Faccio turni di notte. Come posso seguire la Dieta Perfetta?*

R Semplicemente modificate i vostri pasti adattandoli ai vostri orari. Quando vi alzate di notte, fate colazione, e quindi alla mattina, fate la cena. Seguite la Dieta Perfetta mangiando tre pasti al giorno.

D *Devo veramente fare esercizi fisici durante la Dieta Perfetta per perdere peso?*

R Certamente. Pensavate che stessi mentendo? La buona notizia è che avrete bisogno di esercizio fisico molto meno con la Dieta Perfetta di quanto ne avreste avuto bisogno con altre diete in quanto i vostri ormoni staranno lavorando per voi, e non contro di voi.

D *Che cosa posso mangiare al cinema?*

R Portatevi i vostri snack o noccioline, e state lontani dai dagli snack da cinema che sono carichi di zucchero. Inoltre, state lontani dai pop corn perché con molta probabilità sono fatti con olii idrogenati.

D *Seguo la Dieta Perfetta, ma dopo i pasti ho ancora fame. Che cosa posso fare?*

R Se mangiate 3 pasti ma sentite ancora fame, il vostro fabbisogno giornaliero di calorie potrebbe essere più alto di quanto pensiate oppure potreste avere un problema di insulina. Andate avanti e incrementate la quantità delle porzioni ai pranzi. Mangiate finché non vi sentite pieni. Avete la possibilità di mangiare degli snack se necessario.

D *Il mio dottore mi ha sempre avvertito di fare attenzione ai milligrammi di colesterolo e al conteggio dei grassi saturi sulle etichette del cibo. Il tuo consiglio è veramente diverso. Quanti grammi di grassi saturi posso mangiare giornalmente?*

R Il vostro corpo è in grado di produrre da sé sia grassi saturi sia colesterolo abbastanza efficacemente, quindi non si tratta di conteggiare milligrammi di colesterolo o grammi di grassi saturi. Piuttosto, è il tipo di grassi che state mangiando che conta. Ricordate, grassi saturi e colesterolo nel cibo non hanno relazione con le cardiopatie. Sono i grassi manipolati che ostruiscono le arterie, non i cibi ricchi di colesterolo o grassi saturi. Ciò che dovete evitare sono i grassi insaturi; non c'è limite di sicurezza per questi.

D *Ogni tanto mi piace mangiare patatine. Come devo cuocerle?*

R Scoraggio il consumo di cibo fritto sempre. Se dovete friggere del cibo, usate burro chiarificato Ghi, olio di cocco, di palma, o burro. Io raccomando anche l'olio di macadamia, ha un gusto neutro e un punto di fumo molto alto.

D *Quanta carne rossa (incluso manzo, agnello, e maiale) o carni elaborate posso mangiare?*

R I ricercatori definiscono come 'elevato' un consumo di carne rossa, in relazione con il cancro al colon, pari a 85 o più grammi per un uomo. Questo è il peso di un hamburger da fast-food. Per la donna, le quantità sono 56 o più grammi. Per le carni elaborate (bacon, salsicce, hot dog, prosciutti, e salumi), la quantità è di solo 28 grammi. Una fetta di mortadella pesa 28 grammi, così come tre fette di bacon cotto. Se state mangiando carne rossa quotidianamente, provate a ridurne il consumo a una volta ogni 2 settimane. Se mangiate la carne settimanalmente, provate a ridurne il consumo a una volta ogni 3 o 4 settimane. Quando mangiate carne rossa, consumatela al sangue o a cottura media, mai ben cotta. Evitate sempre le carni elaborate.

D *Normalmente faccio colazione dopo essere uscito di casa. Hai qualche dritta su come mangiare fuori di casa?*

R Bollite qualche uovo la sera prima e tenetelo nel frigorifero. Mangiatelo con un pezzo di formaggio per colazione, e non avrete bisogno di mangiare altro quando siete di fretta. Un'altra idea è di tenere sempre della frutta fresca in casa e portarne un po' con voi quando uscite di casa.

D *Ho cominciato la Dieta Perfetta ed ho aumentato il consumo di grassi; tuttavia, ho preso peso e mi sento gonfio. Ho paura a continuare. Che cosa suggerisci di fare?*

R Il vostro corpo e gli enzimi della digestione richiedono un periodo adeguato per adattarsi a questa nuova regola di sana alimentazione. Non abbiate paura; continuate a seguire i principi della Dieta Perfetta. Tenete le porzioni sotto controllo e praticate esercizio fisico regolarmente e vedrete che raggiungerete il successo.

D *Gli albumi sono meglio dell'uovo intero per la mia salute?*

R No. Gli albumi sono privi degli acidi grassi omega-3 utili per la salute del cuore che si trovano nei tuorli. Mangiate regolarmente uova con i tuorli, specialmente quelle provenienti da allevamenti all'aperto per evitare ormoni ed antibiotici.

D *Dove posso trovare burro di macadamia, burro di mandorle, e latte di cocco?*

R I supermarket cominciano a rifornirsi di questi prodotti. Se non riuscite a trovarli, i negozi di cibi bio sono la migliore alternativa per reperire questi grassi salutari.

D *Quali frutti sono preferiti per la Dieta Perfetta?*

R Tutta la frutta è concessa nella Dieta Perfetta. Tuttavia, frutti di bosco, ciliegie, e meloni cantalupi sono favoriti, in quanto questi frutti hanno meno zuccheri. Frutta grassa, come il cocco, è consigliata per chi ha problemi a perdere peso, giacché può stabilizzare i livelli d'insulina.

D *Raccomanderesti condimenti light o a basso contenuto di carboidrati nella Dieta Perfetta?*

R Nessuno dei due, non sono un fan di nessun cibo elaborato. I condimenti light contengono zucchero e alcool, che possono causare gonfiore, così come i dolcificanti artificiali. Sono anche contrariato dall'uso di olio parzialmente idrogenato in molti di questi prodotti a basso contenuto di carboidrati. Se dovete comprare un condimento o un prodotto a basso contenuto di carboidrati, cercatene uno che non contenga olio parzialmente idrogenato o proteine isolate di soia.

D *Tutti gli oli polinsaturi raffinati contengono acidi grassi trans derivanti dal processo di estrazione, anche se non sono idrogenati?*

R No. L'olio di mais e di semi di cotone se non sono idrogenati non contengono acidi grassi trans derivati dal processo di estrazione. Tuttavia, entrambi contengono sostanze chimiche provenienti dal processo di estrazione ed eccessi di acidi grassi omega-6, entrambi sono insicuri per l'uso ad alte temperature. L'olio di semi di soia contiene acidi grassi trans in vari gradi (dal 10 al 50 %), anche senza idrogenazione. Evitatelo.

D *La Dieta Perfetta è sicura per i bambini sovrappeso?*

R Assolutamente sì. La Dieta Perfetta è ottimale per ragazzi sovrappeso, eccetto quando si tratta di frutti di mare (a causa del mercurio). Tutti i ragazzi devono includere più grassi nelle loro diete, specialmente grassi saturi per i loro cervelli in fase di sviluppo.

D *La Dieta Perfetta è sicura per le donne in gravidanza?*

R Sì. Le donne incinta possono seguire la terza fase della Dieta Perfetta, con la giusta integrazione di calcio ed anche con le dovute cautele riguardo ai frutti di mare. Nonostante la Dieta Perfetta sia salutare per la maggior parte degli adulti, una donna in stato interessante ha dei bisogni nutrizionali ulteriori, come ferro e calcio, che devono essere sostenuti.

D *Posso mangiare pasta con la Dieta Perfetta?*

R Certamente. La pasta di grano integrale cotta al dente è perfettamente accettabile nella fase due e tre della Dieta Perfetta.

D *Qual è la Sua opinione riguardo alle pillole dietetiche 'da banco'?*

R Sono refrattario a suggerire qualsiasi pillola da banco per la dieta, poiché molte contengono caffeina, che può portare a palpitazioni. Non sono nemmeno un fan delle pillole blocca grassi, perché possono portare a carenze di vitamine. L'estratto di Hoodia, che è stato dimostrato frenare la fame, deve essere preso dalla pianta piuttosto che in pillole per ottenere risultati. Alla fine del libro ho elencato dei supplementi naturali che possono aiutare per la perdita del peso. Se avete poca volontà quando si tratta di cibo, chiedete al vostro dottore una prescrizione adatta a voi.

D *Quale pane è raccomandato nella Dieta Perfetta?*

R Tutto il pane integrale è adatto, ma quello di segale e il pane nero sono i migliori perché contengono il minor quantitativo di zucchero e la maggior quantità di fibra. Leggete attentamente l'etichetta per accertarvi che non siano usate farine arricchite, molassa, o olio idrogenato nel processo di lavorazione.

D *La Dieta Perfetta sembra essere proibitiva quando si tratta di certi cibi. Come posso stare in riga tutti i giorni?*

R In realtà, la Dieta Perfetta è rigida quando si tratta di carboidrati raffinati, zucchero, e oli parzialmente idrogenati. La maggior parte dei cibi è permessa, inclusa la carne rossa, il maiale, e occasionalmente l'agnello. Veramente poco è escluso. Quando imparerete a sostituire i carboidrati raffinati e lo zucchero con scelte di cibi sani, la Dieta Perfetta diventerà un'abitudine naturale.

D *Sono allergico al pesce e non mi piace il pollo. Che cosa posso mangiare in sostituzione?*

R Le proteine si trovano in qualsiasi fonte animale, inclusi tacchino, oca o anatra. Uova, funghi, e fagioli sono altrettanto eccellenti fonti di proteine. Potete anche mangiare carne rossa e soia non modificata geneticamente nella Dieta Perfetta, seppur con moderazione.

D *Ho sentito che il burro e il grasso animale contengono alcuni acidi grassi trans. È vero?*

R Sì, burro e grasso degli animali ruminanti contengono una trascurabile quantità di grassi trans. Comunque, alcune ricerche riconoscono questi grassi trans naturali come preventivi del cancro e non interferenti con gli ormoni o la comunicazione intercellulare. Sono completamente differenti dai grassi trans artificiali presenti nella margarina e negli oli vegetali idrogenati. Questi grassi trans da elaborazione sono cancerogeni.

D *Le diete mi annoiano. Come può la Dieta Perfetta tenermi motivato?*

R Sperimentate differenti cucine, come Francese, Thai, Vietnamita, Medio Orientale, Giapponese, Spagnola, o Greca. Mixate le vostre fonti di proteine e vegetali, siate creativi con erbe aromatiche, spezie e condimenti permessi.

D *Sono allergico al pesce. Come posso integrare acidi grassi omega-3 nella mia dieta?*

R Aggiungete un cucchiaio d'olio di semi di lino ogni giorno alla vostra dieta. Mangiate regolarmente noci e uova provenienti da allevamenti all'aperto e da volatili liberi.

D *La Dieta Perfetta avrà effetto sulla mia carnagione?*

R Assolutamente sì. La Dieta Perfetta vi aiuterà ad avere una carnagione luminosa. Zuccheri e oli vegetali polinsaturi hanno un pesante impatto sull'aspetto della carnagione. Entrambi danneggiano il collagene sotto la pelle, proprio come ostruiscono le arterie. Quando eliminate gli olii polinsaturi e gli zuccheri, voi fermate il danno. Una dieta bilanciata con il giusto apporto di grassi naturali migliorerà effettivamente l'aspetto della vostra carnagione. Il vostro corpo sarà in grado di assorbire le vitamine liposolubili, inclusa la Vitamina A. La Vitamina A ha una grande influenza sulla carnagione. Seguendo la Dieta Perfetta, la vostra carnagione migliorerà gradualmente. E non dimentichiamo l'effetto positivo degli ormoni del sesso ottimizzati e del HGH sulla pelle.

D *È vero che una dieta ricca di grassi può portare a un aggravamento dell'acne?*

No. Il grasso nel cibo non la stimola; è un falso mito. Tuttavia, se si presentano brufoli dopo il consumo di latticini, ci potrebbe essere una correlazione con gli ormoni presenti nel latte vaccino. Interrompete completamente il consumo di latticini per tre settimane. Se la vostra acne scompare, è correlata ai latticini. Se non scompare, probabilmente non è correlata ai latticini e dovreste consultare un dermatologo.

D *Posso bere occasionalmente una bibita dietetica nella Dieta Perfetta?*

R No, assolutamente no. Non incoraggio bibite dietetiche nella Dieta Perfetta a causa dei dolcificanti artificiali. Se veramente desiderate una bibita, prendetene una normale, bio, con zucchero regolare, piuttosto che uno sciroppo di mais ad alto contenuto di fruttosio, e andate in palestra prima che lo zucchero opprima i vostri ormoni.

D *Posso consumare gomme da masticare senza zucchero nella Dieta Perfetta?*

R No. Contengono dolcificanti artificiali. Se dovete consumare gomme, scegliete una varietà a basso contenuto di zucchero.

D *Viaggio frequentemente. Che cosa posso mangiare in aereo?*

R Le compagnie aeree sono rinomate per il loro pessimo cibo. Ricevo sempre dolci o margarine con il mio pasto. Preparatevi uno snack, oppure in aeroporto comprate qualche noce o una mela da mangiare in volo. A bordo dell'aereo, scegliete una portata che abbia proteine come ingrediente principale piuttosto che carboidrati raffinati (pollo al posto della pasta, ad esempio).

D *Che integratori devo assumere?*

R Per la maggior parte delle persone, una pillola multi-vitaminica e multiminerale dovrebbe bastare. Ognuno è differente. Ma se avete qualche patologia o sbilanciamento ormonale, potreste aver bisogno di ulteriori integratori o ormoni. Consultate il vostro medico.

D *La Dieta Perfetta mi aiuterà a tenere lontano l'aumento di peso?*

R Certamente. Se seguite correttamente i principi della Dieta Perfetta, i vostri ormoni saranno bilanciati. Potete mangiare di più, allenarvi di meno e rallentare l'invecchiamento. Seguendo la Dieta Perfetta creerete una sana abitudine che durerà per la vita.

Che viaggio è stato questo! Essendo arrivato alla fine di questo capitolo, vorrei sinceramente ringraziarvi per aver letto la Dieta Perfetta. È stato un grande privilegio condividere queste informazioni vitali con voi. Nonostante abbia finito di scrivere questo libro, i miei sforzi sono appena iniziati. Vi terrò aggiornati sule ultime ricerche nutrizionali e di salute attraverso la newsletter del sito internet della Dieta Perfetta: www.theperfect10diet.com.

Ma ho un ultimo pensiero da condividere con voi. Qual è lo stato dell'arte quando si tratta di conoscenza e informazioni sui passi in avanti fatti in campo nutrizionale? A che livello siamo arrivati se le corrette informazioni non provengono dalla comunità medica, ma da un dottore che prende l'iniziativa di scrivere un libro con le informazioni più recenti e obiettive? Dopo tutto, non sono né uno scrittore né un'autorità nazionale sulla salute. Comunque è inutile soffermarsi sul passato, perché io credo che una rivoluzione stia per iniziare nel momento in cui la Dieta Perfetta decollerà sia a livello nazionale che internazionale. Sarà un decollo facile, con così tante diete imperfette a bloccargli la via? Certamente no, sarà una lunga attesa che potrebbe durare anni. Non è possibile cambiare 40 anni d'informazioni tendenziose dal giorno alla notte o con una dieta, ma è un inizio.

Certamente non posso farlo da solo, quindi ditelo alle vostre famiglie e ai vostri amici. Fate la differenza nelle vite delle persone a cui tenete. Loro hanno bisogno del vostro aiuto. Lascio a voi il messaggio della Dieta Perfetta, e so che voi lo terrete al sicuro. Siamo ad un bivio. Possiamo seguire la vecchia strada che non ci conduce da nessuna parte, o buttarci a capofitto in una nuova strada che ci porta alla salute Perfect 10. Io ho intrapreso questo percorso insieme ai miei pazienti, e sono così contento che voi vi siate uniti a noi. Ma tutti meritano di migliorare, quindi diciamolo forte abbastanza, in modo che tutti ci sentano. Abbiamo molto lavoro da fare. È importante sapere che, insieme, possiamo fare la differenza. Siti di social network come Facebook, Twitter, e MySpace vi permettono di postare istantaneamente e diffondere in pochi secondi informazioni alle masse di tutto il mondo, per fare in modo che chi è mosso da secondi fini, le lobby farmaceutiche e l'industria del cibo non possano più sopprimere la verità.

Ho scritto La Dieta Perfetta per condividere la mia conoscenza e le ultime ricerche nutrizionali con voi. Voglio fare la differenza, e questo è stato il viaggio più difficile. Quando ho cominciato a scrivere, alcuni agenti mi dissero che non erano interessati al mio libro perché non sono un autore affermato o pubblicato. Alcuni hanno puntualizzato che non sono una celebrità, né sono sponsorizzato da Oprah. Non l'ho capita. C'è bisogno di una licenza per praticare quasi tutte le professioni, poi quando si parla della nostra salute, prendiamo le informazioni da operatori non professionisti. Non mi sono scoraggiato e non mi sono arreso dopo questi rifiuti. In realtà, mi hanno motivato ancora di più. Sapevo che il pubblico, proprio come i miei pazienti, aveva disperato bisogno di una guida chiara. A differenza delle infinite diete popolari che mettono le persone a rischio di disturbi da disordini ormonali, ho sempre saputo che i principi della Dieta Perfetta avrebbero portato armonia ed equilibrio.

Ritmi e note della Dieta Perfetta si distinguono dal frastuono che la circonda. Una nuova era sta iniziando, nel contempo la gente comincia ad ascoltare. La Dieta Perfetta si sta diffondendo oltre gli Stati Uniti. È un risultato più grande di quello che mi ero ripromesso di ottenere. Il destino mi ha portato lontano e gliene sono riconoscente.

Che la Dieta Perfetta abbia un impatto positivo o che finisca all'orecchio sordo di qualcuno attaccato alla disinformazione nutrizionale, so che la Dieta Perfetta avrà una persistente influenza sulla vostra salute, sul vostro aspetto, sulla vostra vita.

PARTE 4

Le Ricette della Dieta Perfetta

CAPITOLO 19

Ricette della Fase Uno

Le ricette della Fase Uno non contengono cereali o alcool.

Colazione

Omelette francese al formaggio

DOSI: per 1-2 persone
TEMPO DI PREPARAZIONE: 10 min

INGREDIENTI
3 uova di media grandezza
mezzo cucchiaio di burro
60 gr di formaggio grattugiato tipo Emmental
un pizzico di sale
un pizzico di pepe nero macinato fresco

PREPARAZIONE:
1. In una terrina mescolate le uova, 2 cucchiai di acqua, sale e pepe.
2. Sbattete con una forchetta fino a che il composto non sia ben amalgamato.
3. Scaldate su fuoco medio una padella antiaderente, poi aggiungete il burro.
4. Una volta sciolto, aggiungete il composto di uova.
5. Girate l'omelette delicatamente con una spatola non metallica resistente al calore.

6. Aggiungete il formaggio e cucinate fintanto che le uova non siano cotte. Piegate a metà e servite.

Omelette ai funghi

DOSI: per 1-2 persone
TEMPO DI PREPARAZIONE: 10 min

INGREDIENTI
3 uova di media grandezza
1 cucchiaio di burro
80 gr di funghi freschi tagliati
un pizzico di sale
un pizzico di pepe nero macinato fresco

PREPARAZIONE:
1.In una terrina mescolate le uova, 2 cucchiai di acqua, il sale e il pepe.
2. Sbattete con una forchetta fino a che il composto non sia ben amalgamato.
3. Scaldate su fuoco medio una padella antiaderente, poi aggiungete mezzo cucchiaio di burro.
4.Aggiungete i funghi e cuocete finché non diventeranno teneri. Rimuoveteli dal fuoco e metteteli a riposare.
5.Mettete il burro rimanente sulla padella e scaldate fino a completo scioglimento.
6.Girate le uova delicatamente con una spatola non metallica resistente al calore. Aggiungete i funghi e cucinate fintanto che l'omelette non sarà rassodata. Ripiegate a metà e servite.

Frittata mediterranea

DOSI: per 4-6 persone
TEMPO DI PREPARAZIONE: 30 min

INGREDIENTI
8 uova di media grandezza
60 gr di latte intero o parzialmente scremato
120 gr di cipolle tritate
120 gr di peperoni rossi sminuzzati
1 cucchiaino da caffè di aglio tritato
60 gr di formaggio feta sbriciolato
50 gr di olive snocciolate
5 foglie di basilico fresco
2 cucchiai di formaggio Parmigiano grattugiato
2 cucchiai di olio extravergine d'oliva
un pizzico di sale
un pizzico di pepe nero macinato fresco

PREPARAZIONE:
1. Mescolate le uova, il sale e il latte e sbattete il tutto per amalgamare bene.
2. In una padella larga, riscaldate a fuoco basso e poi a fuoco medio un cucchiaio da tavola di olio d'oliva.
3. Aggiungete le cipolle, i peperoni rossi e l'aglio; cuocete fintanto che la cipolla non risulterà tenera, facendo attenzione che non diventi bruna.
4. Aggiungete la feta, le olive, il basilico e il pepe nero.
5. Versate il composto di uova.
6. Cuocete a fuoco medio. Visto che le uova si depositano nel fondo della padella, con la spatola scalzare i lembi esterni della frittata per fare in modo che il composto si cuocia uniformemente. Continuate fino a piena cottura.
7. Cospargete con il formaggio Parmigiano e l'olio d'oliva rimasto.
8. Passate in forno per 1-2 minuti posizionando la frittata a 10 cm circa dalla fiamma. Tagliate a rombi e servite.

Insalata di tonno o di merluzzo

DOSI: per 2 persone
TEMPO DI PREPARAZIONE: 5 min

INGREDIENTI

480 gr di tonno o di merluzzo (può essere usata anche 1 grossa scatoletta di tonno al naturale)
60 gr di cipolle tritate
60 gr di sedano
1 cucchiaino di maionese preparata con olio d'oliva
verdure a foglia verde
2 fette di formaggio svizzero a scaglie

PREPARAZIONE:

1. Mescolate il tonno/merluzzo con la cipolla, il sedano e la maionese.
2. Suddividete le verdure in due piatti.
3. Disponete l'insalata di tonno/merluzzo sulle verdure verdi in entrambi i piatti.
4. Cospargete con formaggio e servite.

Quiche vegetariana

DOSI: per 4-5 persone
TEMPO DI PREPARAZIONE: 25 min

INGREDIENTI

3 cucchiai da tavola di olio extravergine d'oliva
1 cipolla piccola ad anelli
1 peperone verde a tocchetti
1 peperone rosso a tocchetti
450 gr di spinaci freschi sminuzzati
8 uova di grandezza media
120 ml di latte intero
150 gr di formaggio tipo svizzero a scaglie

PREPARAZIONE:

1. Scaldate due cucchiai di olio d'oliva in una padella larga.

2. Soffriggete le cipolle, i peperoni e gli spinaci per 6-7 minuti.
3. Togliete dal fuoco e lasciate raffreddare per 10 minuti.
4. Riscaldate il forno a 180° e ungete uno stampo per muffin con l'olio d'oliva rimanente.
5. Mescolate le uova con il latte, il formaggio e le verdure saltate e cuocete per 5 minuti.
6. Versate il composto nello stampo per muffin e cuocete in forno a 180° per 17-20 minuti. Estraete dal forno e servite.

Muffin di ricotta

DOSI: per 6 persone
TEMPO DI PREPARAZIONE: 30 min

INGREDIENTI
- 220 gr di ricotta
- 2 uova di grandezza media o grande
- 2 cucchiaini di succo di agave
- mezzo cucchiaino di estratto di vaniglia
- 100 gr di formaggio Parmigiano grattugiato
- 30 gr di pinoli
- mezzo cucchiaino di burro

PREPARAZIONE:
1. Riscaldate il forno a 180°.
2. In una terrina mescolate la ricotta e le uova.
3. Aggiungete il succo di agave, la vaniglia, il formaggio e le noci.
4. Versate in uno stampo da muffin antiaderente precedentemente imburrato.
5. Cuocete in forno a 180° per 15-20 minuti. Rimuovete dal forno e servite.

Frullato della colazione

DOSI: per 1 persona
TEMPO DI PREPARAZIONE: 5 min

INGREDIENTI
- 120 ml di yogurt biologico intero
- 5 fragole tagliate a pezzetti
- 5 mirtilli
- 2 bustine di stevia o 1 cucchiaino di succo d'agave
- da 8 a 10 cubetti di ghiaccio

PREPARAZIONE:
1. Frullate ad alta velocità tutti gli ingredienti con un mixer.
2. Aggiungete acqua, se necessario, per raggiungere la consistenza desiderata.
3. Servite con altro ghiaccio.

INSALATE E ANTIPASTI

Insalata di salmone con carciofi

DOSI: per 2 persone
TEMPO DI PREPARAZIONE: 15 min

INGREDIENTI
- 340 gr di salmone tagliato a pezzetti
- 2 carciofi piccoli
- 2 cucchiai di olio extravergine d'oliva
- 1 cucchiaio di succo di limone
- 2 spicchi d'aglio tritato
- 2 coste di sedano tagliate a dadini
- 1 cipolla piccola tritata
- 2 cucchiai di prezzemolo tritato
- 30 gr di finocchio a pezzetti
- 200 gr di fagiolini
- 6 olive nere, per guarnire (facoltativo)
- 1 spicchio di limone, per guarnire (facoltativo)

PREPARAZIONE:

1.Mescolate l'olio d'oliva, il succo di limone, l'aglio, il sedano, la cipolla, il prezzemolo e il finocchio.

2.Sbollentate i carciofi e i fagiolini in acqua calda per 10 minuti; lasciateli raffreddare e tagliateli a pezzetti.

3.Unite insieme tutti gli ingredienti, ad eccezione del salmone e degli ingredienti che verranno usati per guarnire.

4. Disponete il composto su due piatti con il salmone.

5.Accompagnate con uno spicchio di limone e le olive e servite.

Insalata nizzarda di spinaci

DOSI: per 2 persone
TEMPO DI PREPARAZIONE: 10-15 min

INGREDIENTI

200 gr fave sgranate
200 gr di foglie fresche di spinaci, lavate e asciugate
mezzo cespo di lattuga
60 gr di olive sgocciolate
1 cetriolo tagliato a striscioline
1 grossa cipolla tritata
120 gr di pomodori tipo ciliegia
1 scatoletta di tonno al naturale sgocciolato
2 uova sode tagliate a metà, per guarnire
1 pizzico di pepe nero macinato fresco

PREPARAZIONE:

1.Sbollentate le fave in una pentola di acqua bollente per 3-4 minuti, fino a che non diventino tenere. Lasciate raffreddare.

2.Mescolate insieme le fave, gli spinaci, la lattuga, le olive, il cetriolo e la cipolla. Tagliate i pomodori a tocchetti e aggiungeteli al composto che deve essere suddiviso in due piatti.

3.Aggiungete il tonno e guarnite con l'uovo sodo. Pepate quanto basta e servite.

Insalata di gamberetti

DOSI: per 2 persone
TEMPO DI PREPARAZIONE: 10-15 min

INGREDIENTI

2 cucchiai di succo di lime
1 cucchiaio di olio extravergine di oliva
2 cucchiai di maggiorana fresca sminuzzata
3 grossi pomodori
200 gr di zucchine sminuzzate
6 grossi gamberetti, pelati e sbollentati
1 pizzico di sale
1 pizzico di pepe nero macinato fresco

PREPARAZIONE:

1.Scaldate il forno a 180°.

2.Per guarnire: mescolate il succo di lime, l'olio d'oliva, la maggiorana, il sale e il pepe. Passate in frigo.

3.Per l'insalata: tagliate i pomodori in 6 dischetti e posizionateli in un piatto di cottura da 20 cm di diametro.

4.Versate metà della salsa di guarnizione sopra ai pomodori. Coprite e cuocete per 4 minuti a 170°.

5.Estraete i pomodori dal piatto.

6.Disponete una fetta di pomodoro per ogni piatto, sul quale verserete un cucchiaio di zucchine sminuzzate e un gamberetto. Ripetete l'operazione formando diversi strati fino ad esaurimento degli ingredienti. In cima ponete una fetta di pomodoro e la salsa di guarnizione rimasta. Servite.

Insalata vietnamita

DOSI: per 2-3 persone
TEMPO DI PREPARAZIONE: 20 min

INGREDIENTI

1 cespo di lattuga romana tagliata a listarelle
1 cespo di insalata trocadero tagliata a listarelle
2 scalogni
1 pompelmo rosa
1 bustina di stevia o 1 cucchiaino di succo d'agave
3 cucchiai di brodo di pesce
3 cucchiai di succo di lime
mezzo cucchiaino di salsa al peperoncino e aglio
1 cucchiaio di arachidi tritate
100 gr di coriandolo fresco tritato
50 gr di menta fresca tritata

PREPARAZIONE:

1.Lavate tutti gli ingredienti e suddividete la lattuga in due piatti.
2.Sminuzzate lo scalogno e disponetelo sopra la lattuga.
3.Tagliate il pompelmo in 3 parti.
4.Mescolare la stevia o l'agave con il brodo di pesce, il succo del lime, la salsa al peperoncino e versate il tutto sopra alla lattuga, la cipolla e il pompelmo.
5.In cima all'insalata, disponete le arachidi, il coriandolo e la menta. Servite.

Ceviche di capesante

DOSI: per 2 persone
TEMPO DI PREPARAZIONE: 1-2 ore

INGREDIENTI

230 gr di capesante
230 gr di passata di pomodoro
1 pomodoro San Marzano (di medie dimensioni)
mezza cipolla rossa
30 gr di succo di limone

tabasco
un pizzico di sale
un pizzico di pepe nero macinato fresco

PREPARAZIONE:

1. Cuocete le capesante per 20-30 minuti in acqua bollente in cui avrete versato la passata di pomodoro. Scolate.
2. Affettate il pomodoro e la cipolla e tritate il coriandolo.
3. In una ciotola di grandezza media, unite insieme il pomodoro, la cipolla, il coriandolo, il succo di limone, il tabasco, sale e pepe. Aggiungete le capesante e mescolate.
4. Passate in frigorifero per 1-2 ore prima di servire.

Ostriche saltate

DOSI: per 1 persona
TEMPO DI PREPARAZIONE: 10 min

INGREDIENTI

5 ostriche in guscio
1 porro
1 cucchiaino di burro
1 spicchio di limone per guarnire (facoltativo)
un pizzico di sale
un pizzico di pepe nero macinato fresco

PREPARAZIONE:

1. Aprite le ostriche (o fatele aprire in pescheria) e ponetele in frigorifero.
2. Lavate accuratamente il porro e tagliatelo a fettine sottili.
3. Sciogliete il burro in una padella a fuoco medio. Aggiungete il porro e cuocete per 2-3 minuti, poi togliete la padella dal fuoco.
4. Saltate le ostriche sul fuoco per 1 minuto su entrambi i lati.
5. Versate il porro sulle ostriche e mescolate. Disponete sul piatto con una fetta di limone. Servite.

Tonno con formaggio di capra

DOSI: per 2 persone
TEMPO DI PREPARAZIONE: 2 ore

INGREDIENTI
340 gr di tonno già cotto, tagliato in due fette da 1,5 cm ciascuna
90 gr di formaggio fresco di capra
1 cucchiaio di olio extravergine di oliva
1 cucchiaio di erba cipollina sminuzzata
mezzo spicchio d'aglio macinato
mezzo cucchiaino di radice di zenzero fresco grattugiato
un pizzico di pepe di cayenna
100 gr di foglie di rucola, per guarnire
un pizzico di pepe nero macinato fresco

PREPARAZIONE:
1.Disponete il tonno in una terrina di vetro da cottura e irroratelo con olio d'oliva. Pepate.
2. Coprite e passate in frigorifero per 2 ore.
3. In una terrina, mescolate il formaggio di capra con l'erba cipollina, l'aglio, lo zenzero e il pepe di cayenna.
4.Versate il composto su ogni lato del tonno.
5.Guarnite con la rucola e servite.

Sashimi di salmone con insalata di avocado

DOSI: per 2-3 persone
TEMPO DI PREPARAZIONE: 20 min

INGREDIENTI
6 tranci di salmone tagliati in rettangoli (tipo sushi)
1 mazzetto di prezzemolo, lavato e privo del gambo
6 cucchiai di olio extravergine di oliva
1 peperoncino Jalapeño (peperoncino rosso messicano) tagliato a metà
1 avocado
2 cucchiaini di succo di limone
mezzo cespo di lattuga

un pizzico di sale
un pizzico di pepe nero macinato fresco

PREPARAZIONE:

1.Scottate il prezzemolo in acqua bollente per 10 secondi. Rimuovetelo e mettetelo immediatamente in acqua fredda.
2.Togliete il prezzemolo dall'acqua e passatelo nel mixer con l'olio d'oliva e il peperoncino. Miscelate fino a quando il composto risulterà omogeneo.
3. Tagliate l'avocado in cubetti da 2,5 cm e disponetelo in una terrina. Aggiungete la salsa di prezzemolo, il succo di limone, il sale e il pepe e lasciate riposare.
4.Disponete la lattuga a cerchio su 2 o 3 piatti e mettete l'avocado al centro.
5.Posizionate il salmone in cima all'avocado. Irrorate con la salsa di prezzemolo e servite.

Rotolini di pollo

DOSI: per 4-5 persone
TEMPO DI PREPARAZIONE: 20 min

INGREDIENTI

900 gr di petto di pollo cucinato, senza pelle e raffreddato a temperatura ambiente
120 ml di panna acida
120 gr di porro, finemente sminuzzato
mezzo cucchiaino di prezzemolo fresco tritato
q.b. pepe di cayenna (facoltativo)
una punta di noce moscata grattugiata fresca (facoltativo)
100 gr di semi di girasole tostati
le foglie di un cespo di insalata trocadero, separate, lavate e asciugate

PREPARAZIONE:

1.In una ciotola capiente unite al pollo la panna acida, il porro, il prezzemolo, il pepe, la noce moscata e i semi di girasole.
2.Versate un cucchiaio del composto ottenuto all'interno di una foglia di lattuga e avvolgete a involtino. Procedete in questo modo e servite.

Ali di pollo alla cinese

DOSI: per 4-6 persone
TEMPO DI PREPARAZIONE: 6-7 ore

INGREDIENTI
1,4 kg di ali di pollo
1 cucchiaino di succo d'agave
1 cucchiaino di radice di zenzero grattugiata
1 spicchio d'aglio tritato
mezzo cucchiaino di salsa al peperoncino e aglio

PREPARAZIONE:
1.Riscaldate il forno a 190°.
2.Mescolate insieme tutti gli ingredienti a parte le ali di pollo.
3.Disponete la marinata in un contenitore a chiusura ermetica e trasferite in frigorifero per 3-4 ore.
4.Mettete le ali nella marinata e trasferite il tutto nel frigorifero per altre 2 ore.
5.Estraete le ali di pollo dalla marinata lasciando il sugo da parte.
6.Disponete le ali su una teglia e infornate a 190° per 15 minuti.
7.Estraete la teglia dal forno e versate la marinata sulle ali di pollo. Cuocere in forno per altri 30-40 minuti e servite.

Paillard di pollo alla griglia con burro al mandarino

DOSI: per 2 persone
TEMPO DI PREPARAZIONE: 90 min

INGREDIENTI
2 petti di pollo
2 cucchiai di olio extravergine d'oliva
1 mandarino, pelato e tagliato a tocchetti
100 gr di erbe miste (dragoncello, prezzemolo e timo)
2 cucchiai di succo di lime
1 piccolo cespo di lattuga
3 cetrioli medi tagliati finemente
1 cucchiaino di burro

PREPARAZIONE:

1.Pulite i petti di pollo. Mescolate insieme l'olio d'oliva, il mandarino, le erbe e il succo di lime. Lasciate marinare per 1 ora.
2.Mescolate insieme la lattuga e il cetriolo e lasciate riposare.
3.In una padella di grandezza media, sciogliete il burro a fuoco medio.
4.Saltate il pollo in padella per alcuni minuti e rigirate fintanto che non risulti ben cotto.
5.Servite il pollo con l'insalata di cetrioli e lattuga.

Pollo saltato con scalogno

DOSI: per 2 persone
TEMPO DI PREPARAZIONE: 20 min

INGREDIENTI

2 petti di pollo
3 cucchiaini di olio extravergine d'oliva
1 cucchiaino di burro
100 gr scalogno
2 spicchi d'aglio tritato
4 pomodori passati in padella, privi di semi e tagliati a pezzetti
1 pizzico di pepe nero macinato fresco

PREPARAZIONE:

1.Pulite le ali di pollo.
2.Scaldate l'olio d'oliva e il burro in una padella di media grandezza a fuoco medio.
3.Aggiungete lo scalogno e l'aglio e lasciate imbiondire per 1 minuto.
4.Aggiungete il pollo e saltate per 7-10 minuti per lato fino a che non sia ben cotto.
5.Aggiungete i pomodori e continuate la cottura per altri 3 minuti.
6.Pepate secondo il vostro gusto e servite.

Pollo alla fiorentina

DOSI: per 2 persone
TEMPO DI PREPARAZIONE: 20 min

INGREDIENTI
2 petti di pollo
450 gr di spinaci sbollentati
120 ml di panna o acqua
1 cucchiaio di burro
200 gr di funghi
1 piccola cipolla rossa tagliata fine
un pizzico di sale
un pizzico di pepe nero macinato fresco

PREPARAZIONE:
1.Pulite i petti di pollo e ritagliate una tasca all'interno della quale infilerete gli spinaci.
2.Immergete i petti nella panna o nell'acqua per 15 minuti.
3.Scaldate sul fuoco il burro in una padella di grandezza media. Aggiungete i funghi e saltate per 3 minuti.
4.Aggiungete la cipolla e cucinate per altri 3 minuti.
5.Aggiungete il pollo e saltate per diversi minuti su ogni lato fino a quando non risulterà ben cotto. Salate e pepate.
6.Disponete i funghi sul pollo e servite.

Pollo con pomodori e carciofi

DOSI: per 2 persone
TEMPO DI PREPARAZIONE: 40 min

INGREDIENTI
Mezzo pollo intero
150 gr di pomodori passati in padella
150 gr di cuori di carciofo tritati
2 cucchiaini di olio di macadamia
2 spicchi d'aglio tritato
1 punta di dragoncello fresco tritato

1 punta di prezzemolo fresco tritato
1 punta di cerfoglio fresco tritato
1 punta di erba cipollina fresca
un pizzico di sale
un pizzico di pepe nero macinato fresco

PREPARAZIONE:

1.Riscaldate il forno a 180°.
2.Disponete il pollo in una pirofila e infornate per 35 minuti a 180°, poi ritirate dal forno e lasciate riposare.
3.In una padella, scaldate l'olio di macadamia.
4.Aggiungete i pomodori, l'aglio e i carciofi.
5.Saltate per 5 minuti e aggiungete il dragoncello, il prezzemolo, il cerfoglio e l'erba cipollina.
6.Versate la salsa sul pollo; salate, pepate e servite.

Bistecca di tacchino alla griglia

DOSI: per 2-3 persone
TEMPO DI PREPARAZIONE: 40 min

INGREDIENTI

680 gr di tacchino spellato e disossato
60 gr di senape di Digione
il succo di un'arancia
1 cucchiaino di salsa Worcester
1 spicchio d'aglio tritato
1 cucchiaio di olio di macadamia
1 pizzico di pepe nero macinato fresco

PREPARAZIONE:

1.Disponete il tacchino su una pirofila in vetro. Spennellate entrambi i lati del tacchino con la mostarda e pepate.
2.Preparate una salsa con il succo d'arancia, la salsa Worcester e l'aglio.
3.Versate metà di questa salsa sul tacchino, l'altra metà conservatela a parte. Fate in modo che la salsa ricopra in modo omogeneo il tacchino, poi passate in frigorifero per 20 minuti.
4.Oleate la griglia del forno con l'olio di macadamia. Preriscaldate il forno a

temperatura media e ricoprite la base con un foglio di alluminio.
5.Grigliate il tacchino fino a completa cottura, rigirandolo occasionalmente e spennellandolo con la rimanente salsa per 30 minuti.
6.Lasciate a forno spento il tacchino per 5 minuti.
7.Affettate in senso diagonale e servite.

Petto d'anatra alla griglia

DOSI: per 2 persone
TEMPO DI PREPARAZIONE: 10 min

INGREDIENTI
2 petti d'anatra
2 cucchiaini di burro
1 pizzico di sale
1 pizzico di pepe nero macinato fresco
2 mazzetti di crescione
200 gr di lattuga riccia
1 peperone rosso tagliato a pezzetti

PREPARAZIONE:
1.Sciogliete il burro in una padella a fuoco medio.
2.Salate e pepate il petto d'anatra.
3.Saltate sul fuoco per qualche minuto su entrambi i lati.
4.In una terrina mescolate il crescione, la lattuga e il peperone rosso.
5.Dividete in due parti il petto d'anatra che disporrete su due piatti. Servite insieme all'insalata.

SPUNTINI E DESSERTS

Potete concedervi questi piatti nella Fase Uno della Dieta Perfetta come spuntino facoltativo di metà mattinata o di metà pomeriggio, oppure come dessert.

Hummus

DOSI: per 3 persone
TEMPO DI PREPARAZIONE: 3-5 ore

INGREDIENTI
200 gr di ceci secchi
80 gr di crema di tahina
3 cucchiai di olio extravergine d'oliva
5 spicchi d'aglio tritato finemente
1 punta di cumino macinato
120 ml di succo di limone fresco
2 cucchiai di prezzemolo fresco tritato
un pizzico di sale
un pizzico di pepe nero macinato fresco

PREPARAZIONE:

1.Lavate e asciugate i ceci e metteteli in ammollo per 4 ore, oppure per tutta la notte.
2.Scolateli buttando via l'acqua.
3.Mettete i ceci in una terrina. Copriteli per 5 cm di acqua e portate a ebollizione.
4.Cuocete per un'ora a fuoco basso fintanto che il cece diventa tenero e la sua pelle si rompe.
5.In un mixer, unite i ceci, la crema di tahina, l'olio d'oliva, il sale, il pepe, l'aglio, il cumino e il succo di limone. Mescolate fino ad ottenere un composto liscio. Se lo trovate troppo duro, aggiungete un poco di acqua.
6.Spolverate con il prezzemolo e servite.

Banane al cocco e cacao

DOSI: per 4 persone
TEMPO DI PREPARAZIONE: 10 min

INGREDIENTI
4 cucchiaini di cacao in polvere
4 cucchiaini di cocco disidratato e senza zucchero
2 banane tagliate a rondelle

PREPARAZIONE:
1.Disporre il cacao e il cocco su due piatti separati.
2.Passate ogni dischetto di banana nel cacao in polvere eliminando l'eccesso, poi passare nel cocco.

Crema di ricotta alle mandorle

DOSI: per 1 persona
TEMPO DI PREPARAZIONE: 10 min

INGREDIENTI
230 gr di ricotta
mezzo cucchiaino di estratto di mandorla
2 bustine di stevia o 1 cucchiaino di succo d'agave
2 cucchiaini di mandorle tostate e macinate

PREPARAZIONE:
1.In mixer, mescolate tutti gli ingredienti ad eccezione delle mandorle. Trasferito il composto in una ciotola e aggiungete le mandorle.
2.Passate la crema in frigorifero per 10 minuti.
3.Servitela fredda.

Pere al gorgonzola

DOSI: per 1 persona
TEMPO DI PREPARAZIONE: 3 min

INGREDIENTI

1 pera affettata
1 cucchiaio di gorgonzola a pezzetti

PREPARAZIONE:

1. Disporre il gorgonzola sopra le fette di pera

Fase Uno del programma della Dieta Perfetta

Giorno 1

Una giornata tipo nella Dieta Perfetta, Fase Uno

COLAZIONE: Succo di verdure fresche e uova copenhagen (uova in camicia con salmone)
SPUNTINO FACOLTATIVO DI METÀ MATTINA: Lattuga con hummus
PRANZO: Insalata vietnamita
SPUNTINO FACOLTATIVO DI METÀ POMERIGGIO: Frutti di bosco con 2 cucchiaini di panna montata non zuccherata
CENA: Petto d'anatra alla griglia con contorno di insalata

Giorno 2

Una giornata tipo nella Dieta Perfetta, Fase Uno

COLAZIONE: Frullato della colazione
SPUNTINO FACOLTATIVO DI METÀ MATTINA: 2 fette di tacchino
PRANZO: Pollo alla Fiorentina
SPUNTINO FACOLTATIVO DI METÀ POMERIGGIO: Ostriche saltate
CENA: Gambetti con burro all'aglio e contorno di insalata

Giorno 3

Una giornata tipo nella Dieta Perfetta, Fase Uno

COLAZIONE: Quiche vegetariana e 2 fette di anguria
SPUNTINO FACOLTATIVO DI METÀ MATTINA: mezzo melone giallo
PRANZO: Pollo saltato con scalogno
SPUNTINO FACOLTATIVO DI METÀ POMERIGGIO: 120 gr di frutta a guscio
CENA: Polpette di polpa di granchio fritte

Giorno 4

Una giornata tipo nella Dieta Perfetta, Fase Uno

COLAZIONE: Omelette francese al formaggio e frutti di bosco
SPUNTINO FACOLTATIVO DI METÀ MATTINA: 2 coste di sedano e 1 cucchiaio di formaggio tenero fresco
PRANZO: Bistecca di tacchino alla griglia e contorno di verdure verdi
SPUNTINO FACOLTATIVO DI METÀ POMERIGGIO: Avocado con succo di lime
CENA: Insalata nizzarda di spinaci

Giorno 5

Una giornata tipo nella Dieta Perfetta, Fase Uno

COLAZIONE: Macedonia di fragole e 1 tazza di latte alle mandorle
SPUNTINO FACOLTATIVO DI METÀ MATTINA: 3 fette di tacchino su un letto di lattuga
PRANZO: Ali di pollo alla cinese e contorno di insalata
SPUNTINO FACOLTATIVO DI METÀ POMERIGGIO: Alcuni pomodorini ciliegia e 1 cucchiaio di burro di mandorle
CENA: Gamberi ai funghi

Giorno 6

Una giornata tipo nella Dieta Perfetta, Fase Uno

COLAZIONE: Macedonia di frutta mista
SPUNTINO FACOLTATIVO DI METÀ MATTINA: 120 gr di tonno
PRANZO: Ceviche di capesante
SPUNTINO FACOLTATIVO DI METÀ POMERIGGIO: Crema di ricotta alle mandorle
CENA: Paillard di pollo alla griglia con burro al mandarino

Giorno 7

Una giornata tipo nella Dieta Perfetta, Fase Uno

COLAZIONE: Frittata mediterranea
SPUNTINO FACOLTATIVO DI METÀ MATTINA: poche olive
PRANZO: Pollo alla griglia con contorno di verdure miste
SPUNTINO FACOLTATIVO DI METÀ POMERIGGIO: 2-3 datteri con cocco grattugiato
CENA: Salmone con sauté di funghi

CAPITOLO 20

Ricette delle Fasi Due e Tre

Tutte le ricette della Fase Uno sono valide anche nella Fase Due e nella Fase Tre della Dieta Perfetta. Alcune delle ricette delle Fasi Due e Tre includono cereali integrali o alcool tra gli ingredienti. Se avete un trascorso con problemi di alcool, vi invito a non utilizzare le ricette, tra quelle che vi propongo, che lo prevedono. Oppure, se avete fatto molta fatica a perdere peso, riducete i cereali e limitate o evitate del tutto le ricette contenenti alcool.

Colazione

Barchette mediterranee all'avocado

PORZIONI: 4
TEMPO DI PREPARAZIONE: 30 min.

INGREDIENTI
- 1 cucchiaio di succo di lime
- 2 avocado maturi, pelati e tagliati a metà
- ½ cucchiaino di burro
- 5 uova medie sbattute
- 2 cipolle verdi tritate
- ¼ tazza di coriandolo fresco a pezzi
- 4 olive a pezzi
- 1 pizzico di sale e pepe nero macinato al momento

PREPARAZIONE
1. Versate il succo di lime sugli avocado a metà e mettete da parte.
2. Fondete il burro in una grande padella a fuoco lento.
3. Mescolate le uova con le cipolle, il coriandolo e le olive e versate il composto nella padella.
4. Cuocete per 5 minuti a fuoco medio mescolando spesso e mettete da parte.
5. Mettete il composto di uova all'interno delle metà di avocado. Aggiungete sale e pepe. Servite.

Uova e rucola in salsa verde

PORZIONI: 2 o 3
TEMPO DI PREPARAZIONE: 20 min.

INGREDIENTI
- 2 tazze di rucola a pezzi
- ½ mazzo di erba cipollina tritata
- 2 cucchiaini di olio extra-vergine di oliva
- 1 pizzico di sale e pepe nero macinato al momento
- 4 uova medie
- 1 cucchiaino di burro non salato

1 tazza di insalata mista
½ tazza di noci
¼ tazza di Parmigiano grattugiato

PREPARAZIONE

1. Mettete la rucola, l'erba cipollina, l'olio d'oliva e 2 cucchiai di acqua in un frullatore. Frullate finché il composto non risulti omogeneo e aggiungete sale e pepe.
2. Sbattete le uova e mettetele da parte.
3. Fondete il burro in una padella e aggiungete il composto di rucola, cuocete per 1 minuto.
4. Aggiungete le uova sbattute e cuocete finché non risulteranno dorate.
5. Dividete l'insalata mista tra i piatti da portata. Spruzzate di noci tritate e aggiungete sopra il composto di uova.
6. Spolverate con il Parmigiano e servite.

Uova con formaggio di capra

PORZIONI: 2 o 3
TEMPO DI PREPARAZIONE: 15 min.

INGREDIENTI

6 uova medie
100 g di formaggio di capra
¼ tazza di panna
1 cucchiaio di maggiorana o timo freschi
1 pizzico di sale e pepe nero macinato al momento
1 cucchiaio di burro non salato

PREPARAZIONE

1. Sbattete le uova. Mescolate metà del formaggio insieme alle uova e aggiungete la panna, il timo o la maggiorana, sale e pepe.
2. Fondete il burro in una padella antiaderente e aggiungete il composto di uova.
3. Cucinate a fuoco lento mescolando insieme al formaggio rimasto finché il composto non si compatta. Servite caldo.

Quiche di zucchine

PORZIONI: 2 o 3
TEMPO DI PREPARAZIONE: 1 ora

INGREDIENTI

2 cucchiai di burro
2 tazze di zucchine, in sottili rondelle tagliate poi a metà
12 pomodorini ciliegini
2 cucchiai di farina di grano integrale
2 uova grandi o 3 uova medie
½ tazza di yogurt intero
1 cucchiaino di origano fresco
200 g di formaggio cremoso
1/3 tazza di Parmigiano grattugiato

PREPARAZIONE

1. Riscaldate il forno a 200°.
2. Imburrate una larga teglia da forno con un cucchiaio di burro e mettete da parte.
3. In una padella saltate le zucchine con il restante burro. Aggiungete i pomodorini e cuocete per altri 3 minuti. Togliete la padella dal fuoco e lasciate raffreddare per 5-10 minuti.
4. Aggiungete la farina e mescolate.
5. Con un cucchiaio distribuite il composto di zucchine nella teglia.
6. In un'altra ciotola sbattete le uova, poi aggiungete lo yogurt, l'origano e il formaggio.
7. Distribuite il composto di uova sulle zucchine e aggiungete una spolverata di Parmigiano.
8. Cucinate il tutto per 30 minuti a 200° e servite.

Involtini di uova

PORZIONI: 1
TEMPO DI PREPARAZIONE: 15 min.

INGREDIENTI

2 uova sode
1 cucchiaino di olio extra-vergine d'oliva
1 pizzico di sale e pepe nero macinato al momento
Impanatura integrale
1 fetta di formaggio piccante

PREPARAZIONE

1. Tagliate le uova sode in piccoli pezzi e aggiungete olio d'oliva, sale e pepe.
2. Avvolgete il composto con l'impanatura integrale. Arrotolate nella fetta di formaggio e servite.

Cocotte di Uova

PORZIONI: 4
TEMPO DI PREPARAZIONE: 1 ora

INGREDIENTI

1 cucchiaio di burro non salato
4 cucchiai di Parmigiano
1 cucchiaio di timo fresco
1 pizzico di sale e pepe nero macinato al momento
8 uova
½ tazza di panna
4 ramoscelli di timo fresco
2 fette di pane integrale o di segale tostato a porzione

PREPARAZIONE

1. Preriscaldate il forno a 180°.
2. Imburrate una teglia da muffin e spolveratela con metà del Parmigiano, poi mettete ¼ di cucchiaino di timo in ogni scompartimento. Salate e pepate.

3. Aggiungete 2 uova e 2 cucchiai di panna all'interno di ogni formina della teglia. Spolverate con il formaggio rimanente e guarnite ogni scomparto con un rametto di timo.
4. Mettete la teglia in un'altra più grande e infornate dopo aver riempito la teglia più grande di acqua calda fino a coprire metà del livello di quella all'interno.
5. Cuocete a 180° per 8-10 minuti, finché le uova non sono cresciute in volume e diventate leggermente dorate.
6. Servite su un letto di pane integrale o di segale.

Fragole con ricotta

PORZIONI: 1
TEMPO DI PREPARAZIONE: 5 min.

INGREDIENTI

½ tazza di fragole o di frutti di bosco a vostra scelta
½ tazza di ricotta

PREPARAZIONE

1. Tagliate le fragole in piccoli pezzi e mischiate con la ricotta. Servite.

Insalate e Antipasti

Insalata tailandese

PORZIONI: 3 o 4
TEMPO DI PREPARAZIONE: 1 ora

INGREDIENTI

300 g di petto di pollo senza pelle e disossato
2 cucchiai di salsa teriyaki poco salata
½ avocado
6 tazze di insalate versi miste (lattuga romana, insalata verde e lattuga iceberg)
½ tazza di prezzemolo tritato
¼ tazza di arachidi tritate
4 cipolle verdi tritate
½ cucchiaino di peperoncino macinato
1 tazza di cetriolo a dadini

PREPARAZIONE

1. Mettete il pollo e la salsa teriyaki in un contenitore di vetro e lasciate marinare in frigo per 30 minuti.
2. Rimuovete il pollo dal contenitore e versate la salsa della marinatura in una piccola terrina.
3. Mettete il pollo a grigliare, cuocendolo 5 minuti per parte, nel frattempo spennellatelo con la marinata.
4. Mentre il pollo sta cuocendo, fate a fette l'avocado.
5. Mettete le insalate verdi miste su 2 o 3 piatti da portata. Aggiungete il prezzemolo, le arachidi, le cipolle verdi, il peperoncino, i cetrioli e l'avocado.
6. Aggiungete il pollo sopra la base creata e servite.

Insalata mista alla messicana

PORZIONI: 2
TEMPO DI PREPARAZIONE: 30 min.

INGREDIENTI

2 tazze di pollo cotto a dadini
¼ tazza di cipolla rossa a pezzi
½ peperone verde a pezzi
1 pomodoro piccolo a pezzi
½ avocado a fette
2 cucchiai di olio extra-vergine d'oliva
2 cucchiai di aceto di mele
½ cucchiaio di agave
2 cucchiai di salsa
½ cucchiaino di cumino
1 aglio a pezzi
1 cespo di lattuga romana

PREPARAZIONE

1. Mettete il pollo, la cipolla, il peperone, il pomodoro e l'avocado in una terrina.
2. Frullate l'olio con l'aceto, l'agave, la salsa, il cumino e l'aglio.
3. Mettete la lattuga come base sui piatti da portata e spennellatela con il composto di olio e aromi.
4. Aggiungete il pollo precedentemente condito sopra il letto di lattuga. Servite.

Insalata di lenticchie mediterranea

PORZIONI: 2 o 3
TEMPO DI PREPARAZIONE: 1 ora

INGREDIENTI

10 pomodorini ciliegini
½ tazza di olio extra-vergine d'oliva
1 ½ tazza di lenticchie
il succo di un limone
1 foglia di alloro fresco
2 agli schiacciati e a pezzi
2 cipolle rosse medie a pezzi
1 mazzetto di prezzemolo a pezzi
½ tazza di olive snocciolate
100 g di Parmigiano grattugiato

PREPARAZIONE

1. Scaldate il forno al minimo.
2. Mettete i pomodorini in una teglia e aggiungete un filo d'olio, cuocete per 40 minuti alla temperatura minima.
3. Mettete le lenticchie in una casseruola e aggiungete il succo del limone, l'alloro, l'aglio e coprite il tutto con acqua. Cuocete per 40 minuti o finché le lenticchie non sono pronte.
4. Scolate le lenticchie e spostatele in una terrina, aggiungete i pomodorini, le cipolle rosse, il prezzemolo e le olive.
5. Spolverate il tutto con del Parmigiano e servite.

Gamberoni in salsa di cocco e avocado

PORZIONI: 1
TEMPO DI PREPARAZIONE: 10 min.

INGREDIENTI

½ mango pelato, snocciolato e fatto a fette
¼ tazza di peperone rosso a dadini
1 cucchiaino di zenzero tritato
2 cucchiaini di cipolla rossa tritata
2 cucchiaini di olio di macadamia
1 pizzico di sale e pepe nero macinato al momento
6 gamberoni
80 g di cocco a pezzi non dolcificato

PREPARAZIONE

1. Riscaldate il forno a 180°.
2. Mischiate il mango, il peperone rosso, lo zenzero, la cipolla e l'olio di macadamia in una terrina. Salate, pepate e mettete da parte.
3. Sgusciate i gamberoni e immergeteli in acqua bollente per 3-4 minuti. Toglieteli dall'acqua e lasciate raffreddare.
4. Avvolgete i gamberoni nel cocco a pezzi e cuocete al forno per 5 minuti a 180°.
5. Servite il piatto caldo con la salsa al mango.

Gamberoni in salsa di burro all'aglio

PORZIONI: 1
TEMPO DI PREPARAZIONE: 20 min.

INGREDIENTI

8 gamberoni da sgusciare
2 cucchiai di burro
1 ½ aglio tritato
1 cucchiaio di vino bianco secco
½ cucchiaio di prezzemolo o erba cipollina per guarnire
1 pizzico di sale

PREPARAZIONE

1. Se congelati, scongelate i gamberoni e poi sgusciateli.
2. Sciacquate e asciugate i gamberoni.
3. Scaldate una padella su fuoco medio. Aggiungete un cucchiaio di burro e l'aglio.
4. Cucinate finché non si è formata una salsa e poi aggiungete i gamberoni. Continuate a cuocere mescolando spesso per 1-3 minuti o finché i gamberoni non sono ben rosolati.
5. Aggiungete il vino e il burro restante sui gamberoni.
6. Togliete i gamberoni dalla padella e impiattate.
7. Decorate il piatto con prezzemolo o erba cipollina, salate, pepate e servite.

Stifado greco di coniglio

PORZIONE: 4 o 5
TEMPO DI PREPARAZIONE: 1 ora

INGREDIENTI

2 conigli
15 grammi di olio di macadamia
2 cipolline
1 aglio a pezzi
2 rametti di rosmarino
2 rametti di timo
1 foglia di alloro
2 grani di pepe nero
2 grani di pepe bianco
2 cipolle bianche
¼ litro di vino rosso
1 pomodoro a pezzi
200 g di passata di pomodoro
1 pizzico di sale marino

PREPARAZIONE

1. Riscaldare il forno a 120°.
2. In una casseruola rosolate i conigli con metà dell'olio di macadamia a fuoco medio per 15 minuti. Aggiungete le cipolline.
3. In un'altra padella mettete l'olio rimasto, l'aglio, il rosmarino, il timo, l'alloro, i grani di pepe e la cipolla bianca, cuocete il tutto per 5 minuti. Sfumate

con il vino rosso e cuocete per altri 5 minuti.
4. Aggiungete la salsa di pomodoro e cuocete per 15 minuti, infine aggiungete il sale marino per insaporire.
5. Aggiungete il composto di aromi e pomodoro sui conigli e coprite il tutto con carta stagnola e infornate per 1 ora a 170°. Servite caldo.

Sogliola allo champagne

PORZIONI: 3
TEMPO DI PREPARAZIONE: 15 min.

INGREDIENTI
3 filetti di sogliola
2 cucchiai di burro
1 cucchiaio di origano
2 cucchiai di Parmigiano grattugiato
3 spicchi di limone

PREPARAZIONE
1. Insaporire i filetti di sogliola con sale e pepe.
2. Mettete del burro in una padella e posizionatela su fuoco medio, cuocete le sogliole 7-10 minuti per lato.
3. Versate lo champagne nella padella ma non sul pesce.
4. Spolverate il pesce con l'origano e cuocete per altri 5 minuti.
5. Mettete un po' di Parmigiano sulle sogliole, guarnite con gli spicchi di limone e servite.

Tonno alla griglia con salsa di arachidi

PORZIONI: 1
TEMPO DI PREPARAZIONE: 20 min.

INGREDIENTI

150 g di bastoncini o filetti di tonno fresco o congelato
¼ tazza di arachidi non salate o di burro di arachidi
½ cipolla verde tagliata grossolanamente
1 cucchiaino di olio di macadamia
1 cucchiaino di agave
½ cucchiaino di zenzero fresco grattugiato
½ aglio diviso in quattro
½ cucchiaino di salsa teriyaki
1 cipolla verde a fettine per guarnire (opzionale)

PREPARAZIONE

1. Riscaldate la griglia.
2. Decongelate il pesce se congelato. Lavatelo e asciugatelo, mettete da parte.
3. Frullate insieme le arachidi, 4 cucchiai di acqua, la cipolla verde, l'olio di macadamia, l'agave, lo zenzero e l'aglio, fino a ottenere una salsa omogenea. Mettete il composto in una terrina mescolando con un altro cucchiaio d'acqua. Mettete da parte.
4. Mescolate la salsa teriyaki con acqua e spennellate entrambe le parti dei filetti di tonno con il composto.
5. Mettete il tonno sulla griglia leggermente oleata e cuocete senza coperchio finché il pesce non si stacca facilmente con una forchetta (può essere leggermente rosato al centro).
6. Scaldate la salsa alle arachidi su fuoco medio-basso e versatela sul tonno.
7. Guarnite con le cipolle e servite.

Coquille Saint Jacques

PORZIONI: 6
TEMPO DI PREPARAZIONE: 35 min.

INGREDIENTI

400 g di scaloppine
1 foglia di alloro
1 pizzico di sale marino e pepe nero macinato al momento
3 cucchiai di burro
2 cucchiai di cipolla a pezzi
1 tazza di funghi a fette
3 cucchiai di farina integrale
¼ tazza di panna
2 cucchiai di sherry
1/3 tazza di pangrattato
1/3 tazza di Parmigiano grattugiato

PREPARAZIONE

1. Riscaldate il forno a 200°.
2. In una casseruola mettete 1 tazza d'acqua, le scaloppine, la foglia d'alloro, sale, pepe e timo. Mettete il tutto su fuoco medio finché non bolle, a quel punto cuocete per 5 minuti.
3. Tirate via le scaloppine, scartate la foglia d'alloro ma conservate il brodo di aromi e carne da parte.
4. In un'altra casseruola scaldate il burro con le cipolle e i funghi; cuocete 5 minuti. Aggiungete la farina e 1 tazza del brodo sui funghi.
5. Aggiungete la panna e continuate a cuocere finché il tutto non si asciuga. Aggiungete le cipolle verdi e il liquore e mischiate finché non diventa omogeneo. Ponete le scaloppine in una teglia da forno.
6. Mischiate il pangrattato con il Parmigiano e spolverate le scaloppine. Infornate a 200° per 15 minuti o più, finché la carne non è dorata.

Branzini alla griglia in fonduta di pomodoro

PORZIONI: 2
TEMPO DI PREPARAZIONE: 20 min.

INGREDIENTI

3 pomodori a dadini
200 g di branzino (o simili)
1 pizzico di sale e pepe nero macinato al momento
1 cucchiaio di burro
1 aglio tritato
1 cipolla grande a pezzi
2 cucchiaini di succo di lime
1 cucchiaio di aromi freschi misti: basilico, salvia, dragoncello e prezzemolo
1 spicchio di limone (opzionale)

PREPARAZIONE

1. Mettete i pomodori in una terrina con acqua calda.
2. Insaporite il pesce con sale e pepe.
3. Friggete il pesce nel burro 10 minuti per parte. Poi mettete il pesce in un piatto e coprite con la stagnola per mantenerlo caldo.
4. Aggiungete i pomodori, l'aglio e la cipolla nella padella. Aggiungete il succo di lime e le erbe aromatiche, cuocete il tutto per 4 minuti.
5. Cospargete il pesce con la salsa al pomodoro e guarnite con uno spicchio di limone.

Zuppa di pesce

PORZIONI: 3 o 4
TEMPO DI PREPARAZIONE: 25-35 min.

INGREDIENTI

1,2 kg di pesce misto (gamberoni, cozze, calamari)
½ tazza di olio extra-vergine d'oliva
1 aglio a pezzi
1 porro a fette
1 cipolla grande a pezzi
350 g di polpa di pomodoro, o 2 pomodori schiacciati
1 cucchiaio di timo fresco tritato grossolanamente
1 cucchiaio di aroma all'arancia
1 cucchiaio di basilico fresco tritato grossolanamente
1 cucchiaino di prezzemolo fresco
1 foglia di alloro
1 pizzico di zafferano
1 gambo di sedano a pezzi
120 ml di vino bianco secco
120 g di pesce
1 pizzico di sale e pepe nero macinato al momento

PREPARAZIONE

1. Pulite il pesce e tagliatelo a dadini.
2. Sgusciate i gamberoni lasciando le code intatte. Mettete il pesce e i gamberoni da parte.
3. Scaldate l'olio d'oliva in una casseruola su fuoco medio, aggiungete l'aglio, il porro e la cipolla.
4. Cuocete finché le cipolle non si dorano.
5. Aggiungete la polpa di pomodoro, il timo, l'aroma di arancia, il basilico, il prezzemolo, l'alloro, lo zafferano, il sedano, il vino, fate bollire.
6. Aggiungete il pesce e i gamberoni e cuocete per 10-15 minuti o fino a che le cozze non si aprono e siano del tutto cotte.
7. Insaporite con sale e pepe, servite.

Pesce al forno con funghi

PORZIONI: 2
TEMPO DI PREPARAZIONE: 15 min.

INGREDIENTI

170 g di filetti di pesce fresco o congelato (spessi circa 2,5 cm)
1 cucchiaio di burro
1 tazza di funghi a fette
2 cucchiai di cipolle verdi a fette
½ cucchiaio di dragoncello o timo fresco, o la metà della quantità se secchi
1 pizzico di sale

PREPARAZIONE

1. Scongelate il pesce se congelato.
2. Riscaldate il forno a 200°. Accomodate il pesce in una teglia da forno e salate leggermente.
3. Fondete il burro in una casseruola su fuoco medio. Aggiungete i funghi, le cipolle e metà delle erbe aromatiche. Cuocete finché i funghi e le cipolle non diventano teneri. Cospargete il pesce con il composto di funghi.
4. Aromatizzate con le erbe rimaste.
5. Infornate il tutto, coperto da un foglio di alluminio, a 200° per 12-15 minuti finché il pesce non si fa croccante. Togliete dal forno e servite.

Salmone alla griglia con peperoni rossi e spezie

PORZIONI: 1
TEMPO DI PREPARAZIONE: 15 min.

INGREDIENTI

½ peperone rosso a pezzi
½ peperone verde a pezzi
½ cipolla rossa a pezzi
1 pomodoro pelato, pulito dei semi e tagliato a strisce
2 cucchiai di olio extra-vergine d'oliva
1 cucchiaino di coriandolo fresco
1 filetto di salmone (250 g)
1 pizzico di sale e pepe nero macinato al momento

PREPARAZIONE

1. Scaldare il forno al massimo della temperatura.
2. Mischiate i peperoni, la cipolla, il pomodoro, 1 cucchiaio di olio e il coriandolo in una terrina.
3. Mettete il tutto in una padella e cuocete a fuoco medio per 30 minuti. Lasciate raffreddare per 15 minuti e mettete da parte. Lasciate che raggiunga la temperatura ambiente prima di servire.
4. Insaporite il pesce con sale e pepe e coprite con l'olio rimasto. Rosolate per 4 minuti per parte.
5. Mettete il pesce su un piatto e cospargetelo di salsa ai peperoni. Servite.

Halibut alla griglia con basilico e pomodorini

PORZIONI: 1
TEMPO DI PREPARAZIONE: 10 min.

INGREDIENTI

½ mazzetto di basilico
5 pomodorini ciliegia gialli tagliati a metà
5 pomodorini ciliegia rossi tagliati a metà
1 filetto di ippoglosso (250 g)
1 pizzico di sale e pepe nero macinato al momento

PREPARAZIONE

1. Riscaldate la griglia.
2. Schiarite le foglie di basilico immergendole nell'acqua bollente. Mischiate il basilico con ¼ di tazza di olio d'oliva.
3. Aggiungete i pomodorini gialli e rossi a metà nel composto di basilico.
4. Insaporite il filetto con sale e pepe, e ungetelo con ¼ di tazza di olio d'oliva.
5. Mettete il filetto sulla griglia per 8 minuti per parte, sistemate il pesce in un piatto e versatevi sopra il composto di pomodori.
6. Aggiungete sopra un filo d'olio e servite.

Rotolini di salmone con riso nero

PORZIONI: 4
TEMPO DI PREPARAZIONE: 45 min.

INGREDIENTI

1 tazza di riso nero a chicchi piccoli
½ cucchiaino di sale marino
2 fogli di alga nori (alghe marine essiccate)
225 g di formaggio di capra
6 filetti sottili di salmone (120 g)
½ cetriolo, pelato, privato dei semi e tagliato a bastoncini
½ cipolla rossa a pezzi
2 uova sode, con bianchi e rossi tagliati a pezzi separatamente

PREPARAZIONE

1. Lavate il riso con acqua.
2. Mettete il riso e 1 tazza d'acqua a bollire e aggiungete del sale.
3. Abbassate il fuoco al minimo e lasciate coperto finché l'acqua non sarà assorbita.
4. Togliete il riso dal fuoco e lasciate raffreddare.
5. Stendete un tappetino per sushi su una superficie piana e poneteci sopra un foglio di alga.
6. Cospargete l'alga con metà del riso.
7. Avvolgete l'alga in modo che la parte senza riso resti verso di voi.
8. Spolverate il formaggio di capra sulla parte di alga senza riso e ponete il

salmone sul formaggio.
9. Mettete il cetriolo, la cipolla e le uova sode sopra il salmone, nell'ordine che preferite.
10. Componete un rotolo e tagliatelo in 6 piccoli pezzi con un coltello umido molto affilato.
11. Ripetete l'operazione per il secondo rotolo. Servite.

Jambalaya alla creola

PORZIONI: da 4 a 6
TEMPO DI PREPARAZIONE: dalle 4 alle 6 ore

INGREDIENTI
20 molluschi tritati e il loro liquido
1/3 tazza di riso nero
100 g di gamberetti
¼ tazza di vino bianco o rosso
1 tazza di pomodori a cubetti in lattina
1 lattina di passata di pomodoro (250 g)
1 cipolla a fette
2 agli tritati
2 ali di pollo a dadini
1 foglia di alloro
3 cucchiaini di misto spezie Cajun
370 g di pollo disossato e senza pelle
200 g di peperoncini verdi (o friggitelli) freschi o congelati
¼ tazza di panna

PREPARAZIONE
1. Mettete il liquido dei molluschi in una grande padella su un fornello a fuoco basso (non aggiungete i molluschi).
2. Aggiungete al liquido il riso nero, i gamberetti, il vino, i pomodori, la passata di pomodoro, la cipolla, l'aglio, le ali di pollo, l'alloro e il misto di spezie.
3. Mettete il pollo sopra il composto.
4. Cuocete per 4-5 ore a fuoco lento.
5. Aggiungete i peperoncini verdi nell'ultima ora di cottura se congelati.
6. Aggiungete i molluschi, la panna e i peperoncini verdi (se freschi) negli ultimi 30 minuti di cottura. Togliete l'alloro e servite.

Cavolfiore e riso selvatico

PORZIONI: 2
TEMPO DI PREPARAZIONE: 45 min.

INGREDIENTI:
½ testa di cavolfiore
5 g di burro
60 g di riso selvatico

PREPARAZIONE
1.Mettete il cavolfiore in un robot da cucina o nel frullatore e frullate finché non è ben tritato.
2.Cuocete il cavolfiore al vapore o saltatelo in padella con il burro per alcuni minuti. Cercate di non cuocerlo troppo. Mettetelo da parte.
3.Mettete il riso selvatico in 250 ml d'acqua in un tegame, copritelo e cuocetelo a fuoco lento per 30 minuti.
4.Aggiungete il cavolfiore al riso selvatico e condite a piacere. Servite.

Gamberoni e riso selvatico

PORZIONI: 2-3
TEMPO DI PREPARAZIONE: 20 min.

INGREDIENTI
340 g di riso selvatico
14 gamberoni (già sgusciati e puliti)
10 g di paprika
½ spicchio d'aglio tritato
20 g di olio extravergine d'oliva
champagne

PREPARAZIONE
1.Cuocete il riso secondo le indicazioni sulla confezione. Mettetelo da parte.
2.Unite i gamberi, la paprika, il sale, il pepe e l'aglio in una terrina a parte.
3.In una padella fate riscaldare l'olio. Aggiungete i gamberi e saltateli per 2 o 3 minuti, finché non diventano di un marrone dorato.
4.Servite con il riso selvatico.

Linguine integrali ai frutti di mare

PORZIONI: 3
TEMPO DI PREPARAZIONE: 1 ora

INGREDIENTI
- 600 g di linguine integrali
- 90 g di olio extravergine d'oliva
- 15 g di aglio a fettine
- 30 g di prezzemolo tritato
- 150 g di brodo vegetale
- 220 g di salsa di pomodoro
- 15 g di sale
- 2,5 g di pepe nero macinato
- 170 g di capesante
- 170 g di anelli di calamaro
- 170 g di gamberetti
- 18 cozze
- 18 vongole di Manila
- 230 ml di vino bianco
- 10 g di basilico a julienne

PREPARAZIONE
1. Fate bollire l'acqua e cuocete la pasta per 12 o 15 minuti, mescolando di tanto in tanto.
2. Scolate la pasta e mettetela da parte.
3. Fate riscaldare l'olio in un tegame. Quando è caldo aggiungete l'aglio, il prezzemolo, il brodo vegetale, la salsa di pomodoro, il sale marino e il pepe. Mescolate bene.
4. Aggiungete la capesante, i calamari, i gamberi, le cozze e le vongole e cuocete per 5 minuti a fuoco medio.
5. Aggiungete il vino bianco e lasciate cuocere per 5 minuti.
6. Aggiungete la pasta e mescolate bene.
7. Per servire, mettete la pasta condita in una terrina e guarnitela con il basilico.

Verdure saltate

PORZIONI: 1-2
TEMPO DI PREPARAZIONE: 40 min.

INGREDIENTI:

170 g di cipolle a dadini
3 zucchine verdi a julienne
3 zucchine gialle a julienne
120 g d'olio extravergine d'oliva
2 spicchi d'aglio tritati
5 g di sale marino
2,5 g di pepe nero appena macinato

PREPARAZIONE:

1.Fate bollire 250 ml di acqua in una casseruola di medie dimensioni. Mettete la cipolla, le zucchine verdi e le zucchine gialle nella casseruola e lasciatele cuocere per 10 minuti.
2.Fate riscaldare l'olio d'oliva in una casseruola di medie dimensioni. Quando è caldo, aggiungete l'aglio e lasciatelo cuocere finché non si scurisce.
3.Aggiungete le verdure e fatele cuocere finché non diventano croccanti.
4.Aggiungete sale e pepe, mescolate per condire le verdure uniformemente.

Petto d'anatra all'uva e champagne

PORZIONI: 3
TEMPO DI PREPARAZIONE: 45 min.

INGREDIENTI:

5 ml di olio di noce di macadamia
3 petti d'anatra con la pelle (200 g cad.)
115 g di burro non salato
1½ scalogno tritato
230 g di uva tagliata a metà e senza semi
350 ml di champagne
180 ml di brodo vegetale
15 ml di succo d'agave

1,25 g di pepe bianco macinato
10 g di sale marino

PREPARAZIONE

1.Preriscaldate il forno a 180°.

2.In una casseruola aggiungete 5 ml di olio di noce di macadamia e fatelo riscaldare.

3.Aggiungete il petto d'anatra e cuocetelo finché non diventa croccante e di un colore bruno da entrambi i lati, circa 7-10 minuti.

4.Trasferite il petto d'anatra in una teglia, mettetelo in forno e cuocetelo a 180° per 10 minuti.

5.Mettete il burro, lo scalogno e l'uva in una casseruola. Cuoceteli per 5 minuti o finché non sono teneri. Aggiungete lo champagne e alzate il fuoco per far evaporare l'alcool.

6.Aggiungete il brodo vegetale e lasciate bollire per 4 minuti, quindi aggiungete lo sciroppo d'agave, il sale e il pepe. Mescolate bene e togliete dal fuoco.

7.Per servire, tagliate l'anatra a fette sottili e sistematela in un piatto. Versate sull'anatra il condimento e, con un cucchiaio, guarnite l'anatra con l'uva e lo scalogno.

Dentice con pomodorini e salsa di olive nere

PORZIONI: 3
TEMPO DI PREPARAZIONE: 1 ora

INGREDIENTI

90 ml di olio di noce di macadamia
3 filetti di dentice (210g cad.)
170 g di pomodorini
30 g di basilico tagliato a strisce
80 g di olive nere
30 ml di succo di limone fresco
2,5 g di sale
1,25 g di pepe nero macinato

PREPARAZIONE

1.Riscaldate il forno a 180°.

2.Fate scaldare la metà dell'olio di noce di macadamia in una casseruola a fuoco medio.
3.Aggiungete i filetti di dentice con la parte con la pelle rivolta verso il basso e cuoceteli finché non diventano croccanti. Girateli e fateli cuocere dall'altro lato per 2 minuti. Trasferiteli in una teglia.
4.Fate cuocere i filetti in formo a 180° per 5 minuti o finché il pesce non diventa bianco e friabile. Attenzione a non cuocerlo troppo.
5.In un'altra scodella, lavate e asciugate i pomodorini. Aggiungete il basilico, le olive nere e il restante olio di noce di macadamia, il succo di limone, sale e pepe.
6.Per servire, mettete il pesce su un piatto e con un cucchiaio spargete il condimento freddo sul pesce.

Pollo al sidro di mele

PORZIONI: 3-4
TEMPO PREPARAZIONE: 45 min.

INGREDIENTI:
15 g di olio extravergine d'oliva
1 cipolla tritata
2 spicchi d'aglio schiacciati
10 scalogni tritati
4 petti di pollo senza ossa
15 g di foglie fresche di dragoncello tritate
240 ml di sidro di mela
240 ml di brodo di pollo
60 ml di vino bianco secco
240 ml di yogurt intero (facoltativo)
Sale e pepe nero appena macinato a piacere

PREPARAZIONE
1.Fate scaldare l'olio in una padella grande a fuoco medio. Aggiungete la cipolla, l'aglio e lo scalogno e fate cuocere per 5 minuti, mescolando di tanto in tanto.
2.Aggiungete il pollo e fate cuocere per 10-12 minuti, finché non diventa dorato da entrambi i lati.
3.Aggiungete il dragoncello, il sidro, il brodo e il vino nella padella e portate

a ebollizione.

4.Abbassate il fuoco. Coprite e lasciate bollire per 30 minuti, finché il pollo diventa tenero.

5.Togliete la padella dal fuoco. Aggiungete e mescolate lo yogurt, condite a piacere con il sale e il pepe nero. Servite.

Anatra tailandese al curry

PORZIONI: 2-3
TEMPO DI PREPARAZIONE: 45 min.

INGREDIENTI

½ anatra arrosto disossata
240 ml di latte di cocco divisi in 2 parti
1 confezione (225 g) di pasta di curry Panang
15 ml di brodo di pesce
5 ml di succo d'agave
½ mezzo peperone verde o rosso a pezzettini
3-5 foglie fresche di combava

PREPARAZIONE

1.Preriscaldate il forno a 180°

2.Arrostite l'anatra nel forno a 180° per 45 minuti con 15 ml di latte di cocco.

3.In una casseruola a parte mescolate, a fuoco medio, la pasta di curry panang e il resto del latte di cocco finché il composto non diventa omogeneo.

4.Aggiungete la salsa di pesce, lo sciroppo d'agave, il peperone e le foglie di combava e fate cuocere per 15 minuti.

5.Versate la salsa sull'anatra arrostita e servite.

Melanzane ripiene

PORZIONI: 3-4
TEMPO DI PREPARAZIONE: 1 ora

INGREDIENTI

4 melanzane medie
60 g di burro non salato
1 cipolla piccola tritata
30 g di scalogno tritato
450 g di gamberi sgusciati, puliti e cotti
230 g di polpa di granchio bianco
30 g di prezzemolo fresco
1 uovo sbattuto
20 ml di succo di limone
20 ml di salsa Worcester
1 pizzico di sale e pepe nero appena macinato
115 g di parmigiano grattugiato

PREPARAZIONE

1.Preriscaldate il forno a 180°.
2.Tagliate le melanzane a metà. Togliete la polpa e mettetele a bollire in 250 ml di acqua.
3.Abbassate il fuoco e lasciate cuocere per 5 minuti.
4.In una padella a parte, non molto grande, fate sciogliere il burro e saltate le cipolle e lo scalogno finché non si ammorbidiscono.
5.Aggiungete la polpa delle melanzane, i gamberi, la polpa di granchio, il prezzemolo, l'uovo, il succo di limone, la salsa Worcester, il sale e il pepe nella padella e toglietela dal fuoco.
6.Con un cucchiaio mettete il composto dentro le melanzane precedentemente svuotate. Spolverate le melanzane con il parmigiano.
7.Mettete la teglia con le melanzane in una teglia più grande riempita con 2 cm d'acqua e infornate a 180° per 30 minuti. Servite.

Pizza ai Gamberetti

PORZIONI: 1
TEMPO DI PREPARAZIONE: 30 min.

INGREDIENTI

1 base per la pizza integrale (ca. 20 cm)
115 g di mozzarella divisi in due parti
230 g di insalata verde mista
2 pomodori San Marzano a pezzettini
1 cipolla rossa piccola tritata
10 olive tagliate
6 gamberetti sgusciati, puliti e cotti
15 g di feta

PREPARAZIONE

1.Preriscaldate il forno a 230°.
2.Mettete sulla base per la pizza mezza mozzarella e infornate a 230° per 5 minuti.
3.Unite l'insalata verde, i pomodori, la cipolla, le olive e i gamberetti in una ciotola grande.
4.Mettete il condimento con i gamberetti sulla base e aggiungete la feta e la mozzarella restante. Tagliate a fette e servite.

Aragosta Fra' Diavolo

PORZIONI: 4
TEMPO DI PREPARAZIONE: 1 ora

INGREDIENTI

1,8 kg di pomodori San Marzano maturi divisi in due parti
60 g di olio extravergine d'oliva diviso in due parti
4 spicchi d'aglio sbucciati e tritati
1 cipolla tritata
10 g di peperoncino macinato
1 pizzico di sale e pepe nero appena macinato

30 g di concentrato di pomodoro
5 g di basilico fresco
15 g di prezzemolo tritato
2 aragoste tagliate per lungo (450 cad.)
230 g di pasta integrale

PREPARAZIONE

1. Mettete i pomodori in una pentola grande a bollire. Cuocete per 1 minuto. Trasferite i pomodori in un robot da cucina o in un frullatore e frullateli fino a farne un soffice purè.
2. Fate scaldare 15 g di olio in una casseruola grande a fuoco medio. Aggiungete l'aglio e la cipolla e cuocete per 3 minuti. Aggiungete il pomodoro e portate a ebollizione. Coprite per 30 minuti, mescolando di tanto in tanto.
3. Aggiungete il peperoncino macinato, il sale, il pepe, il concentrato di pomodoro, il basilico e il prezzemolo. Togliete la casseruola dal fuoco e lasciatela da parte.
4. Cuocete le aragoste al vapore per 5 minuti. Quando sono pronte sgusciatele e tagliatele a pezzi.
5. Copritele con la salsa e cuocetele per altri 5 minuti. Se la salsa è troppo densa aggiungete un po' d'acqua. Cuocete ancora per 5 minuti.
6. Mentre preparate le aragoste, cuocete la pasta al dente, circa 7 minuti, e poi scolatela.
7. Servite la pasta condita con le aragoste e la salsa.

Anatra all'arancia

PORZIONI: 5-6
TEMPO DI PREPARAZIONE: 1 ora e 10 min.

INGREDIENTI
1 anatra (1,350 kg)
15 g di olio extravergine d'oliva
1 pizzico di pepe nero appena macinato
2 rametti di rosmarino fresco
2 rametti di timo fresco
1 spicchio d'aglio tritato
15 g di scorza d'arancia grattugiata
15 ml di succo d'agave
30 ml di brandy
2 cetrioli tagliati a pezzettini per guarnire (facoltativo)

PREPARAZIONE
1. Preriscaldate il forno a 180°.
2. Bucate la pelle dell'anatra e spennellatela con l'olio d'oliva; condite la carne con il pepe nero, il rosmarino, il timo e l'aglio.
3. Mettete l'anatra in una teglia e infornate a 180° per 1 ora, finché non diventa morbida.
4. Toglietela dalla teglia, copritela e lasciatela da parte.
5. Ripulite la teglia dal grasso e usatela per mettere la scorza d'arancia, il succo d'agave e il brandy. Cuocete per 10 minuti a fuoco lento.
6. Per servire, tagliate l'anatra e sistematela in un piatto. Versate sopra la salsa. Guarnite il piatto con i cetrioli.

Filetti mignon di tonno grigliati

PORZIONI: 4
TEMPO DI PREPARAZIONE: 4 ore

INGREDIENTI
460 g di salsa teriyaki con poco sale
2 spicchi d'aglio tritati
120 ml di sherry secco
60 g di zenzero appena macinato
120 g di cipollina tritata
1,25 g di pepe di Caienna
10 g di pepe nero appena macinato
60 ml di succo di limone, o il succo di 2 limoni
4 fette di tonno con una spessore di 5-6 cm
30 g di olio extravergine d'oliva

PREPARAZIONE
1.In una ciotola grande unite la salsa teriyaki, l'aglio, lo zenzero, la cipollina, il pepe di Caienna, il pepe nero e il succo di limone.
2.Mettete il tonno nel composto e lasciate marinare per 3 ore, girando le fette ogni ora.
3.Scolate la marinata 30 minuti prima di cuocere il tonno.
4.Mettete il tonno sulla griglia e spennellatelo con l'olio d'oliva. Grigliate per qualche minuto su entrambi i lati.
5.Servite con contorno di insalata.

Snack e Dessert

Cavolfiore al gratin

PORZIONI: 2
TEMPO DI PREPARAZIONE: 20 min.

INGREDIENTI

½ testa di cavolfiore
15 g di olio extravergine d'oliva
30 g di burro
230 g di funghi champignon a fettine
1 spicchio d'aglio schiacciato
50 g di parmigiano grattugiato
20 g di panna

PREPARAZIONE

1.Preriscaldate il forno a 160°.
2.Mettete il cavolfiore in un robot da cucina o in un frullatore e frullatelo.
3.Mettete il cavolfiore in una teglia, copritelo e aggiungete 45 ml d'acqua. Cuocete in forno a 160° per 5 o 6 minuti. Toglietelo dal forno e scopritelo.
4.In una padella grande unite l'olio e il burro a fuoco medio.
5.Aggiungete i funghi e saltateli per 5 minuti, finché non sono cotti.
6.Aggiungete l'aglio, il cavolfiore, e 120 ml d'acqua. Se la salsa è troppo densa aumentate gradualmente la quantità d'acqua.
7.Aggiungete il parmigiano e la panna.
8.Cuocete per altri 10 minuti. Togliete dal fuoco e servite.

Purè di Cavolfiore

PORZIONI: 2-3
TEMPO DI PREPARAZIONE: 15 min.

INGREDIENTI
1 testa di cavolfiore
45 g di burro
15 g di panna
1 pizzico di sale e pepe nero appena macinato

PREPARAZIONE
1. Preriscaldate il forno a 160°.
2. Infornate il cavolfiore a 160° e fatelo cuocere per 10 minuti, finché diventa morbido.
3. Frullate il cavolfiore con il burro, la panna, il sale e il pepe fino a farne un purè omogeneo.
4. Servitelo caldo.

Funghi ripieni di formaggio e aglio

PORZIONI: 6
TEMPO DI PREPARAZIONE: 40 min.

INGREDIENTI
6 funghi champignon piccoli
115 g di formaggio alle erbe
2 spicchi d'aglio

PREPARAZIONE
1.Preriscaldate il forno a 180°.
2.Pulite i funghi e togliete i gambi. Mettete i gambi da parte per poi saltarli con olio d'oliva come contorno per il pranzo o la cena.
3.Mettete un po' di formaggio nel cappello di ogni fungo.
4.Sistemate i funghi in una teglia. Aggiungete gli spicchi d'aglio interi e 120 ml d'acqua.
5.Cuoceteli in forno a 180° per 25-30 minuti. Toglieteli dal forno e serviteli caldi.

Cioccolato fondente al pistacchio

PORZIONI: 15
TEMPO DI PREPARAZIONE: 75 min.

INGREDIENTI

15 pezzi di cioccolato fondente fatto con burro di cacao e senza zucchero (2,5 cm cad.)
230 g di pistacchi sgusciati

PREPARAZIONE

1.Mettete il cioccolato in un pentolino a bagnomaria dentro un'altra pentola più grande. Mescolate finché il cioccolato sarà fuso.
2.Mettete i pistacchi nel cioccolato fuso.
3.Lasciate raffreddare per 1 ora. Tagliate a piccoli pezzi e servite.

Sorbetto alle fragole

PORZIONI: 5
TEMPO DI PREPARAZIONE: 3 ore

INGREDIENTI

450 g di fragole fresche, lavate e senza picciolo
1 piccola arancia sbucciata
5 ml di estratto di vaniglia
60 ml di succo d'agave
10 g di cannella

PREPARAZIONE

1. Frullare gli ingredienti in un frullatore.
2. Filtrate il composto con un colino in modo da togliere i semi delle fragole.
3. Mettete il composto in un contenitore di vetro e mettetelo in freezer per 2 o 3 ore prima di servire.

Budino di riso integrale

PORZIONI: 6-8
TEMPO DI PREPARAZIONE: 4 ore

INGREDIENTI

- 350 g di panna
- 115 g di riso integrale
- 1,25 g di sale
- 3 tuorli d'uovo
- 15 ml di succo d'agave
- 2,5 g di cannella macinata
- 15 g di burro non salato
- 10 g di estratto di vaniglia

PREPARAZIONE

1.Mescolate la panna, il riso, 370 ml di acqua e il sale in una casseruola. Portate il composto a ebollizione a fuoco medio-basso.

2.Abbassate il fuoco. Coprite e lasciate bollire per 1 ora e mezza finché il riso non si ammorbidisce e il liquido non si assorbe.

3.In una terrina mescolate i tuorli, lo sciroppo d'agave e la cannella. Versate il composto con le uova nella casseruola con il riso ancora sul fornello, mescolando continuamente per 6 minuti, finché il budino non si addensa.

4.Togliete dal fuoco. Aggiungete il burro e la vaniglia e mescolate. Non toglietelo dalla casseruola e lasciatelo raffreddare a temperatura ambiente. Mettete in frigo per almeno 2 ore prima di servire. Servitelo freddo.

Torta di arance e noci

PORZIONI: 16
TEMPO DI PREPARAZIONE: 45 min.

INGREDIENTI

460 g di noci
230 g di farina integrale per dolci
170 g di farina integrale
5 g di lievito in polvere
1,25 g di bicarbonato di sodio
8 uova
230 g di burro non salato
50 ml di succo d'agave diviso in due parti
120 ml di siero di latte
50 g di buccia d'arancia grattugiata divisa in due parti

PREPARAZIONE

1. Preriscaldate il forno a 180°.
2. Frullate le noci, le farine, il lievito e il bicarbonato in un robot da cucina o in un frullatore.
3. In una terrina a parte, sbattete le uova, aggiungete il burro, 22,5 ml di sciroppo d'agave, il siero e 30 g di buccia d'arancia.
4. Mescolate il composto con le uova a quello con la farina finché non si sono perfettamente amalgamati in un impasto omogeneo.
5. Versate l'impasto in una teglia e livellatelo con una spatola. Infornate per 25 minuti a 180°.
6. Quando la torta è pronta, aggiungete 250 ml d'acqua al restante succo d'agave e alla buccia d'arancia in una piccola ciotola.
7. Fate bollire a fuoco medio per 4-5 minuti.
8. Togliete la torta dal forno, e lasciatela raffreddare completamente. Innaffiatela con lo sciroppo d'arancia.

Budino di Fragole

PORZIONI: 4
TEMPO DI PREPARAZIONE: 1-2 ore

INGREDIENTI
3 uova sbattute
350 ml di latte
120 ml di succo d'agave diviso in due parti
5 ml di estratto di vaniglia
1,25 g di cannella macinata
2 fragole tagliate a fettine sottili per guarnire

PREPARAZIONE
1.Preriscaldate il forno a 160°.
2.Mescolate le uova, il latte, 1,25 ml di succo d'agave e l'estratto di vaniglia in una terrina. Sbattete gli ingredienti finché il composto sarà omogeneo ma non schiumoso.
3.Mescolate lo sciroppo d'agave restante e la cannella in una ciotola piccola.
4.Mettete 4 forme da budino (180 g) in una teglia quadrata di circa 20 cm di lato.
5.Con un cucchiaio, mettete 15 ml del composto agave-cannella nelle forme, poi aggiungete il composto con le uova dividendolo in parti uguali tra tutte le forme.
6.Mettete la teglia sul ripiano del forno a media altezza. Versate acqua calda nella teglia attorno alle forme per budino (circa 2 cm di profondità).
7.Cuocete in forno a 160° per 40 minuti o finché, provando a infilare un coltello, questo non uscirà pulito.
8.Con una spatola o con un coltello staccate il budino dai bordi della forma.
9.Capovolgete la forma su un piatto da dessert e servite freddo. Guarnite con le fragole tagliate.

Cheesecake alla newyorkese

PORZIONI: 4-6
TEMPO DI PREPARAZIONE: 10 ore

INGREDIENTI
60 g di burro non salato fuso
230 g di biscotti integrali sbriciolati
120 ml di sciroppo d'agave
1,135 kg di formaggio cremoso ammorbidito
115 g di panna
3 uova
230 g di panna acida
5 g di vaniglia
60 g di farina integrale per ogni uso

PREPARAZIONE
1.Preriscaldate il forno a 180°.
2.Ungete i bordi di una teglia con il bordo rimovibile.
3.In una grande ciotola mescolate il burro e i biscotti sbriciolati. Schiacciate il composto sul fondo della teglia e mettete tutto in freezer per un ora.
4.In un'altra ciotola grande, sbattete il succo d'agave e il formaggio per 4 minuti.
5.Mescolatevi la panna. Aggiungete le uova una alla volta e dopo aver aggiunto ogni uovo mescolate bene.
6.Mescolate la panna acida, la vaniglia e la farina fino ad ottenere un composto omogeneo. Versate il ripieno sulla base di biscotti.
7.Cuocete in forno a 180° per 1 ora. Spegnete il forno e lasciatevi la torta a raffreddare per 5 ore.
8.Mettete la torta in frigo per altre 4 ore prima di servire.

Gelato al cocco

PORZIONI: 7-8
TEMPO DI PREPARAZIONE: 4 ore

INGREDIENTI

6 tuorli d'uovo
50 ml di succo d'agave
450 g di panna divisa in 2 parti
1 confezione di latte di cocco (370 ml)
5 ml di estratto di vaniglia
115 g di cocco tritato senza aggiunta di zucchero, leggermente tostato

PREPARAZIONE

1. Mescolate i tuorli d'uovo e il succo d'agave in una terrina di medie dimensioni.
2. Portate la panna a ebollizione in una pentola a fuoco medio.
3. Versate 230 g di panna nel composto con i tuorli d'uovo continuando a sbatterlo.
4. Versate questo composto nella pentola. Fate cuocere, continuando a mescolare, finché non diventa molto denso.
5. Togliete la pentola dal fuoco, mescolate al composto il latte di cocco, la panna restante e l'estratto di vaniglia.
6. Lasciate raffreddare per 4 ore.
7. Mettete il composto in una macchina per il gelato. Seguite le istruzioni della macchina.
8. Mettetelo in alcune coppette, spolverate con il cocco tritato e servitelo.

Kuai Buat Chi (Banana cotta nel cocco, un dolce tailandese)

PORZIONI: 2-3
TEMPO DI PREPARAZIONE: 5 min.

INGREDIENTI
2-3 banane piccole acerbe
950 ml di latte di cocco
5-10 ml di succo d'agave (facoltativo)
1 pizzico di sale (facoltativo)

PREPARAZIONE
1. Tagliate le banane per lungo e poi dividete i pezzi a metà.
2. Versate il latte di cocco in una pentola.
3. Se lo desiderate, aggiungete un pizzico di sale e lo sciroppo d'agave.
4. Portate il composto a ebollizione e aggiungete le banane.
5. Lasciate cuocere per 2 minuti, poi togliete la pentola dal fuoco.
6. Servite freddo o caldo a piacere.

Fragole immerse nel cioccolato

PORZIONI: 8-10
TEMPO DI PREPARAZIONE: 15 min.

INGREDIENTI
340 g di cioccolato fondente fatto con burro di cacao e senza zucchero
30 g di panna
450 g di fragole

PREPARAZIONE
1. Mettete il cioccolato in un pentolino a cuocere a bagnomaria dentro una pentola più grande. Mescolate finché il cioccolato non è sciolto.
2. Unitevi la panna e 15 ml d'acqua.
3. Mantenete caldo il composto di cioccolato e panna e immergetevi le fragole. Mettete le fragole ricoperte di cioccolato su un foglio di carta da forno e lasciate che il cioccolato si raffreddi e si solidifichi. Servite.

Fase Due del programma della Dieta Perfetta

Giorno 1

Una giornata tipo nella Dieta Perfetta, Fase Due

COLAZIONE: Macedonia di frutta mista e una fetta di pane di segale col burro

SPUNTINO FACOLTATIVO DI METÀ MATTINA: Un succo.

PRANZO: Cavolfiore al curry, ceci e zuppa di pomodoro.

SPUNTINO FACOLTATIVO DI METÀ POMERIGGIO: Rosette di broccolo con il Cheddar.

CENA: Halibut grigliato con pomodorini.

Giorno 2

Una giornata tipo nella Dieta Perfetta, Fase Due

COLAZIONE: Yogurt con fette di kiwi.

SPUNTINO FACOLTATIVO DI METÀ MATTINA: Verdure al vapore con aglio.

PRANZO: Bouillabaisse (zuppa di pesce).

SPUNTINO FACOLTATIVO DI METÀ POMERIGGIO: Fragole con una fetta di Camembert.

CENA: Zuppa d'orzo.

Giorno 3

Una giornata tipo nella Dieta Perfetta, Fase Due

COLAZIONE: Uova in cocotte.
SPUNTINO FACOLTATIVO DI METÀ MATTINA: Qualche oliva con la feta.
PRANZO: Salmone con funghi saltati, un pugno di riso.
SPUNTINO FACOLTATIVO DI METÀ POMERIGGIO: Lattuga con burro di mandorle intero.
CENA: Spigola grigliata con fonduta di pomodoro.

Giorno 4

Una giornata tipo nella Dieta Perfetta, Fase Due

COLAZIONE: Muesli naturale con mezza tazza di latte biologico.
SPUNTINO FACOLTATIVO DI METÀ MATTINA: 180 ml di succo di pomodoro.
PRANZO: Tortilla di tacchino.
SPUNTINO FACOLTATIVO DI METÀ POMERIGGIO: Macedonia di frutta mista.
CENA: Pesce allo Champagne.

Giorno 5

Una giornata tipo nella Dieta Perfetta, Fase Due

COLAZIONE: ½ pompelmo e 1 fetta di pane di segale col burro.
SPUNTINO FACOLTATIVO DI METÀ MATTINA: Un succo.
PRANZO: Zuppa di pomodoro.
SPUNTINO FACOLTATIVO DI METÀ POMERIGGIO: Tre asparagi al vapore in olio d'oliva.
CENA: Gamberetti Jambalaya.

Giorno 6

Una giornata tipo nella Dieta Perfetta, Fase Due

COLAZIONE: Uova e salmone.
SPUNTINO FACOLTATIVO DI METÀ MATTINA: Funghi ripieni di formaggio e aglio.
PRANZO: Insalata tailandese.
SPUNTINO FACOLTATIVO DI METÀ POMERIGGIO: Sedani con hummus.
CENA: Petto d'anatra grigliato con i cavolfiori.

Giorno 7

Una giornata tipo nella Dieta Perfetta, Fase Due

COLAZIONE: Pane di segale o pane integrale con fette di tacchino.
SPUNTINO FACOLTATIVO DI METÀ MATTINA: 1 prugna.
PRANZO: Pollo saltato con un pugno di riso integrale.
SPUNTINO FACOLTATIVO DI METÀ POMERIGGIO: 2 pezzi di cioccolato fondente senza zucchero.
CENA: Zuppa di zucchine.

Fase Tre del programma della Dieta Perfetta

Giorno 1

Una giornata tipo nella Dieta Perfetta, Fase Tre

COLAZIONE: Fiocchi d'avena con 118 ml di latte biologico intero.
SPUNTINO FACOLTATIVO DI METÀ MATTINA: Lattuga con salsa di humus.
PRANZO: Zuppa di gamberi e asparagi con bisque.
SPUNTINO FACOLTATIVO DI METÀ POMERIGGIO: Banana e 118 ml di latte di cocco.
CENA: Pane integrale con hamburger di tacchino con contorno di insalata con l'ananas.

Giorno 2

Una giornata tipo nella Dieta Perfetta, Fase Tre

COLAZIONE: 230 g di orzo con 118 ml di latte di mandorla non zuccherato.
SPUNTINO FACOLTATIVO DI METÀ MATTINA: 2 fette di salmone con formaggio cremoso.
PRANZO: Pasta integrale con i gamberetti e la salsa marinara.
SPUNTINO FACOLTATIVO DI METÀ POMERIGGIO: Macedonia di frutta mista.
CENA: Insalata messicana.

Giorno 3

Una giornata tipo nella Dieta Perfetta, Fase Tre

COLAZIONE: Quiche di verdure e una fetta di pane di segale col burro.
SPUNTINO FACOLTATIVO DI METÀ MATTINA: 230 g purè di cavolfiore.
PRANZO: Pollo grigliato con melanzane ripiene.
SPUNTINO FACOLTATIVO DI METÀ POMERIGGIO: Yogurt intero con frutti di bosco.
CENA: Salmone saltato, insalata verde, un pugno di riso.

Giorno 4

Una giornata tipo nella Dieta Perfetta, Fase Tre

COLAZIONE: Pane di segale con burro di noce di macadamia intero.
SPUNTINO FACOLTATIVO DI METÀ MATTINA: Fragole immerse nel cioccolato senza zucchero.
PRANZO: Zuppa di pomodori e melanzane e 2 biscotti integrali.
SPUNTINO FACOLTATIVO DI METÀ POMERIGGIO: Un latte macchiato biologico piccolo con il caffè decaffeinato.
CENA: Aragosta Fra' Diavolo.

Giorno 5

Una giornata tipo nella Dieta Perfetta, Fase Tre

COLAZIONE: Macedonia di frutta mista con muesli naturale e yogurt.
SPUNTINO FACOLTATIVO DI METÀ MATTINA: mezzo bicchiere di frutta secca a piacere.
PRANZO: Filetti di tonno mignon con insalate verdi miste.
SPUNTINO FACOLTATIVO DI METÀ POMERIGGIO: Una pallina di gelato al cocco senza zucchero.
CENA: Ostriche saltate, insalata, un pugno di riso integrale.

Giorno 6

Una giornata tipo nella Dieta Perfetta, Fase Tre

COLAZIONE: 2 uova speziate con una fetta di pane di segale.
SPUNTINO FACOLTATIVO DI METÀ MATTINA: Cime di rapa.
PRANZO: Pesce grigliato con salsa di capperi, riso integrale e contorno di insalata.
SPUNTINO FACOLTATIVO DI METÀ POMERIGGIO: Macedonia.
CENA: Asparagi e scalogno saltati.

Giorno 7

Una giornata tipo nella Dieta Perfetta, Fase Tre

COLAZIONE: Quiche di zucchine.
SPUNTINO FACOLTATIVO DI METÀ MATTINA: 1 mela.
PRANZO: Fegato saltato con le cipolle e pugno di riso selvatico.
SPUNTINO FACOLTATIVO DI METÀ POMERIGGIO: Budino di riso integrale.
CENA: Frutti di mare misti al forno al curry e verdure miste.

PARTE 5
APPENDICI

APPENDICE A

Modifiche del regime alimentare e salute

Ovviamente ogni persona è diversa dall'altra. È possibile adattare la Dieta Perfetta alle specifiche esigenze di salute di ognuno? Assolutamente sì. Si possono anche non seguire certe regole in caso di specifici problemi di salute. Qui di seguito vi è un elenco dei cambiamenti nell'alimentazione che consiglio a coloro che si rivolgono a me per le seguenti condizioni di salute e malattie.

Allergia

- Per capire se siete allergici, eliminate completamente glutine, latte e derivati.
- Limitate le proteine animali sostituendole con altre fonti di proteine vegetali, come per esempio funghi, fagioli e soia non modificata geneticamente.

Anemia (dovuta a carenza di ferro)

- Ogni 3 settimane aumentate il consumo di carne rossa a più di una volta la settimana.
- Mangiate più fagioli e verdure a foglia verde.

Asma

- Eliminate completamente latte e derivati.
- Assumete regolarmente zenzero e curcuma per i loro effetti anti-infiammatori.

Aterosclerosi

- Bevete succo di melagrana (può davvero invertire il processo dell'aterosclerosi).
- Assumete regolarmente estratto di melone (sotto forma di compresse o succo).
- Assumete regolarmente olio di pesce.

Forte odore di sudore

- Assumete più proteine vegetali e meno proteine animali.
- Evitate la caffeina.

Bronchite

- Eliminate completamente latte e derivati.
- Mangiate regolarmente più aglio per i suoi effetti antibiotici naturali.
- Mangiate cibi piccanti, come per esempio rafano e wasabi (un alimento giapponese), per agevolare lo scioglimento delle secrezioni bronchiali.

Stipsi

- Aumentate il consumo di fibre mangiando più frutta, verdura e semi.
- Bevete molta più acqua.
- Assumete più fibre sotto forma di compresse.

Diarrea (acuta o cronica)

- Evitate latte e derivati, verdure crude, spezie, caffeina e alcolici.
- Mangiate alimenti più delicati e con meno spezie.

Eczema

- Aumentate il consumo di pesce e altri acidi grassi omega-3.
- Mangiate alimenti ricchi di vitamina A, come per esempio le carote.

Problemi di vista

- Mangiate molta frutta e verdura fresca.
- Mangiate più pistacchi dato che sono ricchi di luteina.

Seno fibrocistico

- Eliminate tutte le fonti di caffeina.
- Mangiate solo prodotti animali privi di ormoni.
- Mangiate soia biologica non geneticamente modificata.

Fibroidi

- Mangiate prodotti di origine animale e latticini solo se privi di ormoni.
- Mangiate molti alimenti ricchi di ferro, come per esempio verdure a foglia verde e un po' più di carne rossa.

Gotta

- Evitate totalmente gli alcolici.
- Diminuite l'assunzione di proteine da fonti animali, e mangiate più proteine vegetali.

Bruciore di stomaco

- Eliminate totalmente la caffeina e gli alcolici.
- Evitate il latte.
- Fate pasti piccoli ma frequenti (3 pasti più gli spuntini).
- Evitate alimenti ricchi di carboidrati, come per esempio il riso e la pasta, in quanto possono dilatare molto lo stomaco e causare reflusso.
- Mangiate regolarmente zenzero.

Problemi con il sistema immunitario

- Mangiate più aglio e funghi shiitake.
- Mangiate più arance, mirtilli e patate dolci.

Problemi renali

- Diminuite l'assunzione di proteine.
- Sostituite le fonti di proteine animali con fonti di proteine vegetali.

Dolori mestruali

- Mangiate prodotti di origine animale e latticini solo se privi di ormoni.
- Eliminate la caffeina.

Emicrania

- Evitate i classici alimenti che scatenano l'emicrania, come per esempio cioccolato, vino rosso, formaggio, sardine, cibi fermentati, carni stagionate e aringhe sott'aceto.
- Eliminate tutte le fonti di caffeina, incluso il tè verde.

Disordini umorali

- Aumentate il consumo di pesce.
- Assumete più acidi grassi omega-3 sotto forma di compresse o usando l'olio di semi di lino.

Osteoporosi

- Diminuite le proteine alimentari.

- Sostituite il più possibile le proteine animali con quelle vegetali.
- Mangiate molta verdura a foglia verde dato che è ricca di vitamina K molto utile per le ossa.

Infezioni urinarie (Croniche)

- Evitate totalmente la caffeina.
- Evitate gli alcolici.
- Mangiate mirtilli rossi tutti i giorni.

Vene varicose

- Assumete l'estratto di ippocastano.
- Mangiate molti agrumi in quanto ricchi di vitamina C.
- Mangiate regolarmente mirtilli e prugne.

APPENDICE B

Integratori consigliati

Obesità

L'obesità, il maggiore disturbo metabolico in America, in effetti è una manifestazione di eccesso di insulina e di insulino-resistenza. Per contrastare questo problema, consiglio di assumere degli integratori. Molti nutrienti possono favorire la perdita di peso. I ricercatori hanno dimostrato che il cromo può aiutare a stabilizzare i livelli di zucchero e che è ottimo per ridurre il desiderio di zuccheri.

L'acido linoleico coniugato (CLA) favorisce la perdita di peso. Come già detto, il CLA è presente nel burro così come nel latte intero e derivati. Integrare l'alimentazione con questi due prodotti aumenta la sensibilità insulinica nelle cellule muscolari.

La L-carnitina viene prodotta dal corpo in maniera naturale e favorisce la combustione dei grassi. Quindi può essere utile integrare l'alimentazione con la L-carnitina. Inoltre, consiglio di assumere solfato di vanadio. Evitate la maggior parte delle compresse in commercio per la perdita di peso in quanto di solito contengono caffeina e tendono a provocare palpitazioni.

INTEGRATE CON

- Cromo, iniziare da 3.000 a 4.000 mcg/die per poi ridurlo a 1.000 mcg/die.
- L-carnitina, da 1.000 a 2.000 mg/die.
- Acido linoleico coniugato, da 2 a 4 g/die.
- Solfato di vanadio, da 10 a 20 mg/die.
- Acido lipoico, da 100 a 300 mg/die.

Colesterolo Alto

I livelli del colesterolo dovrebbero migliorare con la Dieta Perfetta grazie all'eliminazione di carboidrati raffinati e grassi idrogenati. Se i problemi persistono, alcuni integratori possono aiutare a migliorare il colesterolo in maniera naturale.

INTEGRATE CON

- Omega-3 acidi grassi, da 2 a 3 g/die
- Niacina non-flush, 1.500 mg/die (in dosi separate)
- Estratto di lievito rosso, 2.400 mg/die
- Acido pantotenico, 1.500 mg/die
- Olio di borragine, da 1.200 a 3.600 mg/die

Ipoglicemia

Le persone ipoglicemiche rischiano di sviluppare il diabete. Spesso viene loro consigliato di aumentare l'assunzione di carboidrati o zuccheri, visto il basso livello di zuccheri nel sangue. Questo però tende solamente a peggiorare la condizione; scoraggio decisamente di aumentare i carboidrati. L'ipoglicemia è sintomo di un aumento della secrezione insulinica tipico nelle diete ad alto apporto di carboidrati. Diminuire gli zuccheri e aumentare i grassi, o dividere l'assunzione di proteine nell'arco della giornata, sono elementi cruciali per diminuire la secrezione insulinica. La stabilizzazione del livello degli zuccheri previene episodi e sintomi ipoglicemici, come per esempio le vertigini, tipicamente dovuti a un calo di zuccheri. Se siete ipoglicemici, quando avete le vertigini bevete mezzo bicchiere di latte intero piuttosto che un bicchiere di spremuta d'arancia che può rapidamente causare sintomi ricorrenti.

INTEGRATE CON

- Cromo, da 1.000 a 3.000 mcg/die
- Zinco, da 50 a 100 mg/die
- Acidi grassi essenziali, 4 g/die
- Acido lipoico, da 150 a 300 mg/die
- L-carnitina, da 500 a 1.500 mg/die
- Coenzima Q10, 100 mg/die

Candida e infezioni da lieviti

La Candida albicans è un lievito che normalmente risiede nell'intestino. Diete a basso contenuto di grassi, l'uso di antibiotici e soppressione immunitaria possono causare una crescita eccessiva dei lieviti, il che è dannoso per gli ormoni. Se soffrite di frequenti infezioni da lievito, evitate prodotti fermentati e limitatevi a una porzione di frutta al giorno. Se pensate di soffrire di una Candida diffusa potete sottoporvi a un test (D-arabinitolo) per confermare o meno la diagnosi.

INTEGRATE CON

- Batteri benefici, da 1 a 3 cucchiaini/die
- Acido caprilico, da 2 a 4 capsule/die
- Olio di origano, da 2 a 4 gocce/die
- Estratto di foglia di oliva, da 1 a 4 capsule/die
- Acido pantotenico, da 600 a 1.200 mg/die

Depressione

La depressione è correlata a una varietà di fattori: stress, disordine nel rapporto omega-3/omega-6, carenza di ormoni sessuali maschili o femminili e un metabolismo serotonino. È necessario ricorrere all'aiuto di un professionista per stabilire il trattamento o la terapia migliore da seguire.

INTEGRATE CON

- Erba di San Giovanni (estratto di iperico WS 5570), 300 mg 3 volte/die (la dose può arrivare a 1.800 mg/die per chi non risponde alla dose minima).
- L-triptofano, 50 mg, da 2 a 3 volte/die.

Sindrome dell'ovaio policistico

È stato dimostrato che la sindrome dell'ovaio policistico è una malattia dovuta alla resistenza insulinica.

La Dieta Perfetta vi aiuterà a diminuire la secrezione di insulina. Si possono anche usare farmaci che sensibilizzano l'insulina e medicine contro la sterilità se la condizione non migliora solo tramite la dieta.

INTEGRATE CON

- Cromo, da 400 a 1.000 mcg/die
- L-carnitina, da 500 a 1.500 mg/die
- Saw Palmetto, 160 mg, 2 compresse, 2 volte/die

Pelle e capelli sani

Quando la perdita di capelli è accompagnata da forfora e prurito, di solito il problema è dovuto a un fungo piuttosto che a un problema ormonale. Cercate di evitare totalmente latte e derivati, pane, carboidrati raffinati e zucchero. Se i capelli stanno perdendo colore, assumete nutrienti che creano melanina (l'ormone del pigmento), come per esempio la cisteina, il rame, la tiamina e la vitamina B6.

Per pelle e capelli sani, oltre alla Dieta Perfetta assumete un integratore alimentare con i giusti apporti di vitamine, minerali, oligoelementi ed enzimi.

INTEGRATE CON

- Vitamina A, 5.000 UI/die
- Tiamina, 5 mg/die
- Vitamina B6, 25 mg/die
- Riboflavina, 5 mg/die
- Niacina, 10 mg/die
- Acido pantotenico, 15 mg/die
- Acido folico, 1 mg/die
- Vitamina C, 500 mg/die
- Vitamina E, da 10 a 50 mg/die
- Zinco, 100 mg/die
- Rame, 0,8 mg/die
- Ferro, 25 mg/die
- Manganese, 6 mg/die
- Cisteina, 80 mg/die
- Selenio, 25 mcg/die
- Superossido dismutasi, 25 mg/die
- Catalasi, 20 mg/die

HIV / AIDS

L'epidemia di HIV non mostra segni di rallentamento. Molti dei farmaci prodotti hanno migliorato le condizioni di sopravvivenza, ma hanno anche incrementato i rischi cardiovascolari aumentando i livelli di colesterolo.

La lipodistrofia da HIV, ovvero un anormale deposito di grasso nel collo, nel torso e nelle estremità del viso, è una condizione dovuta a una resistenza insulinica. I ricercatori ritengono che i farmaci usati per trattare la malattia influiscono anche su questa resistenza.

Lo stesso vale per la stavudina e la maggior parte degli inibitori della proteasi. La Dieta Perfetta aiuta a migliorare il colesterolo e le anomalie degli zuccheri associati alla lipodistrofia da HIV dato che regola l'insulina. Se siete positivi all'HIV, dovreste evitare totalmente grassi idrogenati o grassi trans.

INTEGRATE CON

- Cocco
- Funghi
- Selenio

Estratto di tè verde

Osteoporosi

L'osteoporosi è collegata più alla nostra alimentazione moderna che a una carenza di calcio. Una dieta ricca di carboidrati raffinati e carente di frutta può portare a una carenza di boro e magnesio, essenziali per la salute delle ossa.

INTEGRATE CON

- Citrato di calcio, 1.200 mg/die
- Vitamina D, 400 UI/die
- Boro, da 6 a 12 mg/die

APPENDICE C

Indice glicemico

Questo indice glicemico è uno strumento creato dal Dott. David Jenkins. Mette a confronto vari carboidrati con zuccheri semplici sulla base di una scala ascendente e discendente. La maggior parte delle versioni dell'indice attribuisce agli zuccheri un valore di 100 e mette a confronto i vari gruppi sanguigni con gli zuccheri.

L'Indice glicemico dei cibi comuni

Cibi a basso IG	Inferiore a 55
Cibi a medio IG	Da 55 a 70
Cibi ad alto IG	Superiore a 70

Pane, muffin e torte

Bagel	72
Croissant	80
Pita	57
Pumpernickel	51
Segale	55
Pan di Spagna	60
Waffles	76

Cereali per la colazione

Kellogg's All-Bran	51
Kellogg's Corn Flakes	84
Kellogg's Rice Krispies	49
Special K	54
Fiocchi d'avena (classici)	49

Biscotti

- Chocolate chip 75
- Ai fiocchi d'avena 55
- Pasta frolla 64

Grano

- Bulgur 48
- Riso
  - Basmati 58
  - Integrale 55
  - Bianco 72
- Pasta
  - Ravioli 32
  - Spaghetti 43

Verdure

- Barbabietole 69
- Carote 72
- Piselli 48
- Patate
  - Al forno 93
  - Rosse 88
  - Patate fritte 75
  - Patate dolci 54

Legumi

- Ceci 20
- Lenticchie 30
- Cannellini 38
- Semi di soia 18

Frutta

- Mele 38
- Banane 55
- Melone cantalupo 65
- Ciliegie 22
- Datteri (secchi) 103
- Pompelmi 25
- Uva 25
- Kiwi 53
- Mango 55
- Arance 44
- Papaya 58
- Pere 38
- Ananas 66
- Prugne 38

Snack

- Patatine di mais 72
- Arachidi 14
- Noci 30
- Patatine 55
- Pretzels 83

APPENDICE D

Ingredienti da evitare

Mentre seguite la Dieta Perfetta è fondamentale evitare totalmente i cibi processati. Se però doveste acquistare dei prodotti processati è importante evitare alimenti contenenti i seguenti ingredienti:

- grassi artificiali, come per esempio Olestra
- dolcificanti artificiali
- coloranti artificiali
- olio vegetale bromurato (BVO), un additivo tossico presente in alcune bibite gassate agli agrumi
- amido idrogenato idrolizzato, un dolcificante comune
- olii idrogenati o parzialmente idrogenati
- sciroppo di mais ad alto contenuto di fruttosio
- margarina
- glutammato monosodico (MSG)
- bromato di potassio, un insaporitore usato nel pane che è cancerogeno
- conservanti, come BHA e BHT
- proteina isolata della soia
- nitrito di sodio, presente in carni processate
- solfiti, conservanti presenti nella frutta secca, nei fiocchi di patate e nella pizza
- grasso vegetale

APPENDICE E

Consigli per bruciare calorie: esercizio fisico e lavori di casa

Per perdere peso è necessario condurre uno stile di vita salutare e dunque bruciare più calorie. Fare più esercizio fisico è un'ottima strategia, ma eccone un'altra: fare più faccende domestiche. Per perdere mezzo chilo è necessario bruciare 3.500 calorie. L'obiettivo della Dieta Perfetta è che bruciate almeno 1.400 calorie alla settimana.

Esercizi fisici	Calorie bruciate
Andare in bicicletta	290
Ballare	330
Giocare a golf	330
Fare escursionismo	370
Correre	560
Fare stretching	180
Camminare	280

Faccende domestiche	Calorie bruciate
Giardinaggio	150
Spingere un passeggino	300
Rastrellare le foglie	300
Spalare la neve	300
Lavare l'auto	300

APPENDICE F

Diete famose

Si può ottenere la perfezione oppure no, e la Dieta Perfetta ve la garantisce. Tuttavia, la Dieta Perfetta ha molti competitori. Molti di questi programmi dietetici sono ben conosciuti e famosi, ma nessuno di questi vi darà una perfezione da 10 negli ormoni o nella salute. In realtà, queste diete disturberanno i vostri ormoni e, di conseguenza, metteranno in pericolo la salute. Come potete vedere esiste più di una via da percorrere per la perdita di peso, quindi non fatevi ingannare. Volete scoprire se prima eravate sulla buona strada o meno? Continuate a leggere. In questa sezione, passo in rassegna nove famose diete per farvi capire sia i loro pro e contro, sia quanto queste differiscano dalla Dieta Perfetta, l'unica dieta che bilancia tutti i vostri ormoni.

1.Jenny Craig

Tecnicamente, nessun cibo è vietato poiché il programma Jenny Craig è fondato sul conteggio delle calorie. Il programma include meeting educazionali e motivazionali con esperti alimentari, ed è possibile comprare il loro cibo confezionato.

I VANTAGGI: Le persone perdono peso quando riducono le calorie e diminuiscono il fabbisogno d'insulina.

GLI SVANTAGGI: Il cibo di Jenny Craig contiene composti chimici e grassi parzialmente idrogenati, che sono sbagliati per insulina, leptina, e ormoni sessuali. I grassi trans non soltanto interferiscono con gli ormoni, ma possono anche ostruirvi le arterie. Ci sono conseguenze a lungo termine quando si valuta tutto il cibo solo in base alle calorie.

2.NutriSystem

Il programma NutriSystem si basa principalmente sull'indice glicemico. Il cibo si compra direttamente dall'azienda online o per telefono.
Il cibo è già preparato o richiede una piccola elaborazione.

I VANTAGGI: L'indice glicemico è uno strumento utile per la perdita di peso, poiché separa i carboidrati a rilascio lento, buoni, da quelli cattivi a rapida metabolizzazione. È adatta a persone con uno stile di vita molto impegnato che non concede tempo da perdere con la cucina.

GLI SVANTAGGI: Non è possibile seguire Nutrisystem nel mondo reale, perché dovreste mangiare solo il cibo dell'azienda. Il loro cibo contiene sostanze chimiche aggiunte, zucchero, sciroppo zuccheroso di mais, e grassi parzialmente idrogenati. Tutti sono tossici per gli ormoni e vietati dalla Dieta Perfetta.

3.La Dieta dell'American Heart Association

L'American Heart Association (AHA) raccomanda una dieta povera di grassi, la stessa che è spesso raccomandata dai medici. L'AHA condanna gli zuccheri e i grassi trans, ma i loro numerosi libri di cucina includono ricette realizzate con farine, zucchero, e margarine. Secondo l'AHA, gli oli di mais e di semi di soia e la margarina sono grassi sani! Burro, olio di palma o cocco sono condannati come aterogenetici.

I VANTAGGI: La dieta dell'American Heart Association enfatizza frutta, verdure, e cereali integrali come parte di una dieta salutare.

GLI SVANTAGGI: l'AHA ha una posizione sbagliata su diversi grassi. I grassi che raccomandano, come l'olio di semi di soia e la margarina in tubetto, sono stati correlati al cancro. Le raccomandazioni sul cibo a basso contenuto di grasso non tengono in considerazione gli effetti dello zucchero metabolizzato sull'insulina e su tutti gli altri ormoni trattati nella Dieta Perfetta. Inoltre, le diete a basso contenuto di grassi non considerano gli effetti di una quantità eccessiva di zucchero sul livello dei trigliceridi, i quali rappresentano uno dei fattori di rischio indipendenti per le malattie cardiovascolari.

4.La Dieta Dean Ornish

Questa è una dieta vegetariana a bassissimo contenuto di grassi, creata dal Dott. Dean Ornish. All'incirca il 70% delle vostre calorie verrà dai carboidrati, 20% dalle proteine, e 10% dai grassi. La dieta Ornish promuove cereali, legumi, verdura, e frutta. Sono ammissibili, con moderazione, i latticini senza grassi e altri prodotti senza grassi come cracker e condimenti per insalate. In questa dieta, grassi dalle noci, semi, olio di oliva, pesce, e pollo sono tutti da evitare.

I VANTAGGI: Uno studio del 1998 sulla dieta Ornish, pubblicato sul Journal of the American Medical Association (JAMA) ha messo in evidenza che seguaci della dieta hanno dimostrato una regressione delle placche arteriali. Non è chiaro se i benefici ottenuti siano in relazione con l'aver smesso di fumare o con la dieta. Gli effetti di una dieta a bassissimo contenuto di grassi sono a tutt'oggi sconosciuti.

GLI SVANTAGGI: Questa dieta può pericolosamente alzare i vostri livelli d'insulina, molto più della media delle diete a basso contenuto di grassi, e questo porta a problemi anche peggiori per gli altri ormoni. È estremamente bassa in contenuto di grassi, inclusi gli acidi grassi essenziali, il che è pericoloso per chi la segue e può portare a una carenza di vitamine, che si manifesta con eczema e forfora. La dieta esclude molti grassi sani dalle riconosciute proprietà benefiche, come l'olio d'oliva e di noci. La dieta non è adatta per i diabetici o per il quarto di popolazione Americana che è sull'orlo del diabete.

5.La Dieta Atkins

Questa dieta creata dal Dott. Robert Atkins, un cardiologo, è una dieta basata su un alto numero di grassi/alto numero di proteine e un bassissimo numero di carboidrati. La dieta Atkins consiglia molte proteine sotto forma di carne, pollame e carni lavorate, e limita i carboidrati. Il 30% delle vostre calorie verrà dalle proteine, il 60% dal grasso e il resto verrà dai carboidrati. Non si contano le calorie; mentre si contano i carboidrati netti, inclusi quelli presenti nelle verdure, nella frutta e nei cereali integrali. Questo forzerà il corpo a bruciare sia il grasso sia le proteine come principali fonti di combustibile. Si controllano le urine per essere certi di restare in stato di chetosi, specialmente nella fase d'induzione.

I VANTAGGI: La dieta Atkins disincentiva correttamente carboidrati raffinati, zucchero, e grassi trans. È molto alta in proteine, il che la rende ottimale per persone impegnate in pesante attività anaerobica, come i culturisti. La dieta Atkins pare essere benefica per chi soffre di attacchi epilettici.

GLI SVANTAGGI: Questa dieta ricca di grassi può abbattere la produzione di HGH. È anche molto alta in contenuto di proteine, il che può portare a disturbi alla tiroide. La dieta Atkins inoltre promuove prodotti con proteine isolate di soia e sucralosio. Entrambi sono vietati nella Dieta Perfetta. Inoltre, il consumo di carne trasformata industrialmente, in qualsiasi quantità, è messo in relazione allo sviluppo di diverse forme di cancro.

6.La Dieta Ventre Piatto

Questa dieta è l'ultima novità ad arrivare sul mercato (nel 2008). È stata scritta da Liz Vaccariello, capo redattore della rivista Prevention. Sta rapidamente guadagnando terreno grazie al fatto che la dieta colpisce il grasso addominale. Raccomanda grassi monoinsaturi (come quelli presenti negli oli, olive, noci e semi, avocado, e cioccolato fondente) per perdere peso (il cioccolato fondente è incluso quale grasso monoinsaturo e parte del piano, ma non è un grasso, può contenere burro di cacao, che è un grasso saturo). Nella selezione dei cibi ammessi dalla dieta Ventre Piatto sono inclusi pasti surgelati, latticini senza grassi, qualche prodotto da fast food, barrette sostitutive, corn flakes, riso soffiato, maiale e prosciutto.

I VANTAGGI: È una dieta che correttamente dice ai lettori di mangiare certi tipi di grassi.

GLI SVANTAGGI: Il cibo industriale, prosciutto, e piatti surgelati non dovrebbero mai fare parte della vostra dieta.

7.La Dieta a Zona

La dieta a Zona è una dieta ad alto contenuto di proteine creata dal Dott. Barry Sears, un biochimico. La scelta di proteine ammesse nella dieta a Zona include vitello, prosciutto (da salumeria), bacon Canadese, albumi d'uovo, e derivati delle uova. La dieta a Zona richiede uno stringente rapporto di calorie: 30% da proteine, 30% da grassi e 40% da carboidrati a ogni pasto in modo da stabilizzare ormoni come l'insulina, che innesca la fame. Nella dieta a Zona, dividete il vostro piatto per 3 tutte le volte per avere l'esatto rapporto di carboidrati, grassi, e proteine. Se avete problemi a mantenere regolare questo rapporto a ogni pasto, potete semplicemente mangiare una barretta sostitutiva Zone che contiene proteine isolate di soia e un po' di zucchero aggiunto per raggiungere questa "favorevole" condizione ormonale. La dieta a Zona scoraggia correttamente i carboidrati raffinati.

I VANTAGGI: Le persone perdono peso poiché eliminano i carboidrati raffinati dalla loro dieta.

GLI SVANTAGGI: La dieta a torto condanna i grassi saturi che si trovano nel burro e nei tuorli d'uovo. Questi cibi densi e ricchi sono buoni per gli ormoni sessuali. La selezione di proteine della dieta a Zona è terribile per la vostra salute; anzitutto, la carne trattata industrialmente è stata correlata al cancro. La dieta a Zona è impraticabile nella vita di tutti i giorni, avendo un così stingente rapporto a ogni pasto. Come se non bastasse, la dieta a Zona comprende sciroppo di mais e proteine di soia isolate. Tutte sono tossiche per il vostro corpo.

8.La Dieta South Beach

La dieta South Beach è stata creata da un cardiologo di Miami, il Dott. Arthur Agaston. Egli ha inizialmente sviluppato questa dieta per i suoi pazienti affetti da cardiopatie; successivamente, molti pazienti mostrarono ulteriori benefici: la perdita di peso. La South Beach enfatizza i pericoli dello zucchero e del dogma della dieta povera di grassi che ci siamo bevuti. È moderata nei grassi e bassa di carboidrati. Con la dieta South Beach, evitate i grassi saturi che si trovano nel burro e nei prodotti animali, quali il bacon. Si consumano carni sgrassate, come vitello e bacon Canadese, e latticini senza grassi. Oli vegetali e margarina liquida sono grassi accettabili.

I VANTAGGI: La dieta enfatizza i pericoli dei carboidrati raffinati, per questo motivo porta alla perdita di peso.

GLI SVANTAGGI: La carne elaborata industrialmente è stata decisamente collegata al cancro al colon e alla prostata. Non vi è differenza tra bacon e bacon Canadese. Entrambi hanno subito un'elaborazione industriale ed entrambi contengono nitriti. La dieta South Beach ha la posizione sbagliata riguardo a molti grassi. La dieta accusa i grassi saturi come il burro, che sono buoni per gli ormoni sessuali, e propugna la margarina liquida come sano sostituto. Il libro accusa inoltre i grassi trans e, nonostante ciò, include ricette che usano margarine e grassi vegetali. La dieta consiglia cibo elaborato e piatti surgelati, contenenti additivi chimici, olio di soia, nitriti, proteine di soia isolate, grassi parzialmente idrogenati. Tutti danneggiano la vostra tiroide e la leptina, e possono anche ostruire le arterie e portare al cancro.

9.Weight Watchers.

Questo famoso programma è una dieta a basso contenuto di grassi basata sulla riduzione delle calorie mediante un conteggio a punti. Circa il 50% delle vostre calorie deriveranno dai carboidrati, 30% dalle proteine, e 20% dal grasso. Con Weight Watchers, mangiate quello che vi piace: pizza, pasta, ed anche succo d'arancia fin tanto che rientrano nel vostro conteggio giornaliero dei punti. Tecnicamente, nessun alimento è vietato. Il programma include meeting educativi e motivazionali, sia dal vivo sia online.

I VANTAGGI: Il controllo delle porzioni è un elemento essenziale per il successo di una dieta.

GLI SVANTAGGI: Ci sono conseguenze di lungo periodo quando gli alimenti sono visti solo come fonti di calorie. Una dieta a basso contenuto di grassi è cattiva per tutti gli ormoni discussi nella Dieta Perfetta.

Indice analitico

D

E

U

V

Y

Z

Note sull'autore

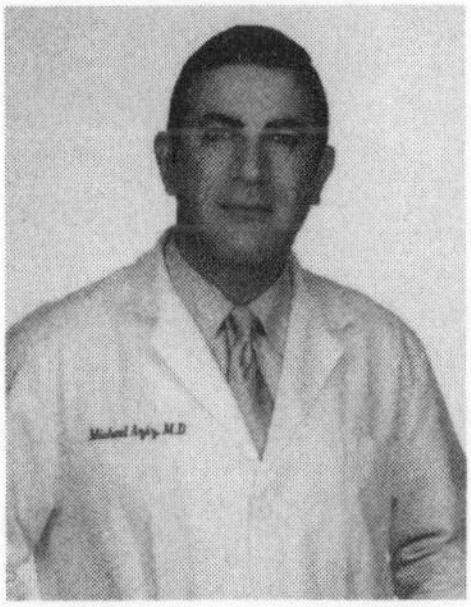

Il Dott. Aziz vive a New York.

Michael Aziz, Dottore in Medicina, è iscritto all'albo degli specialisti di medicina interna. Ha completato il suo tirocinio all'Albert Einstein College of Medicine – Long Island Jewish Medical Center e Staten Island University Hospital di New York. È un membro dell'American College of Physicians e dell'American Society of Internal Medicine, è anche membro della Royal Society of Medicine nel Regno Unito. È stato oratore presso prestigiosi gruppi nazionali e internazionali, inclusa l'American Academy of Anti-Aging Medicine di New York. È il fondatore e direttore della Midtown Integrative Medicine a New York, una divisione dedicata alla medicina tradizionale, complementare e integrativa.